数理医学入門

1

鈴木 貴 著

新井 仁之・小林 俊行・斎藤 毅・吉田 朋広 編

共立講座 数学の輝き

共立出版

刊行にあたって

　数学の歴史は人類の知性の歴史とともにはじまり，その蓄積には膨大なものがあります．その一方で，数学は現在もとどまることなく発展し続け，その適用範囲を広げながら，内容を深化させています．「数学探検」，「数学の魅力」，「数学の輝き」の3部からなる本講座で，興味や準備に応じて，数学の現時点での諸相をぜひじっくりと味わってください．

　数学には果てしない広がりがあり，一つ一つのテーマも奥深いものです．本講座では，多彩な話題をカバーし，それでいて体系的にもしっかりとしたものを，豪華な執筆陣に書いていただきます．十分な時間をかけてそれをゆったりと満喫し，現在の数学の姿，世界をお楽しみください．

「数学の輝き」

　数学の最前線ではどのような研究が行われているのでしょうか？　大学院にはいっても，すぐに最先端の研究をはじめられるわけではありません．この第3部では，第2部の「数学の魅力」で身につけた数学力で，それぞれの専門分野の基礎概念を学んでください．一歩一歩読み進めていけばいつのまにか視界が開け，数学の世界の広がりと奥深さに目を奪われることでしょう．現在活発に研究が進みまだ定番となる教科書がないような分野も多数とりあげ，初学者が無理なく理解できるように基本的な概念や方法を紹介し，最先端の研究へと導きます．

編集委員

前書き

　本書は「数理医学」という研究分野の入門書である．数理科学と医学の協働を目指すこの研究分野は全く新しいもので，体系的な理論や方法が確立しているわけではない．しかし目的ははっきりしている．医学の題材から数理科学を展開し，逆に数理的方法を導入することで医学研究を進展させることである．

　コンピュータの発達した現代において，数理科学とはシミュレーションによる現象の予測を指すものと考えてよいだろう．ここで言うシミュレーションとは，もちろん数理モデルを用いた数値シミュレーションのことである．用いる数理モデルは確立したものもあるが，多くの場合新しく構築していかなければならない．また確立したモデルであっても，現象と合わないときはモデルを修正するか，改めてモデルを構築し直さなければならない．そのとき，私たちは何をしたらよいのであろうか．

　数理モデリングとは，いくつかの法則を駆使して，現象を正しく記述する数式を組み立てることである．その営みは，数学の応用問題を解くような様相を呈している．特に，立てた数式はシミュレーション結果がデータと一致するだけでは正当なものとは見なされない．つまり，その導出過程が筋道の通ったものでなければならない．筋道が通るということは，普遍性があるということであり，結果として，使われる言葉は抽象的なものになる．

　数学のこの特性は両刃の剣であり，医者の考えることとは異なっていると言わなければならない．およそ医学においては「その人を」生かすことができるかどうかが全て－アルファでありオメガ－である．従って，数理医学の面白さは，この対立する2つのパラダイムが，思いがけない仕方でマッチングするところにある．

　実際，モデリングは数理科学だけの専売特許ではない．臨床，基礎を問わず，医学研究においてもモデルを用いた仮説と予測が重要な役割を果たしている．

この医学モデルを，数理モデルに置き換えることはできるであろうか．置き換えた数理モデルを数値シミュレーションすることで，仮説や予測をより精密にすることはできるであろうか．いや，そもそも医学を題材とした数理モデルが，数学的考察の対象となるのであろうか．そして数学者の思索が，医学研究に何らかの意味をもつのであろうか―極めて限られた対象，方法，成果を扱うにも関わらず，本書はそれらすべての問いに対して肯定的な答え方をしている．

　内容は大きく3つに分かれている．第1部では画像や測定磁場から生体の状態を診断する問題を扱う．数学的には逆源探索という．第1章では古典的なCTの原理と，新しい画像診断技術であるホモロジー診断を解説する．第2章は生体磁場解析の基礎理論で，界面正則性や2重層ポテンシャルのスペクトルなど，数学的な問題も解析する．第3章は一意性がない設定の下で適切な解を選択する，新しい数理的解法の解説である．

　第2部では，がん細胞が浸潤するときに，細胞分子から組織までのレベルで起こる様々な現象を数理的に記述し，生物学研究に還元する最先端の研究を紹介する．生物学的には同じ浸潤突起に関するものであるが，第4章はパスウェイネットワークモデリング，第5章はトップダウンモデリングを適用して異なる生体階層が関係するイベントを解明する．

　第3部は細胞内の分子動態に動機付けられた，理論科学の色彩が強い部分である．第6章は粒子運動の平均場を数学的に記述するボトムアップの方法，第7章は平均場運動を熱力学の立ち場から見直すメゾスケールの方法を整備する．

　本書で紹介する内容は，いくつかの研究プロジェクト（日本学術振興会未来開拓推進事業，科学研究費補助金，2国間交流事業，科学技術振興機構 A-step, 戦略的創造研究推進事業）において理論と実践両面から展開されたものであり，ここに多大の支援を謝するものである．この間，プロジェクト参加者はもちろん，学術背景を異にする国内外の多くの研究者や技術者が研究討論し，顕著な成果を上げるとともに，知的財産や広報活動による社会貢献を成し遂げてきた．

　研究室では板野景子特任研究員が本書のために図と索引を作成し，6名の学

生(ディーサ・ミネルバ,太田雄也,崔亮,中出麻衣子,小林愛実,西本翔)は休日返上のセミナーで原稿を検証した.また,生体磁気関連の貴重な写真は,足立善昭招聘研究員の提供による.

　最後になったが執筆の機会を与えてくださった小林俊行教授,本書を作成いただいた共立出版赤城圭氏に厚くお礼申し上げる.

2015年4月吉日

鈴木　貴

目　次

前書き .... *iii*

第 1 章　画像処理 *1*
　1.1　医療診断と逆問題　*1*
　1.2　CT の原理　*3*
　1.3　組織の位相幾何　*8*

第 2 章　生体磁気 *13*
　2.1　脳磁図分析　*13*
　2.2　ゲセロウィッツ方程式　*15*
　2.3　第 1 方程式の導出　*19*
　2.4　第 1 方程式の一意可解性　*26*
　2.5　2 重層ポテンシャルのスペクトル　*31*
　2.6　第 2 方程式の導出　*40*
　2.7　界面正則性　*46*
　2.8　球形モデル　*50*

第 3 章　逆源探索 *53*
　3.1　双極子仮説　*53*
　3.2　電流素片分布法　*57*
　3.3　離散逆問題 - 過剰決定系　*58*
　3.4　不足決定系と平行最適化　*65*
　3.5　クラスタリング　*69*
　3.6　その他のサブルーティン　*71*
　3.7　プログラミング上の注意　*74*

第 4 章 細胞分子 76

4.1 腫瘍形成　*76*

4.2 MT1-MMP　*78*

4.3 質量作用の法則　*81*

4.4 パスモデル　*85*

4.5 パス解析　*92*

4.6 解の表示　*95*

4.7 キーパス　*102*

第 5 章 細胞変形 107

5.1 浸潤突起　*107*

5.2 トップダウンモデリングの方法　*108*

5.3 マルチスケールモデル　*113*

5.4 浸潤モデル　*115*

5.5 個別細胞モデル　*121*

5.6 スモルコフスキー・ODE系　*125*

5.7 負の走化性　*132*

第 6 章 粒子運動 139

6.1 決定論的導出　*139*

6.2 確率論的導出　*153*

6.3 離散・確率シミュレーション　*163*

6.4 非局所項をもつ反応拡散方程式　*169*

6.5 相分離　*176*

6.6 減衰率　*183*

第 7 章 熱動力学 190

7.1 状態量　*190*

7.2 統計集団　*198*

7.3 メゾスケールモデリング　*202*

7.4 スモルコフスキー・ポアソン系　*212*

7.5 多成分の相互作用　*222*

7.6 場と粒子の双対性　*232*

参考文献 *243*

参考論文 *245*

後書き *251*

索　引 *253*

第1章 ◇ 画像処理

　病院では様々な検査が行われている．身長，体重，体温，血圧，脈拍数のような簡単なものから始まり，次に尿や血液の化学的な特性を調べる．X線を用いたレントゲン撮影や超音波によるエコー解析では，生体の物理的特性を調べ，MRIを用いた精密な画像や，心電図や脳波をとって診断することもある．いずれもデータから被験者の状態を検査しているのであるが，一体どのような原理で成り立っているのであろうか．本章で紹介するのは画像処理の基礎となる数学である．古典的なCTと，最先端の話題である計算機によるがん組織診断について，数学的な基礎を解説する．

1.1　医療診断と逆問題

　夜空には様々な色の恒星を見ることができる．赤もあれば，白も青もある．光の色（波長）はその星の構成物質やドップラー効果に由来するので，基礎方程式を用いてデータを分析すれば逆にその星の状態がわかる．超音波をぶつけて散乱状態を調べることにより魚群を見つけたり，深海にある物体の探索を行うこともある．また地表面の重力場の異常を調べることによって鉱床を見つけた例も知られている[1]．一見関係がないようであるが，これらの技術はいずれも「逆問題」と呼ばれる数学の理論が根拠になっている．すなわち最初の例は「スペクトル理論」，次の例は「散乱理論」，最後の例は「ポテンシャル論」における逆問題である．

　どのような原因からどのような結果が現れるかというのが通常の問題で，「順問題」と呼ばれる．上のように結果からその原因を推測するのが「逆問題」である．逆問題にも様々なレベルがあり得るが，応用科学においては順問題は確立されたものとすることが多い．

---

[1] 田中博，岡部政之，鈴木貴，[32].

順問題を支配する法則と観測結果から原因を推定することを応用的逆問題という．応用的逆問題では物理定数（パラメータ）が未知となることが多く，まとめて同定問題という．医療診断は生体を対象とした同定問題，すなわち医療検査を基礎とするのである．

ME 機器は医用工学を応用して開発された機器のことで，患者の治療や診断に使用される医療機器を指している．ME 機器では生体にエネルギーを加えてその反応を測定し，MRI，MEG，EIT は電磁気，超音波エラストグラフィーは音波，MRE は弾性波，CT，PET，SPECT は放射線を利用する．測定されたデータは逆問題解析を経て，生体内情報に変換される．

X 線 CT（computed tomography, 計算機断層撮影）や MRI（magnetic resonance image, 核磁気共鳴画像）などのトモグラフィー技術は X 線やマイクロ波の直進性を利用している．対象に X 線，マイクロ波を照射し，それらが対象を通過する際の減衰率を対象断面に沿って測定する．X 線，マイクロ波が対象物を直線的に通過するため，減衰率から内部の状態を再現するための理論的根拠が明確である．

CT スキャナは物体の横からの透視像を周囲の各方向から撮影し，それらの像から物体の断面の像を再構成する．X 線画像は生体中の X 線の透過率を計算し，白黒で画像を表す．通りにくいものは白，通りやすいものが黒で表示される．原理はラドン変換で，EMI の技師ハウンズフィールドと物理学者コーマックは，この発明で 1979 年度のノーベル生理・医学賞を受賞している．

MRI は磁気共鳴を利用して生体内部を画像化する．強力な磁場の中で電磁波を体外から加えると体内組織の水素原子が共鳴し，電磁波を止めると共鳴した水素原子から微弱な電波が発生する．信号を画像として再構成したものが MRI 画像で，強いと白く，弱いと黒く表示される．

超音波診断は，音源から出た波が返ってくる時間差と振幅を計測して位置と光度を決めて可視化する技術である．超音波は可聴音（約 20[kHz] 以下）を超える高周波の音波で，画像診断では 1〜10[MHz] のものを使う．超音波は縦波で媒質がないと伝搬しない．生体内では臓器や組織によって音響インピーダンス（媒質中の伝わりにくさ）が異なるので，境界面から反射波（エコー）が発生する．反射波から超音波画像を構築したり，ドップラー効果による周波数や

位相偏移から血流などの動態を検出することができる．

　放射線を用いた診断も普及している．がん細胞は**グルコース**を特異的に消費するため，放射性薬剤をマーカーとして投与して放射線を検出する．PET（positron emisson tomography, 陽電子放射断層撮影）は陽電子放出を検出し，SPECT（single photon emission computed tomography, 単一光子放射断層撮影）はガンマ線を検出する．

　その他，MRE（MR elastography, MRエラストグラフィー）は外部から強制振動を与え，MRIで横波（弾性波）の状態を画像化して生体内の弾性率を検出する．EIT（electrical impedence tomography, 電気的インピーダンストモグラフィー）は生体インピーダンスを利用する．インピーダンスは交流電流の通りにくさを表し，脂肪分は電気を通しにくいが水分は通しやすい．

　MEの特性を生かし，ハード面を整備することにより測定誤差を厳しく抑えることが可能である一方，患者を相手にする臨床医学の視点からはデータの量や質が必然的に限られることになる．不完全なデータから答えを定めようとするとき，問題になるのは解の一意性や安定性である．通常，順問題では入力データに対して答えが一意で，前者の摂動に対し連続的に依存することが自然な形で成立している．これを「問題の適切性」という．これに対して逆問題ではいろいろな段階でこのことが成り立たないことが多く，その解法に大きな困難を与えている．

　様々な分野の問題が「逆問題」として1つにくくられる理由はこの困難とその解決策の共通性にある．例えば**正則化**の技法は「疑似逆元の一意性からその安定性を保証する」数値解法であり，多くの逆問題で適用されているのである[2]．

1.2　CTの原理

　前節で述べたように，トモグラフィーは直進波の減衰率を測定し，体内の様子を3次元的な画像で再現する．その原理は**重積分**を用いて記述することがで

---

[2] 堤正義，[2]．

きる．以下ベクトル $x \in \mathbf{R}^3$ の長さを $|x|$，単位球を $S^2 = \{\omega \in \mathbf{R}^3 \mid |\omega| = 1\}$，ベクトル $x, y \in \mathbf{R}^3$ の内積を $x \cdot y$ とする．

X線は直進性が高く，3次元空間の線分であるビーム ℓ の一方の端から，物体 $\mathcal{O}$ に向かってX線を放出すると，瞬時に $\mathcal{O}$ を通過して ℓ のもう一方の端に到達する．打ち出したときの強度を I_0 とすると，I_0 は $\mathcal{O}$ がX線を吸収することにより減衰する．通過後の強度を I として，I_0 と I をいろいろな ℓ に対して測定し，減衰係数 f を $x = (x_1, x_2, x_3) \in \mathcal{O}$ の関数として求めることができれば，$\mathcal{O}$ 内部のX線に対する物理的特性がわかる．

実際 I, I_0, f の間には

$$\frac{I}{I_0} = \exp\left(-\int_{\mathcal{O} \cap \ell} f \, ds\right)$$

という関係がある．ここで ds は線素，積分は ℓ に沿っての線積分である．ℓ の方向を $\omega \in S^2$ とする．$\omega \in S^2$ を固定して，ℓ を平面 $\Pi = \{x \mid x \cdot \omega = t\}$ に沿ってスライドさせ，測定値 $-\log(I/I_0)$ をすべての ℓ について積分すれば，値

$$\int_{x \cdot \omega = t} f \, d\Gamma(x)$$

が得られる．ただし，t は原点からの（符号を伴った）距離で，積分は Π 上の重積分，従って $d\Gamma$ は2次元のルベーグ測度である．なお簡単のため $f(x)$ は $\mathcal{O}$ の外では0とした．

仮に，すべての ω と t に対してこの値が決定できたとすると，$S^2 \times \mathbf{R}$ 上の関数

$$Rf(\omega, t) = \int_{x \cdot \omega = t} f \, d\Gamma(x) \tag{1.1}$$

が定義できる．この $F = Rf$ を f の（3次元）**ラドン変換**という．逆に F から f を求めれば，$\mathcal{O}$ の物理特性が決定できる．一般に F から f を求めることを逆ラドン変換という．逆ラドン変換を求めるという設定は，$Rf(\omega, t)$ がすべての $(\omega, t) \in S^2 \times \mathbf{R}$ に対して既知であるとする点で現実的ではないが，CTの理論の出発点となるもので，本節で扱うのもこの場合である．

なお，CTデータの取り方としては平面 Π を固定し，ビーム ℓ を平面 Π の上で回転して測定値を得るという方法もある．この場合のCT逆問題は $\mathcal{O}$ の Π

による切断面上の問題に帰着され，3次元のラドン変換 (1.1) に対応した2次元のラドン変換が現れる．

ラドン変換 (1.1) の逆変換公式はいくつか知られている．解析的には同値であっても，数値計算や臨床的な観点から，それぞれの優位性が吟味されることになる．ここでは現代において標準的となったフーリエ変換を用いたものと，ラドン自身によるニュートン・ポテンシャルを用いたものとを紹介しよう．

<u>フーリエ変換による方法</u>

フーリエ変換にはいくつも流儀があるが，変換を受ける関数 f の独立変数はローマ字 x で書き，変換された関数 $\mathcal{F}f$ の独立変数はギリシャ文字 ξ で書くのが慣例である．この変換は $f(x)$ に対する適当な仮定の下で well-defined で，逆変換をもつことが知られている．3次元の場合

$$(\mathcal{F}f)(\xi) = \int_{\mathbf{R}^3} e^{\imath \xi \cdot x} f(x) dx$$

を正変換とすると逆変換は

$$(\mathcal{F}^{-1}f)(x) = \left(\frac{1}{2\pi}\right)^3 \int_{\mathbf{R}^3} e^{-\imath x \cdot \xi} f(\xi) d\xi$$

となる．ただし，$\imath = \sqrt{-1}$ は虚数単位である．

今，$\omega \in S^2$ を固定して $F = Rf$ を $t \in \mathbf{R}$ の関数とみなして次のような変換（すなわち1次元のフーリエ変換）をする：

$$\begin{aligned}\hat{F}(\omega, \tau) &= \int_{-\infty}^{\infty} e^{\imath t\tau} Rf(\omega, t) dt \\ &= \int_{-\infty}^{\infty} e^{\imath t\tau} \left(\int_{x \cdot \omega = t} f(x) \, d\Gamma(x) \right) dt \end{aligned} \quad (1.2)$$

このとき $d\Gamma(x) dt$ は $\mathbf{R}^3$ 上の直積測度となり，右辺の積分は通常の三重積分で表示できる．例えば $\omega = (0, 0, 1)$ の場合には $x = (x_1, x_2, x_3)$ に対して $d\Gamma(x) = dx_1 dx_2$ であり，

$$\int_{-\infty}^{\infty} dt \int_{x \cdot \omega = t} \cdots d\Gamma(x) = \int_{-\infty}^{\infty} dt \int_{x_3 = t} \cdots dx_2 dx_3$$

$$= \int_{\mathbf{R}^3} \cdots \, dx$$

といった具合である．すなわち式 (1.2) は

$$\hat{F}(\omega, \tau) = \int_{\mathbf{R}^3} e^{\imath \tau (x \cdot \omega)} f(x) dx$$

$$= \int_{\mathbf{R}^3} e^{\imath (\tau \omega) \cdot x} f(x) dx = (\mathcal{F} f)(\tau \omega)$$

と表される．右辺の独立変数は $\tau > 0, \omega \in S^2$ で極座標表示された $\xi = \tau \omega \in \mathbf{R}^3$ と考えることができるので，$f(x)$ はフーリエ逆変換

$$f(x) = \left(\frac{1}{2\pi}\right)^3 \int_{\mathbf{R}^3} e^{-\imath x \cdot \xi} \hat{F}(\omega, \tau) d\xi, \quad x \in \mathbf{R}^3$$

で再現される．

<u>ニュートン・ポテンシャルを用いる方法</u>

$x \in \mathbf{R}^3$ を固定して $\omega \in S^2$ の関数

$$Rf(\omega, \omega \cdot x) = \int_{\omega \cdot y = \omega \cdot x} f(y) \, d\Gamma(y)$$

を考える．この関数の S^2 上での球面積分は次の式で与えられる：

$$P(x) = \int_{|\omega|=1} Rf(\omega, \omega \cdot x) \, d\Gamma(\omega)$$

$$= \int_{|\omega|=1} d\Gamma(\omega) \int_{(y-x) \cdot \omega = 0} f(y) \, d\Gamma(y) \tag{1.3}$$

ここで，内側の積分の独立変数を $y = x + r\theta, r > 0, \theta \in S^2$ と極座標表示する．$d\Gamma(y)$ は平面

$$\{y = \mathbf{R}^3 \mid (y-x) \cdot \omega = 0\} = \{y \in \mathbf{R}^3 \mid \theta \cdot \omega = 0\}$$

上の 2 次元の測度であるから $d\Gamma(y) = r d\Gamma(\theta) dr$ となり，特に

$$\int_{(y-x) \cdot \omega = 0} f(y) \, d\Gamma(y) = \int_0^\infty \int_{|\theta|=1, \, \theta \cdot \omega = 0} f(x + r\theta) r \, d\Gamma(\theta) dr$$

が成り立つ．右辺において，内側の積分は円周上の線積分である．そこでこの式を (1.3) に代入し，積分の順序を交換すると

$$P(x) = \int_0^\infty r dr \int_{|\omega|=1} \left\{ \int_{|\theta|=1,\ \theta\cdot\omega=0} f(x+r\theta)\ d\Gamma(\theta) \right\} d\Gamma(\omega) \tag{1.4}$$

が得られる．

(1.4) において $d\Gamma(\theta)d\Gamma(\omega)$ は集合（3次元多様体）

$$\{(\omega,\theta) \mid \omega\cdot\theta = 0,\ |\omega| = |\theta| = 1\}$$

上の測度である．積分の順序変更に関する**フビニの定理**を適用すると，この式の値は

$$\int_0^\infty r dr \cdot \int_{|\theta|=1} f(x+r\theta)\ d\Gamma(\theta) \cdot \int_{|\omega|=1,\ \theta\cdot\omega=0} d\Gamma(\omega)$$

と等しい．ただし今度は役割が入れ替わり，$d\Gamma(\theta)$ が単位球面上の面積要素，$d\Gamma(\omega)$ が単位円周上の線素となる．線積分からは単位円（単位球の大円）の長さ 2π が出てくるから，(1.4) は

$$P(x) = 2\pi \int_{|\theta|=1} d\Gamma(\theta) \int_0^\infty f(x+r\theta) r\ dr$$

を意味する．

極座標 $y = x + r\theta$ を直交座標にもどす．$dy = r^2 dr d\Gamma(\theta)$ より

$$\begin{aligned} P(x) &= 2\pi \int_{\mathbf{R}^3} \frac{f(y)}{|x-y|} dy \\ &= 8\pi^2 \int_{\mathbf{R}^3} f(y) N(x-y) dy \end{aligned} \tag{1.5}$$

となる．ここで

$$N(x) = \frac{1}{4\pi|x|} \tag{1.6}$$

は物理数学で現れるニュートン・ポテンシャルであり，

$$-\Delta P(x) = -\sum_{i=1}^3 \frac{\partial^2 P}{\partial x_i^2}(x) = 8\pi^2 f(x) \tag{1.7}$$

となる.こうして P を通して Rf から f を再現することができた.

ラドン変換の理論は**積分幾何学**の一分野であり,直交多項式や偏微分方程式との関連が知られている[3].

問題 1.1 (1.5), (1.6) から (1.7) を導出せよ.

問題 1.2 ビーム ℓ を平面 Π の上で回転させ,すべての測定値を入力した場合の CT の問題を定式化し,解法を与えよ.

問題 1.3 フーリエ変換とニュートンポテンシャルによる,逆ラドン変換に関する 2 つの方法,フーリエ変換法とニュートンポテンシャル法の優位性を,実用性の観点から論ぜよ.

問題 1.4 一般の空間次元でのラドン変換の理論を構築せよ.

1.3 組織の位相幾何

生体において**組織**は**臓器**や**器官**の下の階層にあり,**細胞**はその組織の下の階層にある.**病理診断**は人体から採取された材料を顕微鏡で観察し,病理学に基づいて病変の有無や部位,種類や進行度を診断することをいう.大きく分けて,病理診断には,細胞診断と組織診断(生検)の 2 種類がある.細胞診断では異常細胞(異型細胞)を検出し,組織診断では生体組織の異常を診断する.とりわけ組織診断は,がんに限らず診療方針を決めるうえで基本的な役割を担っている.病理医は次の 5 段階で組織を評価する.Class I, II は正常な臓器の組織,Class III は膨らんだポリープや荒れている粘膜,Class IV は前がん状態で,がんとして治療を要するもの,Class V が悪性でがんと診断されるものである.病理医の絶対数不足もあり,コンピュータによる診断支援技術の開発が期待されている.

パターン認識を用いた自動診断アルゴリズムは,子宮がんの細胞診断で実用化された例がある[4].組織診断では,形態が非常に多様なためパターン認識が

---

[3] P.D. Lax and P.S. Phillips, Comm. Pure Appl. Math., **23** (1970), pp.409-424.
[4] スクリーニング支援装置 Focal Point(旧 Auto Pap).

有効に働かないが，これまで位相幾何的に生体組織を類別した例がいくつか報告されている[5]．最近では，がん細胞の増殖に伴う位相的性質の変化に焦点を当て，組織画像の位相幾何量を自動計算して，がん組織を抽出する手法も提案されている[6]．

位相幾何量ががんの組織診断に有用なのは次のような理由による．すなわち，細胞は，通常，組織が新しい細胞を必要とするときにのみ成長および分裂するように遺伝子レベルで制御されていて，細胞が死んだり欠損した場合のみ当該細胞に置き換わる新しい細胞が産生される仕組みになっている．ところが特定の遺伝子に突然変異が生じると，この秩序が乱れ，細胞が過剰に成長し，分裂するようになる．生じたがん細胞は組織内で塊を形成し，その無秩序な増殖によって周辺組織構成要素は圧迫され，不安定な形態をとる．その変化は組織の2次元像である剝片に反映され，細胞核をはじめとする組織の構成要素の集積の程度が他と異なる部分を見出すことができるようになる．

では位相幾何的性質はどのように計量化されるのであろうか．2次元の図形 X を**単体分割**し，各々の単体でのグリーンの積分公式を適用して足し合わせる．面積分は X 全体の積分を近似し，線積分は内部境界での寄与が消えて X での境界積分を近似するようになる．従って極限移行すればストークスの積分公式が現れる（図1.1）．この場合，単体分割は公式の証明や計算を実行するのに有用であるが，得られた結果は分割の仕方にはよらない．同じように，組み合わせ論的位相幾何の対象は分割してできた単体の集合である複体 K であるが，その目的は複体 K には依存しない位相的性質 X を指標化することにある．

組み合わせ論的位相幾何量を定義するためには，最初に位相空間 X を単体分割して複体 K を構成する．X の元である各単体 g には向きが与えられ，頂点 (0)，辺 (1)，面 (2)，… のように次数ももっている．$\mathcal{Z}$ 係数の**ホモロジー群**の基礎となるのは，K の q 次の単体全体に自由加群の構造を入れたもので，通常 $C_q(K)$ で表される．記述を簡略化するため，定義されないところは自明に 0 と拡張して，$C_q(K)$ をすべての $q \in \mathbf{Z}$ について考える．各単体の境界をとることで，自然な準同型写像 $\partial: C_q(K) \to C_{q-1}(K)$ が定義できる．微分形

---

[5] 清水英男他, Medical Imaging Technology, **15** (1997), pp.597-602.

[6] Auto-Patho, 中根和昭他, 日本応用数理学会誌, **22** (3) (2012), pp.97-108.

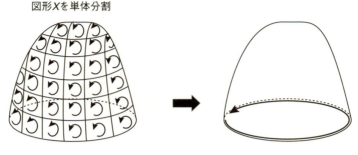

図 1.1 ストークスの公式

式に対する外微分と同じように，この写像は 2 回合成すると 0 になる： $\partial^2 = 0$.
これは単体に符号を与えることで，ストークスの公式の証明において接触する内部境界における線積分の寄与が解消することに対応する，著しい性質である．この構造から $\mathcal{Z}$ 係数の q 次ホモロジー群 $H_q(K) = Z_q(K)/B_q(K)$, $B_q(K) = \partial C_{q+1}(K)$, $Z_q(K) = \{g \in C_q(K) \mid \partial g = 0\}$ が定まる．重要なことは，$H_q(K)$ が K の位相 X のみから定まる位相不変量であるということである．

有限生成加群 $H_q(K)$ の線形独立な元の個数の最大値（すなわち階数）R_q を **q 次ベッチ数**という．R_q は加群の基本定理によって $H_q(K)$ を分解したときの無限巡回群 $\mathbf{Z}$ の個数と一致する．K の次元を m とするとき

$$\chi(K) = \sum_{q=0}^{m} (-1)^q R_q$$

を**オイラー数**という．オイラーの公式によれば，α_q を K に属する q 単体の数として

$$\chi(K) = \sum_{q=0}^{m} (-1)^q \alpha_q$$

が成り立つ．（図 1.2）

複体 K に含まれる単体同士の接触が多くなれば連結数は減り，穴の数は増加する．また，がんに伴う背景の汚れ（tumor diathesis, 腫瘍性背景）によっ

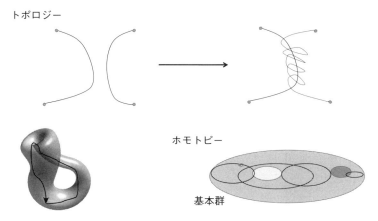

図 1.2 トポロジーの世界

ても，画面上の穴の数が増加する．画像上の図形 X は 2 次元であり，0 次元ベッチ数，1 次元ベッチ数はそれぞれ X の連結数，穴の数と一致する．従って第 1 指標を 1 次元ベッチ数，第 2 指標を 1 次元ベッチ数/0 次元ベッチ数とすると，形状や種類・接触面積の多寡とは関係なく，がん細胞の圧迫によって顕著に変化する組織の集積度を表す指標を表すことができる．

指標は次のような手続きで計算する．まず，標本は同一個体を染色し，その剝片画像をセットにしたものである．そこで標本画像のサンプルをとり，3 色分布の状況に応じて閾値を定める．閾値はアルゴリズムに従って自動的に算出される．この閾値に従ってすべての標本画像のボクセルが 2 値化され，画像から図形を取り出す．さらに 1 枚の画像を例えば 7 × 7 に分割して 49 個の 2 値化図形のセルをつくり，それぞれを単体的複体とみなす．各複体のベッチ数はフリーの計算ソフトで計算でき，各セルごとに 2 つの指標が得られると，それを画像に重ねて表示する．病理診断とのマッチングで，あらかじめ各指標の悪性度が 3 段階に区分され，自動的に画像にマークが入る．悪性度の詳細な数値は原論文[7]に記載されている．

開発したソフトでは以上のパラメータがすべてデフォルトで入力され，ユー

---

[7] 中根和昭他，応用数理学会誌 (2012)，前掲論文（第 1 章，脚注 6）．

ザーは通常，標本の染色状態に依存する2値化パラメータの微調整だけを必要に応じて行う．処理速度は1画像当たり0.2秒〜1.0秒（使用計算機Pentium(R)M processor 1.86GHz, 2GB RAM）であり，微細な偽陽性は存在するものの，非常に高い精度でがん組織が抽出される．原論文にある処理結果例でも，分割された画像の中でがん病変部が含まれる領域が，いずれかの指標で検出される．以上から，この方法は大腸などの高分化型腺がんの組織に関して，見逃しのない有効な検査法であることがわかる．

第 2 章 ◇ 生体磁気

　先端技術は医療にも貢献している．新しい診断技術に対して，数学的に新たな問題が生じるのは自然なことである．近赤外光は 10 cm 程度まで人体を透過し，光を使う技術も有望である．生体内には筋肉や神経回路を電流が流れ，電磁誘導によって生じる微小な磁場は，超伝導を利用すると精密に測定される．先端機器が取得するデータは微弱でデリケートであり，測定値の処理方法だけでなく生体の物理特性を加味したモデリングも数理医学の重要な要素である．医療診断は典型的な逆問題であり，生体の負担軽減をはじめとする固有の問題を含んだ興味深い領域である．そこにはスペクトルや界面など，ささやかだが美しい数学も垣間見ることができる．

2.1　脳磁図分析

　楽器の改良が作曲家に刺激を与えて傑作が生み出されることがある．測定機器の技術革新が科学の進展を促す例も多い．近代科学の出発点であるニュートン力学はケプラーが提唱した経験則を物理法則と微積分学によって数学的に証明したものであるが，その基礎データとなったチコ・ブラーエによる天体観測を可能にしたものは，高度な空間分解能をもつ望遠鏡の発明である．

　医療診断の現場では，できるだけ患者に苦痛を与えないこと（低または無侵襲），また体内の生きた活動を計量化すること（同時性）が求められている．脳機能イメージングはその要請に答えるものの 1 つである．これは脳のどの部位がどのような活動をしているかを表示する技術で，脳神経外科，脳神経内科，整形外科，リハビリテーション科，小児科，耳鼻科，眼科などの医療や，言語学，心理学，大脳生理学などの基礎研究で使われる最新の技術である．

　脳機能イメージングは大きく分けて，脳神経の電気的な活動を直接測定するものと，それに伴って生じる代謝を測定するものとがある．fMRI（functional MRI, 機能的 MRI）や PET は後者に属するが，脳波を用いた EEG

SQUIDの原理　　　　　　　SQUIDによる測定

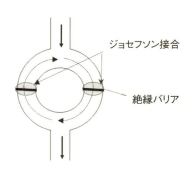
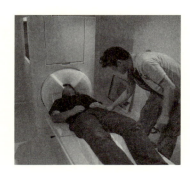

図 2.1　SQUID

(electricencephalography, 脳電図分析) とともに前者に属するものが MEG (magnetoencephalography, 脳磁図分析) である．MEG は脳の神経回路を流れる微小電流が電磁誘導を引き起こして発生させる磁場を測定し，磁場の等位面を描いた脳磁図から脳の MRI 画像上に推定磁場源を表示するものである．無侵襲で生体に対するリスクが少なく EEG と比較すると空間分解能が高いのが特徴である．現在では 100 以上の観測点（チャンネル）をそなえた機器が商品化され，医療現場や基礎研究に適用されている．

　地磁気の 10^{-8} 程度の強さである微小な脳磁場は SQUID (super conducting quantum interface device, 超伝導量子干渉素子) により測定する．その原理はノギスに似ている．ノギスは通常の目盛りである主尺とそれを 0.9 倍にした副尺からできている．最小公倍数の原理から，2 つの目盛りが一致するところを読みとれば微小な長さを測定することができる．

　SQUID の場合，最初に液体ヘリウムによって金属（ニオブの薄膜）を超伝導転移温度以下にする．するとその金属のなかで，自由電子のいくらかが互いに結合する．すなわち互いに反対向きのスピンと，大きさが同じで符合が逆の運動量をもつ電子の対（**クーパー対**）を形成して電気伝導度が無限大になる．超伝導が実現されると，その金属には電流が誘起される．超伝導リングの場合，流れる電流によって発生する磁束は定められた磁束（磁束量子 Φ_0) の整数倍になる（量子化）．そこでこのリングに薄い絶縁バリア（接合）を作る．その間

をクーパー対が通り抜けるとき,ジョセフソンの**トンネル効果**によって両端の位相のコヒーレンスが保たれる.従って位相差 δ, 超伝導電流 I, 接合に流しうる最大超伝導電流(臨界電流)I_0 は関係 $\sin\delta = I/I_0$ をもつ(図 2.1).

超伝導ループの 2 か所にジョセフソントンネリング接続を実現した素子は dc SQUID と呼ばれる.dc SQUID を貫く磁束が変わると,2 つの接合の臨界電流値 I_0 は磁束量子 Φ_0 に等しい周期で振動する.そこで一定のバイアス電流を流しておけば,電圧は加えた磁束に対して周期的な応答をするようになる.電位差として現れる 2 つの位相差の干渉がつくる「縞模様」(超伝導量子干渉効果)を利用して,このループを貫く磁束を測定する[1].

脳磁場は各位置によって定まるベクトル,すなわちベクトル場である.被験者がかぶるヘルメットの裏側に SQUID を多数装着し,超伝導が維持されるようにその上に液体ヘリウムを閉じ込めた魔法瓶(デュワ)による冷却装置を設置したのが脳磁計である.SQUID は時間分解能が高いため,各チャンネルで脳磁場の 1 成分(近似的には頭皮に対する法成分)を,各時刻で測定することができる.測定の各瞬間において,この値は正負の符号をもつスカラーで,1 回の測定でチャンネル数に応じた時系列データが得られる.通常は 100 個程度の時系列データを使う.手首のあたりで正中神経に一定の刺激を加えた場合,どの観測点でも通常 20 ミリ秒後くらいに測定値の絶対値が最初の極大となる.足の体性感覚では 30 ミリ秒から 40 ミリ秒,聴覚の場合は 100 ミリ秒くらいである.ノイズの影響を排除するため計測を何回か行い,加算平均をとるという方法が用いられている.

刺激に対する反応が明確な時刻に着目し,その時の脳磁場の測定値をコンピュータ内の頭皮画像上にプロットして等高線を描くと**脳磁図**ができる.脳磁図からその瞬間の脳内電流を推定するのが**脳磁図分析**である.

2.2 ゲセロウィッツ方程式

脳磁図分析は,脳磁図を用いて結果である脳磁場から原因である脳内電流を

---

[1] 最小公倍数を用いるわけではない.J. Clarke, パリティ, **1-09** (1986), pp.16-29. 丸善.

推定する**逆問題**である．脳磁場は電磁誘導から生ずる現象なので，基礎方程式としてマクスウェル方程式を用いることができる．すなわち，脳磁図分析は順問題が数式で定式化された応用的逆問題である．

標準的な理論では，脳内電流から脳磁場が生ずる過程が準静的で，時間的な履歴に依存しないものとする．さらに脳内の透磁率は真空中と同じ $\mu_0 = 4\pi/c$（c は光速）であると考え，**アンペールの法則**

$$\nabla \cdot B = 0, \qquad \nabla \times B = \mu_0 J \tag{2.1}$$

を適用する．ただし，$J = J(x), B = B(x)$ は**電流密度**と**磁場**である．ここで

$$\nabla = \begin{pmatrix} \frac{\partial}{\partial x_1} \\ \frac{\partial}{\partial x_2} \\ \frac{\partial}{\partial x_3} \end{pmatrix}$$

は**勾配作用素**で，$\cdot$, $\times$ はそれぞれ3次元ベクトルの**内積**，**外積**を示す．従って (2.1) において

$$\nabla \cdot B = \frac{\partial B^1}{\partial x_1} + \frac{\partial B^2}{\partial x_2} + \frac{\partial B^3}{\partial x_3}, \qquad \nabla \times B = \begin{pmatrix} \frac{\partial B^3}{\partial x_2} - \frac{\partial B^2}{\partial x_3} \\ \frac{\partial B^1}{\partial x_3} - \frac{\partial B^3}{\partial x_1} \\ \frac{\partial B^2}{\partial x_1} - \frac{\partial B^1}{\partial x_2} \end{pmatrix}$$

はベクトル場

$$B = \begin{pmatrix} B^1(x) \\ B^2(x) \\ B^3(x) \end{pmatrix}, \qquad x = (x_1, x_2, x_3)$$

の発散，回転である．

電流密度 J は脳の活動により生起されるもので，次のように仮定する：

$$J = J^p - \sigma(x)\nabla V. \tag{2.2}$$

ここでベクトル場 $J^p = J^p(x)$ は脳内の神経細胞を流れる電流，$E = -\nabla V$ は J^p の作る電場であり，$V = V(x)$ はその電圧ポテンシャルである．$J^p(x)$ を

ニューロン電流または**プライマリー流**，$-\sigma(x)\nabla V$ を体積電流または**セカンダリー流**と呼んでいる．脳波は，頭皮上のセカンダリー流の変化が電位差として検出されるものである．脳磁図分析で通常用いられる**1層モデル**では，導電率 $\sigma(x)$ は σ_I, σ_O を定数として

$$\sigma(x) = \begin{cases} \sigma_I, & x \in \Omega \\ \sigma_O, & x \in \Omega^c \end{cases} \quad (2.3)$$

とする．ここで $\Omega \subset \mathbf{R}^3$ は脳 (volume conductor) を表す有界領域であって，(2.3) は Ω 内の導電率が外界と異なる定数であることを示している．なお脳波の場合には頭皮，頭蓋骨，大脳の3層モデルや，頭皮，頭蓋骨，髄液，大脳の4層モデルも使われる．

今述べている順問題では，$\Omega, J^p(x), \sigma(x)$ は既知で，$B(x), V(x)$ が未知である．スカラー関数で数えると未知成分は4つ，方程式系 (2.1) も4連立である．実際，この順問題は適切で適当な関数空間を設定すると，与えられた $J^p(x)$ に対して解 $B(x), V(x)$ の一意存在やその $J^p(x)$ に対する連続依存性を証明することができる．さらに，1重層ポテンシャル，2重層ポテンシャルを用いると，(2.1)-(2.3) を**ゲセロウィッツ方程式**と呼ばれる次の2つの積分方程式に変換することができる[2]：

$$\frac{\sigma_I + \sigma_O}{2} V(\xi) = -\int_\Omega \nabla \cdot J^p(y) \Gamma(\xi - y) \, dy$$

$$-(\sigma_I - \sigma_O) \int_{\partial \Omega} V(\eta) \frac{\partial}{\partial \nu_\eta} \Gamma(\xi - \eta) \, dS_\eta, \quad \xi \in \partial \Omega \quad (2.4)$$

$$B(x) = -\mu_0 \int_\Omega J^p(y) \times \nabla \Gamma(x - y) \, dy$$

$$+\mu_0 (\sigma_I - \sigma_O) \int_{\partial \Omega} V(y) \nu_y \times \nabla \Gamma(x - y) \, dS_y, \quad x \notin \partial \Omega \quad (2.5)$$

ただし

$$\Gamma(x) = \frac{1}{4\pi |x|}$$

---

[2] D.B. Geselowitz, Biophys. J., **7** (1967), pp.1-11., IEEE Trans. Magn. MAG-6 (1970), pp.346-347.

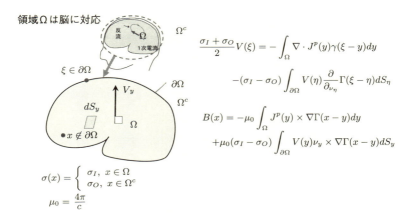

図 **2.2** ゲセロウィッツ方程式

はニュートンポテンシャルで，$V(x)$ は遠方で 0 としている．$\partial\Omega$ は Ω の境界，dS_y は面積要素，$\nu = \nu_y$ は Ω から見て外向きの単位法ベクトルである．これらの積分方程式はその数値解法である**境界要素法**とも適合し，脳波や脳磁場のデータ分析に適用されている（図 2.2）．

上述のゲセロウィッツの理論は，$(B(x), V(x))$ を未知量とする順問題 (2.1)-(2.2) が，条件 (2.3) の下で積分方程式 (2.4)-(2.5) に変換されることを示している．しかし積分方程式論では，順問題の適切性，とりわけ解の一意存在を確立することが基本になる．その場合，解としてどのようなものを考えているかを明確にする必要がある．(2.1)-(2.2) は $(B(x), V(x))$ のどのようなクラス（関数空間）の中で一意可解であり，また (2.4)-(2.5) に帰着されるのであろうか．さらにそのクラスは物理的に自然なものであるだろうか．

最初のヒントは (2.5) 式の右辺第 2 項にある．この項は，積分核 $\nu_y \times \Gamma(x-y)$ が特異であり，$B(x), x \notin \partial\Omega$ は界面 $\partial\Omega$ を貫く連続性すらもたないように思われる．ところが $\nu_y \times \nabla$ は $\partial\Omega$ 上の接微分であり，$V(x)$ や $\partial\Omega$ が十分滑らかであるとすると

$$\int_{\partial\Omega} V(y)\nu_y \times \nabla\Gamma(x-y)dS_y$$
$$= \int_{\partial\Omega} \nu_y \times \nabla V(y)\Gamma(x-y)dS_y, \quad x \notin \partial\Omega \quad (2.6)$$

を導出することができる．右辺は連続関数 $\nu_y \times \nabla V(y)$ の1重層ポテンシャルであるので，この項は全空間 $\mathbf{R}^3$ で連続である．すなわち $B(x)$ は界面 $\partial\Omega$ を貫いて連続となるように選ばれている．

次に注目すべきことは (2.1) から

$$\nabla \cdot J = \frac{1}{\mu_0}\nabla \cdot \nabla \times B = 0 \tag{2.7}$$

が得られることである．等式 (2.7) は与えられた $J(x)$ に対して (2.1) の解 $B(x)$ が存在するために必要な適合性条件であり，電流から電場が発生する物理法則を記述している．この法則によって，(2.2) においてプライマリー流 $J^p(x)$ とセカンダリー流 $-\sigma(x)\nabla V(x)$ とが独立ではなく，$B(x)$ が $J^p(x)$ のみから定まることが示唆される．しかし生理的，物理的要請から $J^p(x)$ も $\sigma(x)$ も界面 $\partial\Omega$ で不連続である．では (2.7) は領域の外 $\mathbf{R}^3 \setminus \Omega$ と，中 Ω でばらばらに考えるだけでよいのであろうか．そうでないとすれば，どのようにして界面 $\partial\Omega$ 上で (2.7) に意味をもたせることができるのであろうか．次節で示すように，この問題は最初に取り上げた $B(x)$ の界面を貫く連続性に注意し，(2.7) を $\mathbf{R}^3$ 上の**超関数**に関する関係式としてみなすことで解決する．

問題 2.1 曲面上のストークスの公式を用いて等式 (2.6) を示せ．ただし $V(x)$ や $\partial\Omega$ は十分滑らかであるとする．

2.3 第1方程式の導出

本節では未知量と既知量に対する適当な仮定の下で，ゲセロウィッツの第1方程式 (2.4) を導出する．最初に $J^p(x)$ は $\overline{\Omega}$ の外で 0 であると仮定し，試験関数 $\varphi = \varphi(x)$ をとることにより (2.7), (2.2) を**弱形式**

$$\int_{\mathbf{R}^3} \sigma(x)\nabla V \cdot \nabla\varphi = \int_\Omega J^p \cdot \nabla\varphi, \quad \forall \varphi \in C_0^\infty(\mathbf{R}^3) \tag{2.8}$$

で置き換える．ただし $C_0^\infty(\mathbf{R}^3)$ は，全空間 $\mathbf{R}^3$ で無限回微分可能で有界な台

$$\mathrm{supp}\,\varphi = \overline{\{x \in \mathbf{R}^3 \mid \varphi(x) \neq 0\}}$$

をもつ関数全体を表す．以下では通常の L^p 空間のノルムを $\|\ \|_p$, $1 \le p \le \infty$ と書き，また**超関数微分**を用いて**ソボレフ空間** $W^{m,p}(\Omega)$, $1 \le p \le \infty$, $m = 0, 1, 2 \cdots$ を定める[3]．また $H^m(\mathbf{R}^n) = W^{m,2}(\mathbf{R}^n)$, $n = 3$ はフーリエ変換を用いて $m \in \mathbf{R}$ に拡張する．

(2.8) の一意可解性は，

$$0 < \inf_{x \in \mathbf{R}^3} \sigma(x) \le \sup_{x \in \mathbf{R}^3} \sigma(x) < +\infty \tag{2.9}$$

$$J^p \in L^2(\Omega) \tag{2.10}$$

の下で, $V \in \dot{H}^1(\mathbf{R}^3)$ の範囲で成り立つ[4]．ただし $\dot{H}^1(\mathbf{R}^3)$ は $\nabla V \in L^2(\mathbf{R}^3, \mathbf{R}^3)$ となる $V \in L^6(\mathbf{R}^3)$ の全体であり，この定義の正当性は**ソボレフの不等式**

$$\|v\|_6 \le C \|\nabla v\|_2, \quad v \in C_0^\infty(\mathbf{R}^3) \tag{2.11}$$

によって保障される．すなわち $\dot{H}^1(\mathbf{R}^3)$ は内積

$$(f, g) = \int_{\mathbf{R}^3} \nabla f \cdot \nabla g \, dx$$

をそなえたヒルベルト空間で, $L^6(\mathbf{R}^3)$ に連続に埋め込まれるものである. $\sigma(x)$ は界面 $\partial\Omega$ で不連続であるので，通常得られる高い階数の**楕円型正則性**は導出できないが, Ω が以下で述べるリプシッツ領域のときは, $V \in \dot{H}^1(\mathbf{R}^3)$ の界面上の値が**トレース** $V|_{\partial\Omega} \in H^{1/2}(\partial\Omega)$ として確定する．ここで境界 $\partial\Omega$ 上の分数べきのソボレフ空間 $H^m(\partial\Omega)$, $-1 < m < 1$ は局所座標とフーリエ変換で定められ，**双対空間**の意味で $H^{-m}(\partial\Omega) = H^m(\partial\Omega)'$ と見なすことができる．

リプシッツ領域とは，境界 $\partial\Omega$ が逆も込めてリプシッツ連続な同相写像によって平坦な超平面に写される部分の張り合わせになっている有界領域をいう[5]．多角形や多面体は境界が C^1 ではないが, $\mathbf{R}^2$ や $\mathbf{R}^3$ のリプシッツ領域で

---

[3] H. Brezis [2], T. Suzuki and T. Senba [27], 第3章.
[4] 本節問題 2.2.
[5] 連結開集合を領域という．

2.3 第1方程式の導出

ある．ただしカスプのような特異点を境界にもつ領域はリプシッツ領域ではない．

以下ではリプシッツ領域 Ω に対する次の関数空間を用いる[6]：

$$H(\mathrm{div}:\Omega) = \{v \in L^2(\Omega:\mathbf{R}^3) \mid \nabla \cdot v \in L^2(\Omega)\}$$
$$H(\mathrm{rot}:\Omega) = \{v \in L^2(\Omega:\mathbf{R}^3) \mid \nabla \times v \in L^2(\Omega:\mathbf{R}^3)\}$$

$v \in H(\mathrm{div},\Omega)$ に対してはトレース $\nu\cdot v|_{\partial\Omega} \in H^{-1/2}(\partial\Omega)$ が，また $v \in H(\mathrm{rot},\Omega)$ に対してはトレース $\nu\times v|_{\partial\Omega} \in H^{-1/2}(\partial\Omega:\mathbf{R}^3)$ が定まり，グリーンの公式

$$(v,\nabla\phi) + (\nabla\cdot v,\phi) = \langle\nu\cdot v,\phi\rangle, \qquad \phi \in H^1(\Omega)$$
$$(v,\nabla\times\phi) - (\nabla\times v,\phi) = \langle\nu\times v,\phi\rangle, \quad \phi \in H^1(\Omega:\mathbf{R}^3)$$

が成り立つ．ただし $(\,,\,)$ は Ω 上の L^2 内積，$\langle\,,\,\rangle$ は $\partial\Omega$ 上の $H^{1/2}$ と $H^{-1/2}$ とのペアリングである．

次の定理によってゲセロウィッツの第1方程式 (2.4) が，プライマリー流に対する自然な仮定の下で成り立つことがわかる[7]．ここで (2.4) 第1式右辺第2項は2重層ポテンシャルで，積分核は

$$\frac{\partial}{\partial\nu_\eta}\Gamma(\xi-\eta) = O(|\xi-\eta|)^{-1}), \quad \xi,\eta \in \partial\Omega \tag{2.12}$$

を満たす[8]．以後

$$B(x,\varepsilon) = \left\{y \in \mathbf{R}^3 \,\Big|\, |x-y| < \varepsilon\right\}$$

は中心 x，半径 ε の開球を表す．また $x \in \mathbf{R}^3$ の関数 $A(x)$ に対して $A|_{-}^{+} = A_+ - A_-$ であり，$\xi \in \partial\Omega$ に対し

$$A_+(\xi) = \lim_{x\in\overline{\Omega}^c \to \xi} A(x), \quad A_-(\xi) = \lim_{x\in\Omega \to \xi} A(x)$$

とおく．

---

[6] V. Girault and P.-R. Raiviart [9].
[7] 以下の議論は A. Kubo and T. Suzuki, Adv. Math. Sci. Appl., **13** (2003), pp.273-285 に従う．
[8] T. Suzuki and T. Senba [27], p.331. 本書次節も参照．

定理 2.1 $\Omega \subset \mathbf{R}^3$ はリプシッツ領域であり，プライマリー流は

$$J^p \in H(\mathrm{div}, \Omega), \quad \nu \cdot J^p|_{\partial\Omega} = 0 \tag{2.13}$$

$$J^p \in L^q(\Omega), \quad q > 3 \tag{2.14}$$

を満たすものとする．このとき (2.8) の解 $V \in \dot{H}^1(\mathbf{R}^3)$ は $\mathbf{R}^3$ 上ヘルダー連続である．さらに $\partial\Omega$ が C^1 のときは，$\sigma(x)$ に対する仮定 (2.3) の下で $V(x)$ は $\partial\Omega$ 上で第1方程式 (2.4) を満たす．

証明 $J^p(x)$ を Ω の外にゼロ拡張する．仮定 (2.13) とグリーンの公式より，(2.8) から任意の $\varphi \in C_0^\infty(\mathbf{R}^3)$ に対して

$$\int_{\mathbf{R}^3} \sigma(x) \nabla V \cdot \nabla \varphi = -\int_\Omega (\nabla \cdot J^p) \varphi = -\int_{\mathbf{R}^3} (\nabla \cdot J^p) \varphi \tag{2.15}$$

が得られる．従って発散型有界係数の楕円型正則性定理によって，(2.14) が成り立つとすると $V(x)$ は $\mathbf{R}^3$ 上ヘルダー連続になる[9]．

次に $\partial\Omega$ は C^1 とし，ニュートンポテンシャル $\Gamma(x)$ の近似を

$$\Gamma_\delta(x) = \left(4\pi\sqrt{|x|^2 + \delta^2}\right)^{-1}$$

とする．ただし $\delta > 0$ である．また関数 $\varphi = \varphi(x) \in C_0^\infty(\mathbf{R}^3)$, $0 \le \varphi(x) \le 1$,

$$\varphi(x) = \begin{cases} 1, & |x| < 1 \\ 0, & |x| > 2 \end{cases}$$

に対して $\varphi_R(x) = \varphi(x/R)$, $R > 0$ とおく．

$x \notin \partial\Omega$ をとる．(2.15) から

$$\int_{\mathbf{R}^3} \sigma(y) \nabla_y V(y) \cdot \nabla_y (\varphi_R(y) \Gamma_\delta(x-y)) \, dy$$
$$= -\int_\Omega (\nabla \cdot J^p)(y) \varphi_R(y) \Gamma_\delta(x-y) \, dy$$

---
[9] D. Gilbarg and N.S. Trudinger [8], 定理 8.22.

で，$\nabla \cdot J^p \in L^2(\Omega)$ よりこの式の右辺は $\delta \downarrow 0, R \uparrow +\infty$ において

$$-\int_\Omega \nabla \cdot J^p(y)\Gamma(x-y)\,dy$$

に収束する．一方 $V \in \dot{H}^1(\mathbf{R}^3)$ より

$$\int_{\mathbf{R}^3} \sigma(y)\nabla V(y) \cdot \nabla_y \left(\varphi_R(y)\Gamma_\delta(x-y)\right) dy$$
$$= \lim_{\varepsilon \downarrow 0} \int_{\mathbf{R}^3 \setminus B(x,\varepsilon)} \sigma(y)\nabla V(y) \cdot \nabla_y \left(\varphi_R(y)\Gamma_\delta(x-y)\right) dy \quad (2.16)$$

が成り立つ[10]．与えられた $x \notin \partial\Omega$ に対して $0 < \varepsilon \ll 1$，次に $R \gg 1$ とすれば，再びグリーンの公式から

$$\int_{\mathbf{R}^3 \setminus B(x,\varepsilon)} \sigma(y)\nabla V(y) \cdot \nabla_y \left(\varphi_R(y)\Gamma_\delta(x-y)\right)\,dy$$
$$= \int_{\Omega^c \setminus B(x,\varepsilon)} \sigma_O \nabla V(y) \cdot \nabla_y \left(\varphi_R(y)\Gamma_\delta(x-y)\right)\,dy$$
$$\quad + \int_{\Omega \setminus B(x,\varepsilon)} \sigma_I \nabla V(y) \cdot \nabla_y \left(\varphi_R(y)\Gamma_\delta(x-y)\right)\,dy$$
$$= \int_{\partial\Omega} (\sigma_I - \sigma_O)V(y)\frac{\partial}{\partial\nu_y}\left(\varphi_R(y)\Gamma_\delta(x-y)\right)\,dS_y$$
$$\quad - \int_{\partial B(x,\varepsilon)} \sigma(y)V(y)\frac{\partial}{\partial\nu_y}(\varphi_R(y)\Gamma_\delta(x-y))\,dS_y$$
$$\quad - \int_{\mathbf{R}^3 \setminus B(x,\varepsilon)} \sigma(y)V(y)(\Delta\varphi_R(y)\Gamma_\delta(x-y) - 2\nabla\varphi_R(y) \cdot \nabla\Gamma_\delta(x-y))\,dy$$
$$= \int_{\partial\Omega} (\sigma_I - \sigma_O)V(y)\frac{\partial}{\partial\nu_y}\Gamma_\delta(x-y)\,dS_y - \int_{\partial B(x,\varepsilon)} \sigma(y)V(y)\frac{\partial}{\partial\nu_y}\Gamma_\delta(x-y)\,dS_y$$
$$\quad - \int_{\mathbf{R}^3 \setminus B(x,\varepsilon)} \sigma(y)V(y)(\Delta\varphi_R(y)\Gamma_\delta(x-y) - 2\nabla\varphi_R(y) \cdot \nabla\Gamma_\delta(x-y))\,dy$$
$$\quad + \int_{\mathbf{R}^3 \setminus B(x,\varepsilon)} \sigma(y)V(y)\varphi_R(y)\Delta\Gamma_\delta(x-y)\,dy \quad (2.17)$$

---

[10] $B(x,\varepsilon)$ は中心 x，半径 ε の開球を表す．

ここで x, ε を固定して $R \uparrow +\infty$ とすると

$$\Gamma_\delta(x-y) = O\left(\frac{1}{|y|}\right), \quad |\nabla \Gamma_\delta(x-y)| = O\left(\frac{1}{|y|^2}\right), \quad |y| \to +\infty$$

より，右辺第3項はまとめて $0 < \delta \ll 1$ について一様に

$$\frac{1}{R^3}\int_{R<|y|<2R} |V(y)|\, dy \leq CR^{-3}\|V\|_6 R^{3\cdot 5/6} = C\|V\|_6 R^{-1/2} \quad (2.18)$$

の定数倍でおさえられ，(2.18) 右辺は $R \uparrow +\infty$ で0に収束する．

次に，(2.17) 右辺第4項は R を固定して $\delta \downarrow 0$ とするときゼロに収束する．最後に (2.17) 右辺第2項については $V(y)$ が連続であるので，$\delta \downarrow 0$, $\varepsilon \downarrow 0$ において $\sigma(x)V(x)$ に収束する．従って $\delta \downarrow 0$, $R \uparrow +\infty$, $\varepsilon \downarrow 0$ の順番に極限移行して

$$\sigma(x)V(x) = -\int_\Omega \nabla \cdot J^p(y)\Gamma(x-y)\, dy$$
$$-(\sigma_I - \sigma_O)\int_{\partial\Omega} V(y)\frac{\partial}{\partial \nu_y}\Gamma(x-y)\, dS_y, \quad x \notin \partial\Omega \quad (2.19)$$

が得られる．

層ポテンシャルの理論から，ヘルダー連続関数 $V(x)$ に対して **2重層ポテンシャル**

$$H(x) = \int_{\partial\Omega} V(\eta)\frac{\partial}{\partial \nu_\eta}\Gamma(x-\eta)\, dS_\eta$$

は各 $x \in \mathbf{R}^3$ で収束し，$\partial\Omega$ 上

$$\frac{1}{2}(H_+ + H_-) = H \quad (2.20)$$

を満たす[11]．従って (2.19) から (2.4) が成立する．□

---

[11] T. Suzuki and T. Senba [27], 定理 7.17.

定理 2.1 の証明では，方程式 (2.1) を弱形式 (2.15) に変換し，その一意可解を論ずる段階では Ω はリプシッツ領域で十分であるが，層ポテンシャルを用いて (2.4) を導出するときに $\partial\Omega$ が C^1 であることが必要になる．実際 (2.20) は

$$\int_{\partial\Omega} \frac{\partial}{\partial\nu_\eta} \Gamma(x-\eta)\, dS_\eta = \begin{cases} -1, & x \in \Omega \\ -\frac{1}{2}, & x \in \partial\Omega \\ 0, & x \in \Omega^c \end{cases} \quad (2.21)$$

が基になっている[12]．例えば Ω が多面体であるとすると，その節点において (2.21) の 2 番目の等式を変更しなければならない．

(2.1) の数値解法として境界要素法を用いる場合では，最初に $\partial\Omega$ を多角形で単体分割する．Ω を対応する多面体で近似し，各節点で (2.4) の右辺を変更し，そのうえで数値積分公式で近似して離散化方程式を導出する場合と，単に数値積分公式で近似して (2.4) を離散化する場合とでは近似方程式は異なってくる．いずれの方法でも (2.4) が連続極限であり，その一意可解性は数値解の安定性に直接関わる問題である．

問題 2.2 $\dot{H}^1(\mathbf{R}^3)$ の内積を取り換え，**リースの表現定理**を用いて，(2.10) の下で (2.8) の解 $V \in \dot{H}^1(\mathbf{R}^3)$ が一意的に存在することを証明せよ．

問題 2.3 ソボレフの不等式 (2.11) を用いて，埋め込み $\dot{H}^1(\mathbf{R}^3) \subset L^6(\mathbf{R}^3)$ が成り立つことを示せ．

問題 2.4 局所座標とフーリエ変換によって $H^m(\partial\Omega)$, $-1 < m < 1$ を定義せよ．ただし $\partial\Omega$ はリプシッツ連続とする．

問題 2.5 (2.17) 右辺第 2 項について

$$\lim_{\varepsilon \downarrow 0} \int_{\partial B(x,\varepsilon)} \sigma(y)V(y) \frac{\partial}{\partial n_y} \Gamma(x-y) dS_y = -\sigma(x)V(x), \quad x \notin \partial\Omega$$

を示せ．

問題 2.6 不等式 (2.18) を示せ．

---

[12] T. Suzuki and T. Senba [27], (7.57), p.331.

問題 2.7 (2.8) の解 $V \in \dot{H}^1(\mathbf{R}^3)$ に対して，$\nabla V \in H(\mathrm{div}, \Omega_\pm)$ であることを示せ．ただし $\Omega_+ = \Omega^c$, $\Omega_- = \Omega$ とする．また (2.13) の下で

$$\nabla \cdot \sigma(x)\nabla V = \nabla \cdot J^p, \quad \mathbf{R}^3 \setminus \partial\Omega, \quad \sigma(x)\frac{\partial V}{\partial \nu}\bigg|_-^+ = 0, \quad \partial\Omega \qquad (2.22)$$

が成り立つことを，各項の意味づけに注意して示せ．

問題 2.8 Ω が多面体のとき，節点での立体角を用いて (2.21) を修正し，それに基づいて (2.4) を変更せよ．

2.4　第 1 方程式の一意可解性

定理 2.1 後半の仮定の下で第 1 方程式 (2.4) が成り立つ．ここで

$$f(x) = \begin{cases} \nabla \cdot J^p(x), & x \in \Omega \\ 0, & x \in \Omega^c \end{cases} \qquad (2.23)$$

とおくと

$$F(x) = (\Gamma * f)(x) \equiv \int_{\mathbf{R}^3} f(y)\Gamma(x - y)\,dy, \quad x \in \mathbf{R}^3 \qquad (2.24)$$

に対して，右辺第 1 項は $F(\xi)$, $\xi \in \partial\Omega$ である．$\nabla \cdot J^p \in L^2(\mathbf{R}^3)$ より，楕円型正則性から $F = F(x) \in H^2(\mathbf{R}^3)$，特にソボレフの定理と**モリイの定理**から $F(x)$ は $\mathbf{R}^3$ 上ヘルダー連続になる．以上に注意して，この節では $\partial\Omega$ 上の積分方程式 (2.4) の一意可解性を論ずる．(2.4) は $\partial\Omega$ が C^1 のときに導出されるものであるが，その一意可解性は Ω がリプシッツ領域であれば成り立つ．

以下 Ω をリプシッツ領域とする．最初に (2.12) を精密化する．実際，Ω に対する仮定から，$\partial\Omega$ の面積測度についてほとんどいたるところの $\eta \in \partial\Omega$ に対して

$$\lim_{\xi \in \partial\Omega \to \eta} \frac{\xi - \eta}{|\xi - \eta|} \cdot \nu_\eta = 0 \qquad (2.25)$$

が成り立ち

$$k(\xi, \eta) = |\xi - \eta|\frac{\partial}{\partial n_\eta}\Gamma(\xi - \eta) \qquad (2.26)$$

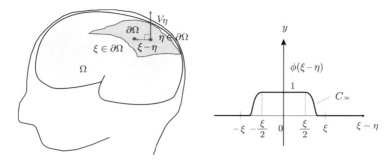

図 2.3 2重層ポテンシャル

は $\partial\Omega \times \partial\Omega$ 上の有界関数である（図 2.3）．一方 $\partial\Omega$ のコンパクト性から，$\xi \in \partial\Omega$ に依存しない $\delta > 0$ に対して，ξ についてリプシッツ連続なリプシッツ同相写像

$$Y = Y(\cdot, \xi) : \partial\Omega \cap \{\eta \in \mathbf{R}^3 \mid |\eta - \xi| < \delta\} \quad \to \quad \mathcal{O}_\xi \subset \mathbf{R}^2 \tag{2.27}$$

が存在する．ただし $\mathcal{O}_\xi$ は開集合である．

この性質から

$$(Kw)(\xi) = \int_{\partial\Omega} w(\eta) \frac{\partial}{\partial \nu_\eta} \Gamma(\xi - \eta) \, dS_\eta$$

で定められる K は $C(\partial\Omega)$ 上の**コンパクト作用素**[13]になる．実際 $\partial\Omega \times \partial\Omega$ の近傍で定義された滑らかな（**カットオフ**）関数 $\varphi = \varphi(x, y)$, $0 \le \varphi \le 1$,

$$\varphi(x, y) = \begin{cases} 1, & |x - y| < \frac{\delta}{2} \\ 0, & |x - y| \ge \delta \end{cases}$$

を用いて $K = K_1 + K_2$,

$$(K_1 w)(\xi) = \int_{\partial\Omega} \varphi(\xi, \eta) w(\eta) \frac{\partial}{\partial \nu_\eta} \Gamma(\xi - \eta) \, dS_\eta$$

$$(K_2 w)(\xi) = \int_{\partial\Omega} (1 - \varphi(\xi, \eta)) w(\eta) \frac{\partial}{\partial \nu_\eta} \Gamma(\xi - \eta) \, dS_\eta$$

---

[13] 以下で使用する抽象解析学については H. Brezis [2], 藤田宏 [5].

と分解する．K_2 の積分核は特異性をもたないので，定数 C を用いて

$$\|K_2 w\|_\infty \leq C\|w\|_\infty$$
$$|K_2(w)(\xi) - K_2(w)(\xi')| \leq C\|w\|_\infty |\xi - \xi'|, \quad \xi, \xi' \in \partial\Omega \quad (2.28)$$

と評価できる．

K_1 の積分核はリプシッツ同相写像 (2.27) を用いて変換する．(2.26) に注意し

$$\Phi(\xi, Y(\xi, \eta)) = \varphi(\xi, \eta), \quad K(\xi, Y(\xi, \eta)) = k(\xi, \eta), \quad W(\xi, Y(\xi, \eta)) = w(\eta)$$

を用いると，変数変換に付随するヤコビアン $J(\xi, Y)$ も (ξ, Y) について有界で

$$(K_1 w)(\xi) = \int_{|Y|<\delta} J(\xi, Y) \Phi(\xi, Y) K(\xi, Y) W(\xi, Y) Y^{-1} dY$$

と表示される．従って $\mathbf{R}^2$ 上の極座標 $Y = re^{i\theta}$, $r = |Y|$ を用いれば

$$(K_1 w)(\xi) = \int_{0 \leq r < \delta,\ 0 \leq \theta < 2\pi} J(\xi, Y) \Phi(\xi, Y) K(\xi, Y) W(\xi, Y)\, dr d\theta$$

であり，このことから

$$\|K_1 w\|_\infty \leq C\|w\|_\infty$$
$$|K_1(w)(\xi) - K_1(w)(\xi')| \leq C\|w\|_\infty |\xi - \xi'|, \quad \xi, \xi' \in \partial\Omega$$

も得られる．従って

$$\|Kw\|_\infty \leq C\|w\|_\infty \quad (2.29)$$
$$|K(w)(\xi) - K(w)(\xi')| \leq C\|w\|_\infty |\xi - \xi'|, \quad \xi, \xi' \in \partial\Omega \quad (2.30)$$

であり，アスコリ・アルツェラの定理[14] から，

$$K : C(\partial\Omega) \to C(\partial\Omega)$$

---

[14] 実解析については H. Brezis [2] 他，例えば W. Rudin [20], G.B. Folland [4].

はコンパクト作用素である．

(2.23)-(2.24) を用いて (2.4) は $\partial\Omega$ 上の方程式

$$\frac{\sigma_I + \sigma_O}{2}V + (\sigma_I - \sigma_O)KV = -F \tag{2.31}$$

に帰着され，その一意可解性はコンパクト作用素に対する**リース・シャウダーの定理**によって得られる．すなわち，この性質は双対問題が十分に広い範囲のデータに対して解をもつことによって証明される[15]．

定理 2.2　Ω はリプシッツ領域，$\sigma_I, \sigma_O > 0, \sigma_I \ne \sigma_O$ を定数とすると，与えられた $F \in C(\partial\Omega)$ に対し (2.31) は一意解 $V \in C(\partial\Omega)$ をもつ．

証明　リース・シャウダーの定理から，コンパクト作用素 $K: C(\partial\Omega) \to C(\partial\Omega)$ について

$$\sigma = -\frac{\sigma_I + \sigma_O}{2(\sigma_I - \sigma_O)} (\ne 0)$$

がその固有値でないことを示せばよく，このことは K の**双対作用素**

$$K': \mathcal{M}(\partial\Omega) \to \mathcal{M}(\partial\Omega)$$

が同様の性質をもつことと同値である．ただし $\mathcal{M}(\partial\Omega) = C(\partial\Omega)'$ は $\partial\Omega$ 上の測度全体のつくる**バナッハ空間**である．すなわち，定理は性質

$$\langle (K - \sigma I)\Phi, \mu \rangle = 0, \quad \forall \Phi \in C(\partial\Omega) \tag{2.32}$$

を満たす $\mu \in \mathcal{M}(\partial\Omega) = C(\partial\Omega)'$ が $\mu = 0$ のみであることを示すことに帰着される．ただし $\langle \Psi, \mu \rangle = \mu(\Psi)$ は $\Psi \in C(\partial\Omega)$ と $\mu \in \mathcal{M}(\partial\Omega)$ のペアリングで，$\Psi, \mu \in L^2(\partial\Omega)$ のときは $L^2(\partial\Omega)$ の内積と同一視する．

最初に (2.32) において $\Phi \equiv 1$ に対して $K\Phi = -1/2$ より

$$\left\langle \frac{1}{2} + \sigma, \mu \right\rangle = 0$$

---

[15] ホルムグレンの原理，双曲型初期値問題への応用は溝畑茂 [15]．

よって $\sigma \neq -1/2$ から
$$\langle 1, \mu \rangle = 0 \tag{2.33}$$

次に関数 $f \in C_0^\infty(\mathbf{R}^3)$ を任意にとり,定理2.1において (2.15) を
$$\int_{\mathbf{R}^3} \sigma(x) \nabla V \cdot \nabla \varphi = \int_{\mathbf{R}^3} f\varphi, \quad \forall \varphi \in C_0^\infty(\mathbf{R}^3)$$

に置き換えたものを考える.その証明から常に解 $V \in \dot{H}^1(\mathbf{R}^3)$ が存在し,全空間 $\mathbf{R}^3$ 上でヘルダー連続であり,(2.24) で定められる $F = F(x) \in H^2(\mathbf{R}^3)$ に対して $\partial\Omega$ 上で
$$\frac{\sigma_I + \sigma_O}{2} V + (\sigma_I - \sigma_O) KV = F$$

を満たすことがわかる.従って条件 (2.32) から
$$\langle \Gamma * f, \mu \rangle = 0, \quad \forall f \in C_0^\infty(\mathbf{R}^3) \tag{2.34}$$

となる.ただし
$$\Gamma * f(x) = \int_{\mathbf{R}^3} \Gamma(x-y) f(y) \, dy$$

は,$\Gamma(x)$ と $f(x)$ の畳み込み(コンボルーション)である.

ここで**ティーチェの拡張定理**とカットオフ関数から,与えられた $g \in C(\partial\Omega)$ は拡張
$$\tilde{g} \in C_0(\omega), \quad \tilde{g}|_{\partial\Omega} = g$$

をもつ.ただし ω は $\partial\Omega$ の開近傍,$C_0(\omega)$ は台が ω に含まれる連続関数全体を表す.このとき**正則化**によって
$$\{g_k\} \subset C_0^\infty(\omega), \quad \lim_{k \to \infty} \|g_k - \tilde{g}\|_\infty = 0$$

をとり,$f_k = -\Delta g_k \in C_0^\infty(\omega) \hookrightarrow C_0^\infty(\mathbf{R}^3)$ とおけばリュービルの定理[16]によって
$$\Gamma * f_k = g_k + c_k, \quad c_k \in \mathbf{R} \tag{2.35}$$

---

[16] 以下で用いるワイルの補題,リュービルの定理,またはフラグメン・リンデレーエフの定理については D.Gilbarg and N.S. Trudinger [8], M.H. Protter and H.F. Weinberger [18].

である．(2.33), (2.34) より $\langle g_k, \mu \rangle = 0$. 従って $\langle g, \mu \rangle = 0$. g の任意性から $\mu = 0$ となる．□

問題 2.9　台が有界な $f \in L^2(\mathbf{R}^3)$ に対して，(2.24) の右辺が収束することを示せ．次にフーリエ変換を用いて $F \in H^2(\mathbf{R}^3)$ となることを証明せよ．

問題 2.10　(2.28) を示せ．

問題 2.11　一般次元で 2 重層ポテンシャルのスペクトル理論を構築せよ．界面 $\partial\Omega$ の正則性がどの程度まで下げることができるかも明らかにせよ．

問題 2.12　$\mu \in \mathcal{M}(\partial\Omega)$ に対する条件 (2.32) から $\mu = 0$ が導出されることと，定理 2.2 が同値であることがリース・シャウダーの定理から得られることを確認せよ．

問題 2.13　(2.34) を示せ．

問題 2.14　等式 (2.35) を示せ．

問題 2.15　$\partial\Omega$ が C^1 であるときは (2.30) は

$$\|\tau \cdot \nabla(Kw)\|_\infty \leq C\|w\|_\infty \tag{2.36}$$

に改良されることを示せ．ただし τ は $\partial\Omega$ 上の単位接ベクトル場である．$w \in C^1(\partial\Omega)$ とするとさらに $Kw \in C^2(\partial\Omega)$ となることも示せ．

2.5　2 重層ポテンシャルのスペクトル

リース・シャウダーの定理により，コンパクト作用素 $K : C(\partial\Omega) \to C(\partial\Omega)$ のスペクトル集合 $\sigma(K)$ と，**点スペクトル**（固有値）の集合 $\sigma_p(K)$ は，関係 $\sigma(K) \setminus \{0\} \subset \sigma_p(K)$ を満たす．定理 2.2 の証明を使うと，より詳しい構造がわかる[17]．性質 (2.37) や $1/2 \notin \sigma_p(K)$ は，K を $L^p(\partial\Omega)$ 上の作用素と見た場合にも成り立つことが知られている[18]．

定理 2.3　$\partial\Omega$ が C^2 であるとき，コンパクト作用素 $K : C(\partial\Omega) \to C(\partial\Omega)$ に対して関係

---
[17] 2 次元凸領域については [3], 第 2 巻 IV 章, p.301.
[18] C.E. Kenig [12], 定理 2.2.22.

$$\sigma_p(K) \subset \left[-\frac{1}{2}, \frac{1}{2}\right) \tag{2.37}$$

が成り立つ．$\lambda = -1/2$ は重複度 1 の固有値で，固有関数は定数であり，**双対作用素** $K' : \mathcal{M}(\partial\Omega) \to \mathcal{M}(\partial\Omega)$ も同様の性質をもつ．

証明 2 重層ポテンシャルの性質から，$\partial\Omega$ の近傍でヘルダー連続な関数 $v = v(x)$ に対して $\partial\Omega$ 上で

$$2[Kv]_\pm = \pm v + 2Kv \tag{2.38}$$

が成り立つ[19]．また Ω で調和で $\overline{\Omega}$ でリプシッツ連続な関数 $v = v(x)$ に対して

$$v(x) = \int_{\partial\Omega} -v(\eta) \cdot \frac{\partial}{\partial \nu_\eta} \Gamma(x-\eta) + \frac{\partial}{\partial \nu_\eta} v(\eta) \cdot \Gamma(x-\eta) \, dS_\eta, \ x \in \Omega \tag{2.39}$$

も成り立つ．

(2.39) 右辺第 2 項で表される **1 重層ポテンシャル**は，界面を貫いて連続[20] であるので，(2.38)-(2.39) より $\xi \in \partial\Omega$ に対して

$$\int_{\partial\Omega} \frac{\partial}{\partial \nu_\eta} v(\eta) \Gamma(\xi-\eta) \, dS_\eta = v(\xi) + (Kv)_-(\xi) = \frac{v(\xi)}{2} + (Kv)(\xi)$$

すなわち

$$\frac{v(\xi)}{2} + \int_{\partial\Omega} v(\eta) \cdot \frac{\partial}{\partial \nu_\eta} \Gamma(\xi-\eta) \, dS_\eta$$
$$= \int_{\partial\Omega} \frac{\partial}{\partial \nu_\eta} v(\eta) \cdot \Gamma(\xi-\eta) \, dS_\eta, \quad \xi \in \partial\Omega \tag{2.40}$$

が得られる．特に $\overline{\Omega}$ 上 $v \equiv 1$ は $\partial\Omega$ 上 $Kv = -v/2$ を満たすので，$-1/2 \in \sigma_p(K)$ である．

$1/2 \notin \sigma_p(K)$ を示すため

$$g = 2Kg, \quad g \in C(\partial\Omega) \tag{2.41}$$

---

[19] T. Suzuki and T. Senba [27], 定理 7.17.
[20] 問題 2.17 を参照．

2.5 2重層ポテンシャルのスペクトル

を仮定する．このとき $g \in C^2(\partial\Omega)$ であり[21]，等式 (2.38), (2.41) が適用できる．従って

$$v(x) = -2\int_{\partial\Omega} g(\eta) \cdot \frac{\partial}{\partial \nu_\eta}\Gamma(x-\eta)\,dS_\eta, \quad x \notin \partial\Omega$$

は

$$v_- = -2[Kg]_- = g - 2Kg = 0$$
$$v_+ = -2[Kg]_+ = -g - 2Kg = -2g$$

を満たす．

最初に $v(x)$ は Ω で調和で境界値が 0 なので $\overline{\Omega}$ 上で $v \equiv 0$ となる．次に **2重層ポテンシャル** の性質から $\partial v/\partial \nu$ は界面を貫いて連続であり[22]．Ω^c 上 $v(x)$ は調和，境界 $\partial\Omega$ 上で $\partial v/\partial \nu = 0$，さらに $x = \infty$ で値 0 をとる．従って Ω^c 上でも $v \equiv 0$，特に $v_+ = -2g \equiv 0$ となり，$1/2 \notin \sigma_p(K)$ が得られる．

(2.21) から $\lambda = -1/2$ は K の固有値であることがわかる．その重複度が 1 であることを示すため，本書では 1 重層ポテンシャル

$$(Pg)(\xi) = \int_{\partial\Omega} g(y)\Gamma(\xi - y)dS_y$$

が $L^2(\partial\Omega)$ 上の有界な自己共役作用素で，$L^2(\partial\Omega)$ から $H^1(\partial\Omega)$ への同型写像であることを用いる[23]．

実際 $f \in C(\partial\Omega)$ を固有値 $\lambda \neq 0$ に対する K の固有関数，

$$Kf = \lambda f, \quad f \not\equiv 0 \tag{2.42}$$

とし，ディリクレ問題

$$\Delta v = 0, \quad v|_{\partial\Omega} = f \tag{2.43}$$

---

[21] 問題 2.15 を参照．
[22] R. Courant and D. Hilbert [3], 第 2 巻, p.259. 本書問題 2.20 も参照．
[23] C.E. Kenig [12] 定理 2.2.20. K は $H^{-1/2}(\partial\Omega)$ 上で**統御的**であることも知られている．H. Okamoto, J. Fac. Sci., Univ. Tokyo, Sec. IA, **35** (1988), pp.345-362., H. Fujita, N. Saito, and T. Suzuki [6], 節 5.4 も参照．

の解を $v \in C^2(\Omega) \cap C(\overline{\Omega})$ とする[24]．このとき $f \in C^2(\partial\Omega)$ であり，$\partial\Omega$ が C^2 であることを用いると $v \in C^1(\overline{\Omega})$ が得られる[25]．特に (2.40) が成り立ち，

$$P\left(\frac{\partial v}{\partial \nu}\right) = \frac{f}{2} + Kf \tag{2.44}$$

と書ける．

(2.42) において $\lambda = -1/2$ とすると (2.44) の右辺は 0 で，$P: L^2(\partial\Omega) \to H^1(\partial\Omega)$ の同型性から

$$\left.\frac{\partial v}{\partial \nu}\right|_{\partial\Omega} = 0$$

これより $v(x)$，従って $f(\xi)$ は定数となり，

$$\mathrm{Ker}\left(K + \frac{I}{2}\right) = \mathbb{C}$$

が得られる．

リース・シャウダーの定理から $-1/2 \in \sigma_p(K')$ であり，固有空間は 1 次元である．従って

$$\left\langle \left(K + \frac{I}{2}\right)f, 1 \right\rangle = 0, \quad \forall f \in C(\partial\Omega) \tag{2.45}$$

を示せば

$$\mathrm{Ker}\left(K' + \frac{I}{2}\right) = \mathbb{C}$$

が得られる．$\partial\Omega$ は C^2 であるので，(2.45) は $f \in C^2(\partial\Omega)$ に対して示せばよい．

実際，このとき (2.43) で定められる v は $C^1(\overline{\Omega})$ であり[26]，(2.44) が成り立つ．すると (2.40) から

$$\left\langle \left(K + \frac{I}{2}\right)f, 1 \right\rangle = \left\langle P\left(\frac{\partial v}{\partial \nu}\right), 1 \right\rangle = \int_{\partial\Omega}\int_{\partial\Omega} \frac{\partial v}{\partial \nu_\eta}(\eta)\Gamma(\xi - \eta)\, dS_\xi dS_\eta$$

---

[24] ペロンの解の境界正則性 [27], 定理 7.13.
[25] 問題 2.15, 2.21 を参照．
[26] 問題 2.21 を参照．

2.5 2重層ポテンシャルのスペクトル

変換 (2.27) に基づくフビニの定理を用いると

$$\left\langle \left(K + \frac{I}{2}\right)f, 1 \right\rangle = \int_{\partial\Omega} \left[\frac{v(\xi)}{2} + \int_{\partial\Omega} v(\eta)\frac{\partial}{\partial\nu_\eta}\Gamma(\xi-\eta)\,dS_\eta\right]\,dS_\xi$$

一方 (2.21) に注意して再びフビニの定理を用いると

$$\left\langle \left(K + \frac{I}{2}\right)f, 1 \right\rangle = \frac{1}{2}\int_{\partial\Omega} v(\xi)\,dS_\xi - \frac{1}{2}\int_{\partial\Omega} v(\eta)\,dS_\eta = 0$$

よって等式 (2.45) を得る.

性質 $\sigma_p(K) \subset \mathbf{R}$ を示すため, しばらく関数は複素数値として, $\langle\,,\,\rangle$ を $\partial\Omega$ 上の実内積

$$\langle g, h\rangle = \int_{\partial\Omega} gh\,dS$$

とする. また $\overline{z}$ を $z \in \mathbf{C}$ の共役複素数とする. グリーンの公式から

$$\left\langle \frac{\partial v}{\partial \nu}, \overline{v} \right\rangle = \left\langle v, \overline{\frac{\partial v}{\partial \nu}} \right\rangle \tag{2.46}$$

すなわち

$$\left\langle P^{-1}\left(\frac{f}{2} + Kf\right), \overline{f} \right\rangle = \left\langle f, \overline{P^{-1}\left(\frac{f}{2} + Kf\right)} \right\rangle$$

であり, (2.42) より

$$\left(\frac{1}{2} + \lambda\right)\left\langle P^{-1}f, \overline{f} \right\rangle = \left(\frac{1}{2} + \overline{\lambda}\right)\left\langle f, \overline{P^{-1}f} \right\rangle$$

が得られる. 特に

$$\left\langle P^{-1}f, \overline{f} \right\rangle = \left\langle f, \overline{\mathcal{P}^{-1}f} \right\rangle = \left\| P^{-1/2}f \right\|_{L^2(\partial\Omega)}^2 \neq 0.$$

より $\lambda \in \mathbf{R}$ となる.

最後に, 定理 2.2 より任意の $\sigma_I, \sigma_O > 0$, $\sigma_I \neq \sigma_O$ に対し,

$$\sigma = \frac{\sigma_I + \sigma_O}{2(\sigma_I - \sigma_O)} \notin \sigma_p(K)$$

従って

$$\sigma_p(K) \cap \left(-\infty, -\frac{1}{2}\right) = \emptyset, \quad \sigma_p(K) \cap \left(\frac{1}{2}, \infty\right) = \emptyset$$

となり関係 $\sigma_p(K) \cap \mathbf{R} \subset [-1/2, 1/2]$ が成り立つ.

以上をまとめて定理が得られる. □

方程式 (2.31) を

$$T = -\frac{2(\sigma_I - \sigma_O)}{\sigma_I + \sigma_O} K, \quad G = -\frac{2}{\sigma_I + \sigma_O} F$$

を用いて

$$V = TV + G \tag{2.47}$$

と書く. リース・シャウダーの定理から, コンパクト作用素 T の 0 を除外したスペクトルは有限重複度加算個の固有値から成り, それらは 0 にのみ集積する. 定理 2.3 とスペクトル半径の公式から

$$\limsup_{k \to \infty} \left\| T^k \right\|^{1/k} = \frac{|\sigma_I - \sigma_O|}{\sigma_I + \sigma_O} \equiv \beta$$

であり, **コーシー・アダマールの公式**からノイマン級数

$$(I - T)^{-1} = \sum_{k=0}^{\infty} T^k \tag{2.48}$$

は作用素ノルムで収束し, 第 n 項までの打ち切り誤差は $O(\beta^n)$ 程度である. 境界要素法を用いて (2.31) を離散化し[27], 線形方程式によって近似解を求める場合にも, 上述の β の大きさが, スキームの安定性を決める目安になる.

(2.4) を用いずに, **有限要素法**を用いて (2.8) を直接解くこともできる[28]. この場合は $J^p(x)$ に対する仮定は $J^p \in L^2(\Omega, \mathbf{R}^3)$ だけでよく, $V \in \dot{H}^1(\mathbf{R}^3)$ の近似解が得られる.

---

[27] H. Fujita, N. Saito, and T. Suzuki [6], 節 5.4.
[28] H. Fujita, N. Saito, and T. Suzuki [6], 第 1 章.

2.5 2重層ポテンシャルのスペクトル

これまでは (2.9) を仮定して議論してきたが，実際問題では (2.3) において $\sigma_O = 0$ とするのが普通である．このとき $T = 2K$, $\beta = 1$ となり，級数 (2.48) の収束を前提とした反復法

$$V_{k+1} = TV_k, \quad V_0 = G, \quad V = \sum_{k=0}^{\infty} V_k$$

は効力をもたない．しかし定理 2.3 とリース・シャウダーの定理（特に**フレドホルムの交代定理**）により，この場合，(2.80) が可解であるための必要十分条件は，(2.23)-(2.24) で定める $F(\xi)$ に対して

$$\langle F, 1 \rangle = 0$$

すなわち

$$\int_\Omega \left[\nabla \cdot J^p(y) + \int_{\partial \Omega} \Gamma(\xi - y) dS_\xi \right] dy = 0 \tag{2.49}$$

が成り立つことであり，このとき第 1 方程式 (2.4) からは $V \in C(\partial\Omega)/\mathbf{R}$ を一意的に定めることができる．すなわち $\partial\Omega$ 上の連続関数 $V(x)$ が付加定数を除いて一意に決まる．さらに (2.6) によって，付加定数は第 2 方程式 (2.5) には影響を与えない．

仮定 (2.13) より (2.49) は

$$\int_{\partial\Omega} \nabla \Gamma(\xi - y) \, dS_\xi = 0, \quad \forall y \in \Omega \tag{2.50}$$

を意味するが，これは次のようにして示すことができる．実際 $\partial\Omega$ の近傍でヘルダー連続な関数 $f(x)$ に対して，$x \in \mathbf{R}^3$ の連続関数

$$v(x) = \int_{\partial\Omega} f(\xi) \Gamma(x - \xi) \, dS_\xi$$

は

$$\left.\frac{\partial v}{\partial \nu}\right|_\mp = \frac{\partial v}{\partial \nu} \pm \frac{f}{2} = Kf \pm \frac{f}{2} \tag{2.51}$$

を満たす[29]．定理 2.3 より $f \equiv 1$ に対して $g = Kf + f/2 = 0$，従って Ω 上の関数 $v(x)$ は

$$\Delta v = 0, \quad \left.\frac{\partial v}{\partial \nu}\right|_{\partial \Omega} = 0$$

の解であり，定数でなければならない．よって (2.50) が常に成り立つ．

以上により，$\partial \Omega$ が C^2 のときは，(2.13) の下で $\sigma_O = 0$ に対する (2.4) が $C(\partial \Omega)/\mathbf{R}$ で一意可解であり，(2.5) によって $B(x), x \notin \partial \Omega$ が定められることがわかる．従って例えば (2.4) を境界要素法で離散化し，特異値分解によって疑似逆元[30]を求めれば有効な近似解が得られる．

本書では (2.9), (2.10) の下で，(2.4) は (2.15) の解 $V \in \dot{H}^1(\mathbf{R}^3)$ が満たすものとして導出した．$\sigma_O = 0$ のときは (2.15) は

$$\sigma_I \Delta V = \nabla \cdot J^p, \quad \left.\frac{\partial V}{\partial \nu}\right|_{\partial \Omega} = 0 \qquad (2.52)$$

となる解 $V \in H^1(\Omega)$ を求める問題と同値である．(2.52) の解が存在するための条件は

$$\int_\Omega \nabla \cdot J^p \, dx = 0 \qquad (2.53)$$

で，そのとき解は付加定数を除いて一意に定まる[31]．グリーンの公式から (2.53) は仮定 (2.13) の下で成り立つので，(2.52) から $V \in H^1(\Omega)/\mathbf{R}$ が定まる．この $V(x)$ を Ω の外に $V \in \dot{H}^1(\mathbf{R}^3)$ となるように拡張することは可能で，$V(x)$ の境界値 $V|_{\partial \Omega} \in H^{1/2}(\partial \Omega)$ は拡張に依存せず，(2.5) の第 2 項の積分も $x \notin \partial \Omega$ に対して絶対収束する．しかも $V|_{\partial \Omega}$ は付加定数を除いて一意であり，この不可定数は第 2 方程式 (2.5) には影響を与えない．

(2.15) をさかのぼって (2.8) を用いれば，単に $J^p \in L^2(\Omega, \mathbf{R}^3)$ のみから $V \in H^1(\Omega)/\mathbf{R}$ を定めることもできる．従って $\sigma_O = 0$ の場合には (2.52) または (2.8) の数値解法，例えば有限要素法を用いても $B(x), x \notin \partial \Omega$ の近似が得られる．

---

[29] T. Suzuki and T. Senba [27], (7.61).
[30] G. ストラング [23], 節 3.4.
[31] 問題 7.8 を参照．

EEG では多層モデルが標準的で,方程式 (2.80) はそこで使われるモデルを 1 層に簡略化したものである.多層の場合には層の数に応じた連立系が得られる[32]．

問題 2.16 Ω で調和で $\overline{\Omega}$ 上リプシッツ連続な $v(x)$ に対し,等式 (2.39) を示せ.

問題 2.17 評価
$$\Gamma(x-y) = O(|x-y|^{-1}), \quad |x-y| \ll 1,\ x,y \in \mathbf{R}^3$$
を用いて $f \in L^1(\partial\Omega)$ に対する 1 重層ポテンシャル
$$(Pf)(x) = \int_{\partial\Omega} f(\eta)\Gamma(x-\eta)\,dS_\eta$$
が界面を貫いて連続であることを示せ.

問題 2.18 1 重層ポテンシャルについて定理 2.3 に対応する結果を示し,証明せよ.界面 $\partial\Omega$ の正則性はどこまで下げることができるか.

問題 2.19 等式 (2.38) を示し,(2.20) が成り立つことを確認せよ.

問題 2.20 $\partial\Omega$ の近傍の C^2 関数 g の 2 重層ポテンシャル Kg に対して $\left.\frac{\partial}{\partial\nu}Kg\right|_\pm$ が存在して
$$\left.\frac{\partial}{\partial\nu}Kg\right|_-^+ = 0$$
を満たすことを示せ.

ヒント: グリーンの公式から
$$\int_{\partial\Omega} \frac{\partial g}{\partial\nu}(\eta)\Gamma(x-\eta) - g(\eta)\frac{\partial\Gamma}{\partial\nu_\eta}(x-\eta)\,dS_\eta + \chi_\Omega(x)g(x)$$
$$= \int_\Omega \Delta g(y)\,\Gamma(x-y)\,dy, \quad x \notin \partial\Omega \tag{2.54}$$
ただし
$$\chi_\Omega(x) = \begin{cases} 1, & x \in \Omega \\ 0, & x \in \Omega^c \end{cases}$$
である.(2.54) に 1 重層ポテンシャルの性質 (2.51) を適用する.

---

[32] A. Kubo and T. Suzuki, Adv. Math. Sci. Appl., **13** (2003), pp.611-623.

問題 2.21 (2.43) において $\partial\Omega$ が C^2, $f \in C^2(\partial\Omega)$ であるとき, $v \in C^1(\overline{\Omega})$ であることを示せ.

ヒント：f を $\partial\Omega$ の近傍 $\hat{\omega}$ に台をもつ C^2 関数に拡張する. $\partial\Omega$ が C^2 であることを用い, $w = v - f$ に対するポアソン方程式の L^p 正則性[33] を適用する.

問題 2.22 Ω で調和な関数 $v \in C^1(\overline{\Omega})$ に対し, (2.46) を示せ. ただし $\partial\Omega$ は C^1 とする.

問題 2.23 等式 (2.51) を示せ.

問題 2.24 (2.5) は $V(\xi)$ に定数を加えても不変であることを示せ.

問題 2.25 多層モデルで第 1 方程式 (2.4) に対応する連立系を導出し, その一意可解性を論ぜよ.

問題 2.26 $1/2 \notin \sigma_p(K)$ を用い, ディリクレ問題

$$\Delta v = 0, \quad v|_{\partial\Omega} = g$$

を 2 重層ポテンシャル $v = Kf$ を用いて解け. また定理 2.3 を用い, ノイマン問題

$$\Delta v = 0, \quad \left.\frac{\partial v}{\partial \nu}\right| = g$$

を 1 重層ポテンシャル $v = Pf$ を用いて解け[34].

2.6　第 2 方程式の導出

第 2 方程式 (2.5) は, (2.1) に対してビオ・サバールの公式

$$B(x) = -\int_{\mathbf{R}^3} \mu_0 J(y) \times \nabla\Gamma(x-y)\, dy \tag{2.55}$$

を適用して導出する. 本書では最初に, 超関数として等式

$$B = \mu_0 \nabla \times (\Gamma * J) \tag{2.56}$$

---

[33] 鈴木貴・上岡友紀 [28], p.38.
[34] T. Suzuki and T. Senba [27], 節 7.3.8., B.I. スミルノフ [22]., P.R. Garabedian [7].

が成り立つことを示す．次に右辺の積分の収束を吟味し，(2.56) から (2.55) を導出する．以下 $\mathbf{R}^3$ 上の超関数全体を $\mathcal{D}'(\mathbf{R}^3)$, $\mathcal{D}(\mathbf{R}^3) = C_0^\infty(\mathbf{R}^3)$ と書き，方程式 (2.1), (2.7) は $\mathcal{D}'(\mathbf{R}^3)$ の意味でとる[35]．

さらに (2.55) や (2.56) を検証する前に，(2.1) の一意可解性を論ずる．この立場は，第 1 方程式 (2.4) の導出にあたってその前提である (2.7) を取り上げ，弱形式である (2.8) または (2.15) を満たす $V \in \dot{H}^1(\mathbf{R}^3)$ の存在や一意性を論じたのと同じである．

補題 2.4　与えられた

$$J \in L^2(\mathbf{R}^3, \mathbf{R}^3), \quad \nabla \cdot J = 0 \tag{2.57}$$

に対し，(2.1) は一意解 $B \in \dot{H}^1(\mathbf{R}^3, \mathbf{R}^3)$ をもつ．

証明　一意性を示すため，$B \in \dot{H}^1(\mathbf{R}^3, \mathbf{R}^3)$ に対して

$$\nabla \cdot B = 0, \quad \nabla \times B = 0 \quad \Rightarrow \quad B = 0$$

を証明する．実際このとき超関数として $\Delta B = 0$ であり，**ワイルの補題** によって B は全空間 $\mathbf{R}^3$ で滑らかな調和ベクトル場である．さらに $B \in \dot{H}^1(\mathbf{R}^3, \mathbf{R}^3) \subset L^6(\mathbf{R}^3, \mathbf{R}^3)$ とリュービルの定理によって $B = 0$ となる．

解 $B \in \dot{H}^1(\mathbf{R}^3, \mathbf{R}^3)$ の存在を示すため，恒等式

$$\nabla \times \nabla \times B = \nabla(\nabla \cdot B) - \Delta B \tag{2.58}$$

によって (2.1) から得られる

$$-\Delta B = \mu_0 \nabla \times J \tag{2.59}$$

に注目する．すなわち，(2.57) を満たす J が与えられたとして，(2.59) の弱形式

$$(\nabla B, \nabla \varphi) = \mu_0(J, \nabla \times \varphi), \quad \forall \varphi \in C_0^\infty(\mathbf{R}^3, \mathbf{R}^3) \tag{2.60}$$

---

[35] T. Suzuki and T. Senba [27], 節 4.4.

の一意解として $B \in \dot{H}^1(\mathbf{R}^3, \mathbf{R}^3)$ を定める．ただし $(\ ,\ )$ は $L^2(\mathbf{R}^3, \mathbf{R}^3)$ の内積である．

このとき超関数として (2.59) が成り立ち，これより

$$-\Delta(\nabla \cdot B) = 0$$

従ってワイルの補題から $\nabla \cdot B$ は全空間 $\mathbf{R}^3$ で滑らかである．さらに $\nabla \cdot B \in L^2(\mathbf{R}^3)$ とリュービルの定理によって

$$\nabla \cdot B = 0 \tag{2.61}$$

が得られ，(2.58), (2.59) から

$$\nabla \times \nabla \times B = \mu_0 \nabla \times J \tag{2.62}$$

も成り立つ．特に $B \in \dot{H}^1(\mathbf{R}^3, \mathbf{R}^3)$ は (2.62) の弱形式

$$(\nabla \times B, \nabla \times \varphi) = \mu_0(J, \nabla \times \varphi), \quad \forall \varphi \in C_0^\infty(\mathbf{R}^3, \mathbf{R}^3)$$

の解となる．

一方 (2.7) から

$$(\nabla \times B, \nabla p) = \mu_0(J, \nabla p) = 0, \quad \forall p \in C_0^\infty(\mathbf{R}^3)$$

も成り立つので，ヘルムホルツ分解によって

$$(\nabla \times B, \varphi) = \mu_0(J, \varphi), \quad \forall \varphi \in C_0^\infty(\mathbf{R}^3, \mathbf{R}^3)$$

となり，$B \in \dot{H}^1(\mathbf{R}^3, \mathbf{R}^3)$ は (2.1) を満たす．□

補題 2.5 前補題の $B \in \dot{H}^1(\mathbf{R}^3, \mathbf{R}^3)$ は (2.56) を満たす．

証明 特異積分作用素論[36]から $J \in L^2(\mathbf{R}^2, \mathbf{R}^2)$ に対して

$$\nabla \Gamma * J \in \dot{H}^1(\mathbf{R}^3, \mathbf{R}^3 \times \mathbf{R}^3)$$

---

[36] H. Tanabe [30].

が定まる．従って (2.56) によって $B \in \dot{H}^1(\mathbf{R}^3, \mathbf{R}^3)$ が定まり，超関数として

$$\nabla \cdot \nabla \times (\Gamma * J) = 0$$
$$\nabla \times \nabla \times (\Gamma * J) = \nabla(\nabla \cdot \Gamma * J) - \nabla \cdot \nabla \Gamma * J$$

が得られる．$\nabla \cdot J = 0$ より

$$\nabla \cdot \Gamma * J = 0 \tag{2.63}$$

であり，デルタ関数 δ に対して $-\Delta \Gamma = \delta$ であることから

$$-\nabla \cdot \nabla \Gamma * J = J \tag{2.64}$$

が成り立つ．すなわち，超関数として

$$\nabla \cdot \nabla \times (\Gamma * J) = 0, \quad \nabla \times \nabla \times (\Gamma * J) = J$$

であり，(2.56) で定めた $B \in \dot{H}^1(\mathbf{R}^3, \mathbf{R}^3)$ は (2.1) を満たす．その一意性から，この B は補題 2.4 で与えたものと一致する．□

補題 2.6 リプシッツ領域 $\Omega \subset \mathbf{R}^3$, $V \in C_0^\infty(\mathbf{R}^3)$ に対して

$$\int_{\partial\Omega} V(\eta) \nu_\eta \times \nabla \Gamma(x - \eta) \, dS_\eta = \int_\Omega \nabla V(y) \times \nabla \Gamma(x - y) \, dy$$
$$= -\int_{\Omega^c} \nabla V(y) \times \nabla \Gamma(x - y) \, dy, \quad x \notin \partial\Omega \tag{2.65}$$

が成り立つ．

証明 どちらも同じであるから，第 1 式を証明する．最初に $x \notin \overline{\Omega}$ のときは

$$\nabla \times \nabla \Gamma(x) = 0, \quad x \neq 0$$

とグリーンの定理により

$$\int_\Omega \nabla V(y) \times \nabla \Gamma(x - y) \, dy = -\int_\Omega \nabla V(y) \times \nabla_y \Gamma(x - y) \, dy$$

$$= -\int_\Omega \nabla_y \times (V(y)\nabla_y \Gamma(x-y))\ dy$$

$$= -\int_{\partial\Omega} \nu_y \times (V(y)\nabla_y \Gamma(x-y))\ dS_y$$

$$= \int_{\partial\Omega} V(\eta)\nu_\eta \times \nabla\Gamma(x-\eta)\ dS_\eta$$

となって示される．次に $x \in \Omega$ のときを考える．$\nabla\Gamma$ は $\mathbf{R}^3$ 上局所可積分であるから，$\varepsilon \downarrow 0$ において

$$\int_\Omega \nabla V(y) \times \nabla\Gamma(x-y)\ dy = -\int_\Omega \nabla V(y) \times \nabla_y \Gamma(x-y)\ dy$$

$$= -\int_{\Omega \setminus B(x,\varepsilon)} \nabla V(y) \times \nabla_y \Gamma(x-y)\ dy + o(1)$$

ここで右辺第1項は

$$-\int_{\Omega \setminus B(x,\varepsilon)} \nabla_y \times (V(y)\nabla_y \Gamma(x-y))\ dy$$

$$= -\int_{\partial\Omega} \nu_y \times (V(y)\nabla_y \Gamma(x-y))\ dS_y$$

$$+ \int_{\partial B(x,\varepsilon)} \nu_y \times (V(y)\nabla_y \Gamma(x-y))\ dS_y$$

となるが，$\partial B(x,\varepsilon)$ において

$$\nu_y \times (V(y)\nabla_y \Gamma(x-y)) = V(y)n_y \times \frac{x-y}{|x-y|^3}$$

$$= -V(y)\frac{x-y}{|x-y|} \times \frac{x-y}{|x-y|^3} = 0$$

であり、これからこのときも (2.65) 第1式が成り立つことがわかる．□

次の定理では，(2.5) 右辺の各項の収束も証明される．ここで $\sigma_O > 0$ に対する $V \in \dot{H}^1(\mathbf{R}^3)$, $\sigma_O = 0$ に対する $V \in H^1(\Omega)/\mathbf{R}$ は，(2.8) によって定められるものである．

2.6 第2方程式の導出

定理 2.7 Ω がリプシッツ領域で $J^p \in L^2(\Omega, \mathbf{R}^3)$ であるときは，(2.1)-(2.3) の解 $B \in \dot{H}^1(\mathbf{R}^3, \mathbf{R}^3)$ が一意存在し，(2.5) を満たす．

証明 (2.8) で与えた V によって

$$J = J^p - \sigma(x)\nabla V \in L^2(\mathbf{R}^3, \mathbf{R}^3) \tag{2.66}$$

が定まる．この J は (2.57) を満たすので，(2.1) の一意解 $B \in \dot{H}^2(\mathbf{R}^3, \mathbf{R}^3)$ が (2.56) で与えられる．従って (2.55) 右辺の積分が収束すれば (2.5) が得られるが，そのために必要な $V(x)$ の正則性が十分でない．そこで (2.55) の代わりに (2.56) を用いる．

最初に，特異積分作用素論から $J^p \in L^2(\Omega)$ に対して

$$\int_\Omega J^p(y) \times \nabla \Gamma(x-y)\, dy$$

が $H^1(\mathbf{R}^3, \mathbf{R}^3)$ の元とし確定する．一方

$$H(x) = -\int_{\mathbf{R}^3} \sigma(y)\nabla V(y) \times \nabla \Gamma(x-y)\, dy$$

も同様であり，(2.5) の右辺第2項は $H(x)$ の $-\mu_0$ 倍となるべきものである．実際，$V|_{\partial\Omega} \in H^{1/2}(\partial\Omega)$ よりこの項は $x \notin \partial\Omega$ に対して常に収束している．そこで $H \in \dot{H}^1(\mathbf{R}^3, \mathbf{R}^3)$ を改めて

$$H = \nabla \times (\Gamma * \sigma \nabla V) \tag{2.67}$$

で定める．(2.56) より

$$B(x) = -\mu_0 \int_\Omega J^p(y) \times \nabla \Gamma(x-y) dy - \mu_0 H(x)$$

である．$V|_{\partial\Omega} \in H^{1/2}(\partial\Omega)$ に着目して

$$H(x) = (\sigma_O - \sigma_I)\int_{\partial\Omega} V(\eta)\nu_\eta \times \nabla\Gamma(x-\eta)\, dS_\eta, \quad x \notin \partial\Omega \tag{2.68}$$

を示せば (2.5) が得られる．

そのために $V \in \dot{H}^1(\mathbf{R}^3)$ を滑らかな V_k で近似して補題 2.6 を適用する．すなわち

$$H_k = \nabla \times (\Gamma * \sigma \nabla V_k)$$

に対して

$$H_k(x) = (\sigma_O - \sigma_I) \int_{\partial\Omega} V_k(\eta) \nu_\eta \times \nabla\Gamma(x - \eta) \, dS_\eta, \quad x \notin \partial\Omega \qquad (2.69)$$

を導出する．(2.69) において極限移行すれば (2.68) が得られる．□

問題 2.27 $J(x)$ を滑らかとして，(2.55) から (2.56) を導出せよ．

問題 2.28 超関数の意味で (2.58) が成り立つことを示せ．

問題 2.29 リースの表現定理を用いて，(2.60) によって (2.59) の超関数解 $B \in \dot{H}^1(\mathbf{R}^3, \mathbf{R}^3)$ が一意に定まることを示せ．

問題 2.30 (2.57) を満たす J を軟化子[37] によって近似して，(2.63), (2.64) を示せ．

問題 2.31 $V_k \in C_0^\infty(\mathbf{R}^3)$, $\|\nabla(V_k - V)\|_2 \to 0$ を用いて，定理 2.7 の証明を完成せよ．

2.7 界面正則性

定理 2.1, 2.7 によって得られた第 1, 第 2 方程式 (2.4), (2.5) から，$B(x)$ の界面を貫いた正則性が議論できる．

最初に (2.4) 右辺第 1 項の取り扱いを簡単にするため，$J^p(x)$ は $H^1(\Omega)$ に属し，かつ $\overline{\Omega}$ 上でヘルダー連続とする．このとき $x \notin \partial\Omega$ を固定して $\varepsilon \downarrow 0$ すれば

$$-\int_\Omega J^p(y) \times \nabla\Gamma(x - y) \, dy$$
$$= \int_{\mathcal{R}^3 \setminus B(x,\varepsilon)} J^p(y) \times \nabla_y \Gamma(x - y) \, dy + o(1)$$

---
[37] 例えば溝畑茂 [15].

2.7 界面正則性

$$= \int_{\mathcal{R}^3 \setminus B(x,\varepsilon)} \nabla \times J^p(y)\Gamma(x-y) \, dy$$

$$+ \int_{\partial B(x,\varepsilon) \cup \partial \Omega} J^p(y) \times \nu_y \Gamma(x-y) \, dS_y + o(1)$$

$$= \int_{\mathcal{R}^3} \nabla \times J^p(y)\Gamma(x-y) \, dy$$

$$- \int_{\partial \Omega} \nu_y \times J^p(y)\Gamma(x-y) \, dS_y \qquad (2.70)$$

となる.さらに

$$\nabla \times J^p \in L^r(\Omega), \quad \exists r > 3 \qquad (2.71)$$

とすれば,(2.70) 右辺第 1 項

$$G(x) = \int_{\mathcal{R}^3} \nabla \times J^p(y)\Gamma(x-y) \, dy$$

は $W^{2,r}(\mathbf{R}^3)$ に属し[38]),従ってモリイの定理から全空間 $\mathbf{R}^3$ 上 C^1 である.また $\nu \times J^p$ は $\partial \Omega$ の近傍にヘルダー連続関数に拡張できるので,1 重層ポテンシャルの性質によって (2.70) 右辺第 2 項

$$H(x) = -\int_{\partial \Omega} \nu_y \times J^p(y)\Gamma(x-y) \, dS_y$$

は $\mathbf{R}^3$ 上連続である一方,その 1 階偏導関数は $\partial \Omega$ 上でギャップ

$$\left.\frac{\partial H}{\partial \nu}\right|_-^+ = \nu \times J^p \qquad (2.72)$$

をもつ.

(2.5) 右辺第 2 項に対しては,$V(x)$ が $\partial \Omega$ 上 C^1 またはリプシッツ連続のとき (2.6) が適用でき,$\partial \Omega$ 上の境界積分が $\nu \times \nabla V$ の 1 重層ポテンシャルに帰着されて $\mathbf{R}^3$ 上連続になる.$V(x)$ がこのような性質をもつのは,例えば次のような状況のときである.すなわち $\sigma_I > 0$ のときは,Ω がリプシッツ領域で $J^p(x)$

---

[38]) **Calderón-Zygmund の定理**:例えば H. Tanabe [30].

が (2.13)-(2.14) を満たせば，(2.15) の解 $V \in \dot{H}^1(\mathbf{R}^3)$ はヘルダー連続である．従って $\partial\Omega$ が C^1 であるとすると，(2.4) 右辺第 2 項は $C^1(\partial\Omega)$ となり，この性質をもう一度使うと $V(x)$ は $\partial\Omega$ 上 C^2 になる[39]．一方 $\sigma_O = 0$ の場合は (2.52) を使う．また仮定

$$\nabla \cdot J^p \in L^3(\Omega), \quad \exists r > 3$$

の下で $\partial\Omega$ が C^2 であれば $V \in W^{2,r}(\Omega)$，再びモリイの定理によって $\nabla V(x)$ は $\overline{\Omega}$ 上でヘルダー連続となる．

以上の正則性を $\partial\Omega$ や $J^p(x)$ に仮定すると，1 重層ポテンシャル

$$\begin{aligned}F(x) &\equiv (\sigma_I - \sigma_O) \int_{\partial\Omega} V(\eta) \nu_\eta \times \nabla \Gamma(x - \eta) dS_\eta \\ &= (\sigma_I - \sigma_O) \int_{\partial\Omega} \nu_\eta \times \nabla V(\eta) \Gamma(x - \eta) \, dS_\eta, \quad x \notin \partial\Omega \end{aligned} \quad (2.73)$$

は界面を貫いて連続，すなわち $\partial\Omega$ 上

$$F|_-^+ = 0 \tag{2.74}$$

であり，(2.5) によって，$B(x)$ は全空間 $\mathbf{R}^3$ で連続になる一方，1 階偏導関数のギャップ

$$\left.\frac{\partial F}{\partial \nu}\right|_-^+ = -(\sigma_I - \sigma_O) \nu \times \nabla V \tag{2.75}$$

が生ずる．(2.72) や (2.75) は，ゲセロウィッツ方程式 (2.4)-(2.5) やマクスウェル方程式 (2.1) の解の性質，とりわけ界面 $\partial\Omega$ を貫く正則性を考え直す必要性を示唆している．

最初に

$$E = H + F$$

とおく．(2.5) より

$$\mu_0^{-1} B = G + E$$

---

[39] 問 2.15．

2.7 界面正則性

従って $G(x)$ は界面を貫いて連続であるから，(2.1), (2.72), (2.75) より $\partial\Omega$ 上

$$\nu \times \nabla \times E\big|_{-}^{+} = \nu \times J\big|_{-}^{+}$$
$$= -\nu \times J^p + (\sigma_I - \sigma_O)\nu \times \nabla V = -\frac{\partial E}{\partial \nu}\bigg|_{-}^{+} \tag{2.76}$$

が成り立つ．

次に恒等式

$$(\nu \cdot \nabla) E + \nu \times \nabla \times E = \nabla (\nu \cdot E) - (\nabla \otimes \nu) \cdot E \tag{2.77}$$

に注意する．実際，ベクトルの第 i 成分を $[\ ]_i$ と書けば

$$[(\nu \cdot \nabla) E + \nu \times \nabla \times E]_1$$
$$= \nu_1 \frac{\partial E_1}{\partial x_1} + \nu_2 \frac{\partial E_1}{\partial x_2} + \nu_3 \frac{\partial E_1}{\partial x_3} + \nu_2 \left(\frac{\partial E_2}{\partial x_1} - \frac{\partial E_1}{\partial x_2}\right) - \nu_3 \left(\frac{\partial E_1}{\partial x_3} - \frac{\partial E_3}{\partial x_1}\right)$$
$$= \nu_1 \frac{\partial E_1}{\partial x_1} + \nu_2 \frac{\partial E_2}{\partial x_1} + \nu_3 \frac{\partial E_3}{\partial x_1}$$
$$= \frac{\partial}{\partial x_1} (\nu_1 E_1 + \nu_2 E_2 + \nu_3 E_3) - \left(\frac{\partial \nu_1}{\partial x_1} E_1 + \frac{\partial \nu_2}{\partial x_1} E_2 + \frac{\partial \nu_3}{\partial x_1} E_3\right)$$

同様に $i = 2, 3$ に対して

$$[\nu \cdot \nabla E + \nu \times \nabla \times E]_i$$
$$= \frac{\partial}{\partial x_i} (\nu_1 E_1 + \nu_2 E_2 + \nu_3 E_3) - \left(\frac{\partial \nu_1}{\partial x_i} E_1 + \frac{\partial \nu_2}{\partial x_i} E_2 + \frac{\partial \nu_3}{\partial x_i} E_3\right)$$

となり，(2.77) が得られる．

(2.76)-(2.77) および $[E]_{-}^{+} = 0$ より，$\partial\Omega$ 上 $\nabla(\nu \cdot E)\big|_{-}^{+} = 0$. 従って

$$[\nabla(\nu \cdot B)]_{-}^{+} = 0 \tag{2.78}$$

が成り立つ．(2.78) は静電場が誘導する磁場が，界面 $\partial\Omega$ における導電率の不連続性によって生ずる屈折を支配する法則で，$B(x)$ の法成分の微係数が連続

に接続されることを示している．この性質は単にマクスウェル方程式 (2.1) の解が満たす性質として定式化される[40]．

定理 2.8 $\Omega \subset \mathbf{R}^3$ をリプシッツ領域，$\mathcal{M} \subset \mathbf{R}^3$ を $C^{1,1}$ 曲面，ν をその単位法ベクトル，$\mathcal{M} \cap \Omega \neq \emptyset$ とする．$\mathcal{M}$ が Ω を分断する 2 つの領域を $\Omega_\pm$ とし，$J \in L^2(\Omega, \mathbf{R}^3)$, $J \in H(\mathrm{rot}, \Omega_\pm)$ に対し，$B \in H^1(\Omega, \mathbf{R}^3)$ はマクスウェル方程式 (2.1) を Ω 上の超関数の意味で満たすとする．このとき $\nu \cdot B \in H^2_{loc}(\Omega)$ が成り立つ．

定理 2.8 では $B \in H^1(\Omega)$ としているので，(2.1) は Ω 上（の超関数として）成立する．従って (2.7) も Ω 上で成り立つ．また，各 $\Omega_\pm$ 上で

$$-\Delta B = \mu_0 \nabla \times J \in L^2(\Omega_\pm)$$

であるから，$B \in H^2_{loc}(\Omega_\pm)$ もわかる．このとき，定理 2.7 は $\nabla \cdot B = 0$ から，$n \cdot B$ の微係数がトレースの意味で界面ギャップをもち得ないことを示している．

問題 2.32 (2.1) において J が $\partial \Omega$ で不連続であれば，$\nu \times B$ の微係数も不連続であることを示せ．

2.8 球形モデル

ゲセロウィッツ方程式からわかるように，写像 $J^p \mapsto (B, V)$ は脳の表面 $\partial \Omega$ の影響を受ける．この効果に対する対策としては，MRI を用いて $\partial \Omega$ をできるだけ正確に再現したものを用いる立場と，思い切って球で近似してしまう立場とがある．$\partial \Omega$ の形状は複雑で，完全に復元することが困難であることもあり，現在でも後者（球形モデル）が標準的であるが，いくつかの要因を取り込んで分析を高度化することも試みられている．

---

[40] T. Kobayashi, T. Suzuki, and K. Watanabe, Osaka J. Math., **40** (2003), pp.925-943., J. Math. Fluid Mech., **8** (2006), pp.382-397.

2.8 球形モデル

グリーンスパン-ゲセロウィッツの**球形モデル**では $V(x)$ を陽に用いず, $J^p(x)$ から $B(x)$ を直接表示する[41]. このモデルでは最初に $\sigma_O = 0$ であるとする. 単連結領域 $\mathbf{R}^3 \setminus \overline{\Omega}$ で $\nabla \times B = 0$ であるから, ヘルムホルツの分解定理により, スカラー場 $U(x)$ が存在して

$$B(x) = \mu_0 \nabla U(x), \quad x \notin \overline{\Omega} \tag{2.79}$$

が成り立つ. さらに Ω が (単位) 球であるとすると $\partial \Omega$ 上で $\nu_y = y/|y|$ であり, $\nu_y \times y = 0$. また常に3重積 $\nu_y \times x \cdot x = 0$ であることと (2.5) より

$$B(x) \cdot \frac{x}{|x|} = -\frac{\mu_0}{4\pi} \int_\Omega \frac{J^p(y) \times y}{|x-y|^3} \, dy \cdot \frac{x}{|x|}$$

が得られる. また $U(x)$ が遠方で 0 とすると, $\hat{x} = x/|x|$ に対して

$$U(x) = -\int_0^\infty \frac{d}{dt} U(x+t\hat{x}) \, dt = -\int_0^\infty \nabla U(x+t\hat{x}) \cdot \hat{x} \, dt$$
$$= -\frac{1}{\mu_0} \int_0^\infty B(x+t\hat{x}) \cdot \hat{x} \, dt$$

が導出される.

ここで

$$\frac{x\left(1+\frac{t}{|x|}\right)}{|x|\left(1+\frac{t}{|x|}\right)} = \frac{x+t\hat{x}}{|x+t\hat{x}|}$$

に注意すると

$$B(x+t\hat{x}) \cdot \hat{x} = -\frac{\mu_0}{4\pi} \int_\Omega \frac{J^p(y) \times y}{|x+t\hat{x}-y|^3} \, dy \cdot \hat{x}$$

であり

$$U(x) = \frac{1}{4\pi} \int_\Omega \int_0^\infty \frac{J^p(y) \times y}{|x+t\hat{x}-y|^3} \cdot \hat{x} \, dt dy$$

---

[41] F. Grynszpan and D.B. Geselowitz, Biophys. J., **13** (1973), pp.911-925.

$$= \frac{1}{4\pi} \int_\Omega (J^p(y) \times y) \frac{1}{|x|} \int_0^\infty \frac{dt}{|x+t\hat{x}-y|^3} \, dy \cdot x$$

$$= \frac{1}{4\pi} \int_\Omega \frac{J^p(y) \times y}{|x-y|(|x||x-y|+x\cdot(x-y))} \, dy \cdot x, \quad x \notin \overline{\Omega} \quad (2.80)$$

となる．(2.79)-(2.80) は $J^p \mapsto B$ を直接的に関係付けるもので，球形モデルと呼ばれている．

問題 2.33 フビニの定理を用いて (2.80) の積分順序の交換を正当化せよ．

第 3 章 ◇ 逆源探索

　　SQUID の時間・空間分解能に応じて，脳磁図分析ではプライマリー流は時空で局在化されたパルスとして指標化される．パルスが有限個であれば，設置された多数のチャンネルから得られる観測値からその位置や方向，大きさが推定可能であると考えられる．このデータは時系列であり，パルスの動態が再現できるはずである．本章では，データ分析の原理から解法アルゴリズム開発まで，この逆源探索を実行するための実践的な数学が登場する．

3.1 双極子仮説

　脳磁図や脳波の分析では，プライマリー流は先験的に有限個の電流双極子の和であるとすることが多い．すなわち脳を表す領域 $\Omega \subset \mathbf{R}^3$ に対して，$a_k \in \Omega$, $Q_k \in \mathbf{R}^3$, $k = 1, 2, \ldots, N$ を k 番目の双極子の位置とモーメント（方向・大きさ）を表すものとして，$J^p(x)$ をデルタ関数[1]を用いて

$$J^p(x) = \sum_{k=1}^{N} Q_k \delta(x - a_k) \tag{3.1}$$

と表示する．このときの $J^p(x)$ は，前節で要請してきた様々な正則性をみたさないが，(2.4) 右辺第 1 項を

$$\int_\Omega J^p(y) \cdot \nabla \Gamma(\xi - y) \, dy$$

に置き換えれば，導出計算はすべて支障なく実施できる．球形モデルを適用すると (2.80) から

$$U(x) = \frac{1}{4\pi} \sum_{k=1}^{N} \frac{Q_k \times a_k \cdot x}{|x - a_k|(|x||x - a_k| + x \cdot (x - a_k))} \tag{3.2}$$

---
[1] Suzuki and Senba [27], 節 4.4.

が得られ，この式と (2.79) から磁場が求められて順問題の解が定まる．N を少数（例えば $N=1$ または $N=2$）としてこのモデルを用い，順問題を解いて計算観測量を求め，逆に実測値と最も適合するようにパラメータ a_k, Q_k を最小二乗推定するのが脳磁図分析の標準的な方法である[2]．

すなわち，通常の脳磁図分析は次のようなプロセスをとっている．最初に MRI 画像を撮って被験者の脳の 3 次元形状を詳細に把握する．次に脳表面をコンピュータ画面上で球によって近似して球形モデルが適用できるようにする．被験者を安静な状態におき，周期的に単一またはいくつかの感覚刺激を与えて算術平均を取り，§2.1 で述べたような方法で脳磁図を作成する．磁場源を単一または少数の双極子と仮定して脳磁図から最小二乗推定し，その位置，方向，大きさを求めて MRI 画像上に表示する．ここで物理的定数は $\sigma_O = 0$，$\mu_0 = 4\pi/c$ とし，σ_I は経験的に標準とされる値を選ぶ．

双極子によって MRI 画像上に神経の発火を表示する方法は，**双極子分析**といわれている．電流双極子 (3.1) が厳密に神経回路網上に生じているというよりは，脳の活動の指標であると考える立場が妥当であるだろう．しかし正中神経がつかさどる体性感覚に関しては，単一刺激を周期的に与えて MEG 測定データを測定し，加算平均によってノイズを取り除いて，単一双極子による球形モデルによって磁場源を推定すれば，推定磁場源が出力する磁場は測定値とよく一致するし，推定された磁場源の位置は，動物実験や 1950 年代に外科医ペンフィールドが残した脳機能図とも確かに整合している．聴覚，視覚などの単純な刺激に対するデータ分析でも，脳内神経の発火状態を時空でよく再現していると考えられる推定が得られている．言語，運動など複雑ではあるが，基本的な活動や限られた刺激に対して脳内に発生する電流については，これらを双極子の重ね合わせとして表示し，詳細な脳機能研究や医療に応用する試みが続けられてきた．

もちろん上記の標準的方法にはいくつか吟味しなければならない点がある．磁場源を双極子とすること，少数に固定した双極子数，球形モデルの使用，加算平均によるフィルタリング（ノイズの除去）の妥当性などである．実際，こ

---

[2] J. Sarvas, Phys. Med. Biol., **32** (1987), pp.11-22.

れまで標準的方法に対する改良が試みられている．ハード，ソフトを問わず，新しい手法の開発は，個別の研究や医療に新しいツールを加える．その評価基準は，新しい手法が医療診断にどのような改善をもたらすかということにある．

球形モデルはかなり粗い形状近似である．現在実施されている脳磁図分析による医療診断でも，脳形状に由来するセカンダリー流の寄与をより正確に取り込む必要性が指摘されている．側頭内側や脳底部などに発生する磁場源の推定がそれにあたる．形状に対するこのような要請に対しては，個別の問題に応じて新たな簡略モデルを構築するよりも，前章で解析的に分析した第1方程式(2.4)を，数値的に直接解く方法が有効である．自然な仮定である $\sigma_O = 0$ の場合に関する (2.4) の退化の解析も，安定な数値解を得るためのスキーム設計に役立つ．現在，この方法の適用は磁場を用いた脊髄機能分析で研究されている．

脊髄機能診断は，近年の少子高齢化と相まって社会的なニーズの高い研究課題であり，磁場を用いた計測は精密に神経機能を測定できる点で優位性をもっている．脊髄神経の信号伝達機構から，神経興奮の表示では双極子2つがペアとなった4重極が基本単位となる．すなわち，脊髄機能分析では脊髄における神経パルスの動きを，神経回路網を1次元的に移動する4重極で表す．従って4重極の移動障害を診断する必要があるという点と，脊椎の形状が複雑であるため，セカンダリー流が測定値に大きな影響を与えるという点が，脳磁図分析とは異なる設定になっている．

前者については，瞬間データによって磁場源を局所化して表示する技術を開発する必要がある．未知のソースの数を時系列から推定する方法[3]も知られているが，SQUIDの高い時間分解能を生かし，瞬間データからソース数が再現できれば，双極子の発生，消滅，移動，衝突，分裂が時系列で可視化できるであろう．後者については，公開されている日本人の標準的な骨格モデルが利用できる．すなわち，最初に脊椎部分を用いて，境界要素法で離散化した積分方程式を構築する．次に構築した標準モデルの上に，個別のMRI画像をフィッ

---

[3] J.C. Mosher and R.M. Leahy, R.M., IEEE Trans. Biomed. Eng., **45** (1998), pp.1342-1354.

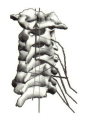

骨格実形状モデルと神経経路

BodyParts3D ©データ使用

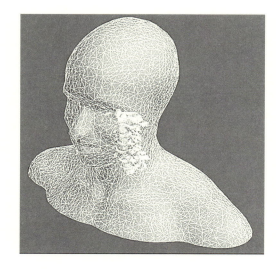

図 **3.1** 脊髄機能分析モデル

ティングする（図 3.1）．

単一または少数双極子による磁場源推定は，標準的な脳磁図分析でも限界がある．例えばてんかんスパイク波などでは磁場源は広がりをもっている．少数の双極子では十分に表示できないとして，それでは (3.1) においていくつの双極子を用意すれば良いであろうか．そう考えると双極子仮説は仮定しても，その数を未知としてデータから決定することが，脳機能研究に限らず脊髄機能分析をはじめとする医療現場においても有用であることがわかる．

問題 3.1 ゲセロウィッツ方程式に上述の変更を施して，双極子仮説 (3.1) の下で (2.4)-(2.5) を表示せよ．またその一意可解性を論ぜよ．

問題 3.2 (3.2) を用いて，双極子仮説 (3.1) の下で，磁場は

$$B(x) = \frac{\mu_0}{4\pi} \sum_{k=1}^{N} \frac{Q_k \times a_k F_k(x) - (Q_k \times a_k \cdot x) \nabla F_k(x)}{F_k(x)^2}$$

$$F_k(x) = |x - a_k|(|x||x - a_k| + x \cdot (x - a_k))$$

で与えられることを示せ．

3.2 電流素片分布法

　前節で述べた少数の双極子を用いた標準的な分析法では，観測量に比べて推定パラメータが少ない．すなわち未知数に比べて方程式数が多い過剰決定系で設定されているので，厳密解の存在は期待できない．従ってデータとのマッチング，例えば最小二乗近似によって最適な解が選択されているわけである．これに対して不足決定系を用いて磁場源を推定することもある．以下で述べる電流素片分布法は，そのような定式化の１つである．その背景には，多数の双極子によって脳の形状に依存しない空間的な広がりをもった電流密度を再現しようという意図があり，この方法による数値実験ではパターンをもった電流密度が再現される例が報告されている[4]．

　電流素片分布法の基本的な考え方は，形状に大きく作用されるセカンダリー流 $-\sigma(x)\nabla V$ の影響を排除しながらプライマリー流 J^p を再現する作業を放棄し，電流密度 $J = J^p - \sigma(x)\nabla V$ に着目する点にある．すなわち電流素片分布法では，電流密度 J が「電流素片」という呼ばれる多数の単一双極子の和に分解されているものと考える：

$$J(x) = \sum_{k=1}^{N} Q_k \delta(x - a_k), \qquad N \gg 1$$

アンペールの法則 (2.1) をビオ・サバールの公式 (2.55) に置き換えると，各電流素片 $Q_k \delta(x - a_k)$ から生ずる磁場は

$$\frac{\mu_0 Q_k \times (x - a_k)}{4\pi |x - a_k|^3}$$

と算出される．従って観測点の数，位置，測定方向を M, $x_j \in \partial\Omega$, $\nu_j \in \mathbf{R}^3$, $|\nu_j| = 1$, $1 \leq j \leq M$ として

$$Q = (Q_1, \cdots, Q_N) \in \mathbf{R}^{3N}, \quad a = (a_1, \cdots, a_N) \in \mathbf{R}^{3N}$$

---

[4] H. Kado et. al., T. Furukawa (ed.), Biological Imaging and Sensing, Springer, Berlin, (2004), pp.117-204.

を推定電流素片分布のモーメント，位置を表すパラメータとすれば，出力量は写像

$$\varphi : (Q,a) \in \mathbf{R}^{6N} \mapsto \left(\sum_{k=1}^{N} \frac{\mu_0}{4\pi} \frac{Q_k \times (x_j - a_k)}{|x_j - a_k|^3} \cdot \nu_j \right)_{1 \le j \le M} \in \mathbf{R}^M \quad (3.3)$$

により与えられる．文献に報告されたデータ分析では M は 100, N は 200 程度であり，この設定は不足決定系，すなわち観測量よりも未知パラメータ数の多い状況であることがわかる．

実際の電流素片分布法では，観測量 $b_j \in \mathbf{R}, j = 1, 2, \ldots, M$ に対して $z = (b_1, \cdots, b_M) \in \mathbf{R}^M$,

$$\mathcal{J}(Q,a) = \frac{1}{2} |\varphi(Q,a) - z|_{\mathbf{R}^M}^2$$

とおき，推定パラメータ (Q,a) を次のような手順で計算する．

1. 最初に N を十分多くとり任意に $(Q,a) \in \mathbf{R}^{6N}$ を定める．
2. 任意の電流素片をランダムに選び他を固定する．$\mathcal{J}$ を減少させるようにパラメータ (Q_k, a_k) を摂動させた後，次の素片をランダムに選択する．
3. $\mathcal{J}$ が減少しないときはその素片のパラメータは変更しない．
4. 隣接する素片が対向するときはその一方をランダムに選んで消去するか，遠方（関心領域外）にとばす．
5. 以下 $\mathcal{J}$ が極小に至るまでこのプロセスを反復する．

3.3 離散逆問題 - 過剰決定系

仮に $J^p(x), x \in \Omega$ が完全に未知である一方，$\nu_x \cdot B(x), x \in \partial\Omega$ はすべて測定できたとする．この場合，未知関数と既知関数の独立変数の数がそれぞれ 3 と 2 であり，一意的な推定は不可能である．従って双極子仮説のように，プライマリー流に何らかの仮定をしなければ脳磁図分析は成り立ち得ない．現実の問題では測定値も有限個で誤差も考慮しなければならないし，観測量を多くとり $\partial\Omega$ 上で補間したとしても情報量が増えるわけではない．

3.3 離散逆問題 - 過剰決定系

　未知量と既知量が有限である逆問題を，一般に**離散逆問題**と呼ぶ．双極子仮説の下での脳磁図分析は**逆源探索問題**と呼ばれるものの1つで，音源や磁場源など，有限個のソースを有限個の観測データから推定する問題である．逆源探索問題は典型的な離散逆問題である．

　離散逆問題では，物理法則と観測方法によって定められる非線形写像 $\varphi:\mathbf{R}^n \to \mathbf{R}^m$ があり，測定値は $z \in \mathbf{R}^m$ で表されている．このとき $F \subset \mathbf{R}^n$ をパラメータ推定領域として，

$$x \in F, \qquad \varphi(x) = z \tag{3.4}$$

を求めることになる．簡単のため以後 $F = \mathbf{R}^n$ とする．φ が線形写像である場合は (m,n) 行列 $A = (a_{ij}) : \mathbf{R}^n \to \mathbf{R}^m$ によって $\varphi(x) = Ax$ と表され，(3.4) は線形連立方程式

$$\begin{aligned} a_{11}x_1 + a_{12}x_2 + \ldots + a_{1n}x_n &= z_1 \\ a_{21}x_1 + a_{22}x_2 + \ldots + a_{2n}x_n &= z_2 \\ &\ldots \\ a_{m1}x_1 + a_{m2}x_2 + \ldots + a_{mn}x_n &= z_m \end{aligned}$$

に他ならない．よく知られているように，この問題の一般的な解の存在と一意性は A の階数（ランク）が規定する[5]．$\varphi(x)$ が一般の非線形写像の場合にはそこまでは精密化できないが，未知量と既知量の関係は本質的であり，(3.4) は $n < m$ のときは**過剰決定系**，$n > m$ のときは**不足決定系**である．

　(3.4) は**厳密解**を求める問題である．過剰決定系の場合にはパラメータの不足から，厳密解は通常は求めることができない．そこで二乗誤差

$$\mathcal{J}(x) = \frac{1}{2} \left| \varphi(x) - z \right|^2_{\mathbf{R}^m} \tag{3.5}$$

に対して $j = \inf_{\mathbf{R}^n} \mathcal{J}$ とおき，最適化問題

$$x \in \mathbf{R}^n, \qquad \mathcal{J}(x) = j \tag{3.6}$$

---

[5] G. ストラング [23].

を考える.これが前節で述べた最小二乗問題であり,その解が最小二乗解である.

数値計算においては最小二乗解すらも近似的に得られるだけであり,また通常は $\mathcal{J}$ の最小点であるかどうかは不明で,極小点であることがわかるのみである.そこで,以後最小二乗解は $\mathcal{J}$ の極小点を指すものとする.

(3.6) を変分問題としてとらえれば,その**オイラー・ラグランジュ方程式**が導出される.すなわち最小二乗解 x が F の内点にあれば,任意の $y \in \mathbf{R}^n$ に対して

$$0 = \left. \frac{d}{ds}\mathcal{J}(x+sy) \right|_{s=0} = \langle \varphi'(x)y, \varphi(x) - z \rangle$$

であるから

$$\varphi'(x)^* \varphi(x) = \varphi'(x)^* z \tag{3.7}$$

となる.ただし $\varphi'(x)$ はベクトル値関数 $z = \varphi(x)$ の微分であり,$\varphi'(x)^*$ はその転値行列である.従って $J_\varphi(x_0)$ をそのヤコビ行列,線形作用素 $T: \mathbf{R}^n \to \mathbf{R}^n$ の転置行列を $T^* = {}^t T$ とすると

$${}^t J_\varphi(x_0) = \varphi'(x_0)$$

が成り立つ.

(3.7) の解を**変分解**と呼ぶ.厳密解が存在すれば,それは最小二乗解および変分解でもある.最小二乗解が F の内部に存在すれば変分解である.$\mathcal{J}$ の内部極小点は変分解であるが,その他のタイプの変分解も出現するかもしれない.

次の定理は $\mathcal{J}(x_0) \ll 1$ かつ

$$\varphi'(x_0)^* \varphi'(x_0) : \mathbf{R}^n \to \mathbf{R}^n, \qquad \text{正則行列} \tag{3.8}$$

となる x_0 (近似最小二乗解) が存在すれば,その近傍に一意的な最小二乗解が存在することを保証している.このことを**局所擬似可同定**といい,条件

$$\mathcal{J}(x_0) \ll 1 \tag{3.9}$$

を**高精度**, (3.8) を**ランク条件**と呼ぶ．過剰決定系の場合は $m > n$ であり，ランク条件はほぼ（generic という）成立していると考えられるので，高精度であれば局所擬似可同定としてよい．

この定理は変分解の局所的一意存在を保証する条件も与えている．実際，(3.7) の解の存在は不動点定理から，一意性は (3.7) の解が $\overline{B(x_0, 2r)}$ で一意で，$B(x_0, r)$ に存在し，常に線形化安定であることを用いて示す．

定理 3.1 $C^{1,1}$ 写像 $\varphi : \mathbf{R}^n \to \mathbf{R}^m$ に対して次の条件を満たす定数 $r_0 > 0$ が存在する．すなわち，与えられた $0 < r < r_0$ に対して $\delta_0 > 0$ があり，(3.8) を満たし，かつ

$$|\varphi(x_0) - z| = \delta < \delta_0, \quad \overline{B(x_0, 2r)} \subset F$$

となる $x_0 = x_0(\delta) \in \mathbf{R}^n$ がとれれば，$\overline{B(x_0, r)}$ において (3.7) の解 $x = x_\delta$ が一意に存在する．さらにこの x_δ は

$$\lim_{\delta \downarrow 0} |x_\delta - x_0| = 0 \tag{3.10}$$

を満たす．

証明 仮定より $r \downarrow 0$ において

$$\varphi(x) = \varphi(x_0) + \varphi'(x_0)(x - x_0) + R(x - x_0)$$
$$\sup_{x \in B(0, 2r)} |R(x)| = o(r), \quad [R]_{Lip(B(0, 2r))} = o(1)$$

および

$$\varphi'(x)^* = \varphi'(x_0)^* + E(x - x_0)$$
$$\sup_{x \in B(0, 2r)} |E(x)| = o(1), \quad [E]_{Lip(B(0, 2r))} = O(1)$$

である．ここで，一般に写像 G のリプシッツノルムを

$$[G]_{Lip(B(0, 2r))} = \sup_{\substack{x \neq y \\ x, y \in B(0, 2r)}} \frac{|G(x) - G(y)|}{|x - y|}$$

で表す. (3.7) は

$$x - x_0 = \left[\varphi'(x_0)^*\varphi'(x_0)\right]^{-1}$$
$$\cdot \left[\varphi'(x)^*(z - \varphi(x_0)) - \varphi'(x)^*R(x - x_0) - E(x - x_0)\varphi'(x_0)(x - x_0)\right]$$
$$\equiv \Phi(x - x_0) \tag{3.11}$$

と同値であり，等式

$$\Phi(x) = \left[\varphi'(x_0)^*\varphi'(x_0)\right]^{-1}\left[\varphi'(x + x_0)^*(z - \varphi(x_0))\right.$$
$$\left. - \varphi'(x + x_0)^*R(x) - E(x)\varphi'(x_0)x\right]$$

より，$r \downarrow 0$ で

$$\sup_{x \in B(0,2r)} |\Phi(x)| \leq C(\delta + o(r)), \quad [\Phi]_{Lip(B(0,2r))} \leq C(\delta + o(1))$$

が得られる．$\delta_0 = o(r)$ ととれば，$0 < \delta < \delta_0$ かつ $0 < r \ll 1$ において

$$\Phi(\overline{B(0,2r)}) \subset B(0,r), \quad [\Phi]_{Lip(B(0,2r))} < 1$$

が成り立ち，特に Φ は $\overline{B(0,2r)}$ 上の縮小写像である．またその不動点は $B(0,r)$ に存在する．

最後に $\delta \downarrow 0$ とすると，r を $r \downarrow 0$ と取り直すことができるから，(3.10) が成り立つ．□

次の定理は，定理 3.1 の変分解 x_δ が非退化極小点となる条件を与えている．(3.8) の下で対称行列 $\varphi'(x)^*\varphi'(x)$ は正定値であるが，(3.12) 第 2 式はそのことを定量的に表す条件である．過剰決定系 $m > n$ において (3.8) は通常成り立つと考えられるので，この定理は，高精度であればほぼ局所疑似可同定で，非退化極小点が得られていることを表している．

定理 3.2　(3.7) の解（変分解）x は正数 α, β に対して

$$\left|\varphi''(x)[y,y]\right| \leq \alpha|y|^2, \quad \varphi'(x)^*\varphi'(x) \geq \beta, \quad \delta = |\varphi(x) - z| < \frac{\beta}{\alpha} \tag{3.12}$$

3.3 離散逆問題 - 過剰決定系

を満たせば $\mathcal{J}$ の非退化極小点である.

証明 $x=0$ としてよい. このとき

$$\frac{1}{2}\frac{d^2}{ds^2}|\varphi(sy)-z|^2\bigg|_{s=0} = \left\langle \varphi''(0)[y,y], \varphi(0)-z \right\rangle + \left\langle \varphi'(0)y, \varphi'(0)y \right\rangle$$
$$\geq (\beta - \alpha\delta)\|y\|^2$$

である. 仮定 $\beta - \alpha\delta > 0$ より, $x=0$ は $\mathcal{J}$ の非退化極小点となる. □

定理 3.2 から精度の低い変分解 x が存在するときのみ $\mathcal{J}$ の極小点の多重存在が起こりうる. すなわち次の定理が得られる.

定理 3.3 (3.7) の解（変分解）全体を $\mathcal{C}$ とする. $\mathcal{C}$ がコンパクトであり, 正数 α, β に対して

$$\sup_{x\in\mathcal{C}}\left|\varphi'(x)[y,y]\right| \leq \alpha|y|^2, \quad \inf_{x\in\mathcal{C}}\varphi'(x)^*\varphi'(x) \geq \beta, \quad \sup_{x\in\mathcal{C}}|\varphi(x)-z| < \frac{\beta}{\alpha}$$

が成り立つとき, $\mathcal{C}$ は単一の非退化最小二乗解から成る.

上述したように, 単一刺激に対する単一双極子モデルでは, 多数観測点のデータの下で高精度が実現していることが報告されている. このことは, 例えば $n=6, m=100$ でランク条件 (3.8) と高精度 (3.9) を実現させる $x_0 \in \mathbf{R}^6$ が存在していることを意味する. この場合, n を 100 に近い数にとり直して φ を拡張したとしても, 過剰決定系である限りはランク条件がほぼ成り立ち, 高精度は言うまでもなく実現する. すなわち, 大きな自由度を許した空間の中で探索しても, 単一双極子による推定磁場源の近傍に, $\mathcal{J}$ の高精度の極小点の一意存在を保障するものである. 定理 3.2, 3.3 は双極子仮説とそれに基づく脳磁図分析が, 高精度の推定の下で有効であることを裏付けている.

サーバスの理論[6]では (3.11) において $R=0, E=0$ とした

---

[6] J. Sarvas, Phys. Med. Biol., (1987), 前掲論文（第 3 章, 脚注 2）.

$$x - x_0 = \left[\varphi'(x_0)^*\varphi'(x_0)\right]^{-1}\varphi'(x_0)^*\left(z - \varphi(x_0)\right) \qquad (3.13)$$

の解を求めて推定値とする．反復列を直接構成するスキームは

$$x_{k+1} = x_k + \left[\varphi'(x_k)^*\varphi'(x_k)\right]^{-1}\varphi'(x_k)^*\left(z - \varphi(x_k)\right)$$

であるが，通常はニュートン法を用いる．

ノイズの影響を見積もるため，測定値 z が平均 $\varphi(x_0)$，分散 I の正規分布に従う確率変数であるとする．すなわち $E[X]$ を確率変数 X の期待値として

$$E\left[(z - \varphi(x_0))(z - \varphi(x_0))^*\right] = I$$

が成り立つ．このとき (3.13) から

$$E\left[(x - x_0)(x - x_0)^*\right]$$
$$= \left[\varphi'(x_0)^*\varphi'(x_0)\right]^{-1}\varphi'(x_0)^* E\left[(z - \varphi(x_0))(z - \varphi(x_0))^*\right]$$
$$\cdot \varphi'(x_0)\left[\varphi'(x_0)^*\varphi'(x_0)\right]^{-1} = \varphi'(x_0)^*\varphi'(x_0)$$

となり，推定値 x は平均 x_0，分散 $\varphi'(x_0)^*\varphi'(x_0)$ の正規分布に従うことになる[7]．

推定値の信頼性の目安としては **GOF** (goodness of fit) という，データとの符合の度合いも使われている．例えば単一の双極子推定では，推測双極子 $Q\delta(x - a)$ に対して

$$1 - \frac{\sum_{j=1}^{M}\left(\frac{\mu_0}{4\pi} \cdot \frac{Q_k \times (x_j - a)}{|x_j - a|^3} \cdot n_j - z_j\right)^2}{\sum_{j=1}^{M} z_j^2}$$

が GOF とする．ここで z_j は観測点 $x_j \in \partial\Omega$ における観測値，n_j はその測定方向を示す単位ベクトルである．

---

[7] **信頼性の理論** [21] によると $\varphi'(x_0)^*\varphi'(x_0)^{-1}[x - x_0, x - x_0] \leq r^2$ のときの x の信頼度は $P\left[\chi_n^2 \leq r^2\right] = p$ で与えられる．ただし χ_n は自由度 n の χ^2 分布である．

定理 3.1 が保証する擬似可同定性はあくまで局所的なものであり，高精度のみでは本当のソースが推定値の遠くに存在する可能性を否定することはできない．真の解でない局所最小解を除外する問題は最適化理論で様々に研究されてきたが，それらのどのような方法が脳磁図分析で実用的であるかどうかは，別に考察していかなければならない．

次節で述べるように，反復列が真の解ではないところに収束してしまう現象は不足決定系でも起こる．しかしその数学的背景は，過剰決定系の極小（局所最小）とは全く異なるものである．この原理がわかると逆に，解が一意に定まらない不足決定系の構造を用いて，局所最小に陥らずに正しいソースを検出することができるようになるのである[8]．

問題 3.3 (3.7) と (3.11) の同値性を示せ．

3.4 不足決定系と平行最適化

前節で考察した過剰決定系と異なり，不足決定系においてはパラメータが十分あり，高精度の推定 (3.9) が容易である．一方，ランク条件 (3.8) は成り立たない．たかだか

$$\mathrm{rank}\left(\varphi'(x_0)^*\varphi'(x_0)\right) = m < n$$

が期待できるだけである．実際，不足決定系では集合

$$\mathcal{M} = \{x \in \mathbf{R}^n \mid \varphi(x) = z\} \tag{3.14}$$

は，たいてい $(n-m)$ 次元の多様体であり，特に (3.4) は解の一意性をもたない非適切な問題となる．本書では (3.14) の $\mathcal{M}$ を**擬解の多様体**と呼ぶ．

非適切問題に対する標準的理論ではこの場合，何らかのノルム d を導入して制約付き変分問題

$$\inf_{\mathcal{M}} d \tag{3.15}$$

---

[8] T. Iga and T. Suzuki, Comp. Math. Appl., **52** (2006), pp.671-676.

を解くことになる．$J_\varphi(x_0)$ をヤコビ行列とすると，各 $x_0 \in \mathcal{M}$ に対して通常の制約想定

$$\text{rank } J_\varphi(x_0) = m$$

は，たいてい成り立つから，線形化作用素は可逆となり，ラグランジュ乗数原理に基づいたニュートン法を適用することができる．また φ が線形のときはムーア・ペンロースの**擬似逆元**[9] を求めることに他ならないので (3.15) に対して，様々な正則化に基づく数値解法も有効である[10]．

電流素片分布法では観測量をはるかに超えた素片がばらまかれる．最小二乗問題は意図的に不足決定系で設定され，解の一意性は成り立たない．この場合 $d(x) = |x|^2$ として (3.15) を解くこともある．サーバスも $\varphi'(x_0)^*\varphi'(x_0)$ が退化するときはこうしたものを求めるべきだとしている．また $\mathcal{J}(x)$ が観測量の精度程度になったときに反復をやめてしまう方法や $\varphi'(x_0)^*\varphi'(x_0)$ のスペクトル分解に従って φ の定義域を制限する方法も知られている[11]．しかし脳磁図分析において双極子仮説を仮定することは擬似逆元を求めることとは両立しない．

いずれの場合でも (3.15) において求めるべき状態が制約関数や価格関数で事前に定まっていることを前提とする限り，この方法はもとの問題を過剰決定系に設定し直すことを意味している．一意性はあるが安定性のない解を数値的に求める方法が正則化である．正則化では反復列の状態に従って d を取り替える操作を行う．これに対して，不足決定系という変分構造は変更せず，正則化のこの側面を単に**協力ゲーム**として摘出し，コンピュータ自身に行き先を検索させるというのが，以下に述べる**平行最適化**の考え方である[12]．

§3.3 で述べたように，電流素片分布法の最小二乗問題は不足決定系である．本来，解の一意性が成り立たないどころか解は擬解の多様体の元として連続的に存在している．しかし実際に数値計算してみると反復列は収束したかのように動かなくなってしまう．このような状態を **freezing** といい，不足決定系に

---

[9] ストラング [23].
[10] 堤正義 [33].
[11] B. Hoffman [11].
[12] T. Suzuki, J. Comp. Appl. Math., **183** (2005), pp. 177-190.

3.4 不足決定系と平行最適化

対する最小二乗問題で広く現れる現象である．平行最適化の理論は freezing の分析，そこから抜け出す **melting** の技法，freezing を判定する **freezing zone** の設定の3つから成り立っている．

freezing が起こる理由は次による．順問題写像 $\varphi : \mathbf{R}^n \to \mathbf{R}^m$ に対して (3.5) で定義される誤差関数 $\mathcal{J}$ の値を減少させる反復列 $\{x_\ell\}$ は，不足決定系 $n > m$ の場合にはいつか擬解の多様体 $\mathcal{M}$ に捕捉される．このとき $\mathcal{M}$ の次元は $n-m$ である一方，パラメータの次元は n であるので，擬解は連続的に存在するにもかかわらずパラメータ空間のなかでは認識されない．すなわちパラメータの摂動に対し反復列は確率1で $\mathcal{M}$ から離れ，精度は急速に失われる．

反復列が精度を改善している状態を **approaching** という．精度の改善が行き詰まり，反復列が動かなくなる状態が freezing である．すなわち，不足決定系の精度改善反復列は擬解の多様体 $\mathcal{M}$ に行き着くことにより freeze する．

反復列 $\{x_\ell\}$ に対して

$$\Delta x_{\ell+1} = x_{\ell+1} - x_\ell$$

を摂動量とすると関係

$$\begin{aligned}\mathcal{J}(x_{\ell+1}) &= \mathcal{J}(x_\ell) + \mathcal{J}'(x_\ell)[\Delta x_{\ell+1}] + o(|\Delta x_{\ell+1}|) \\ &= \mathcal{J}(x_\ell) + \left(\varphi'(x_\ell)\Delta x_{\ell+1}, \varphi(x_\ell) - z\right) + o(|\Delta x_{\ell+1}|)\end{aligned}$$

すなわち

$$\begin{aligned}\Delta \mathcal{J}(x_\ell) &\equiv \mathcal{J}(x_{\ell+1}) - \mathcal{J}(x_\ell) \\ &= \left(\varphi'(x_\ell)\Delta x_{\ell+1}, \varphi(x_\ell) - z\right) + o(|\Delta x_{\ell+1}|)\end{aligned} \quad (3.16)$$

が成立する．この式から，ランダムな摂動 $\Delta x_{\ell+1}$ を $\operatorname{Ker} \varphi'(x_\ell)^\perp$ からとれば精度は確率 $1/2$ で改善されるが，その度合いは

$$|\varphi(x_\ell) - z| \quad \approx \quad \mathcal{J}(x_\ell)^{1/2}$$

に比例して小さくなり，ついに

$$\left|\varphi'(x_\ell)^*[\varphi(x_\ell) - z]\right| \quad \approx \quad |\Delta x_{\ell+1}|_{\mathbf{R}^n}$$

ランダムな摂動でapproaching-freezing-meltingを一貫して行う

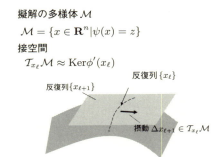

擬解の多様体 $\mathcal{M}$
$$\mathcal{M} = \{x \in \mathbf{R}^n | \psi(x) = z\}$$
接空間
$$\mathcal{T}_{x_\ell}\mathcal{M} \approx \operatorname{Ker}\phi'(x_\ell)$$
反復列 $\{x_{\ell+1}\}$
反復列 $\{x_\ell\}$
摂動 $\Delta x_{\ell+1} \in \mathcal{T}_{x_\ell}\mathcal{M}$

(1) approaching
  反復列 $\{x_\ell\}$ が精度を改善
(2) freezing
  反復列 $\{x\}$ は擬解 $\mathcal{M}$ に捕捉
(3) melting
  摂動を $\Delta x_{\ell+1} \in \operatorname{Ker} \varphi'(x_\ell)$ ととると、
  反復列は freezing から脱出

図 3.2 平行最適化

あるいはより粗く

$$|\Delta x_{\ell+1}| \approx \left\|\varphi'(x_\ell)\right\| \cdot \mathcal{J}(x_\ell)^{1/2} \tag{3.17}$$

くらいになると $(\Delta x_\ell)^2$ と $\Delta \mathcal{J}(x_\ell)$ が拮抗して freezing が起こることがわかる．(3.17) の右辺は計算可能な既知量で，摂動量 $|\Delta x_\ell|_{\mathbf{R}^n}$ がこのような状態になったとき x_ℓ は freezing zone にあるという．

(3.17) から，freezing zone に漂着した反復列は，摂動量を小さくすれば精度をさらに改善する方向に動かすことができることがわかる．しかし (3.16) より，$\Delta x_{\ell+1} \in \operatorname{Ker} \varphi'(x_\ell)$ ととれば摂動量や精度を変えないで反復列を別の方向に動かすことができることもわかる．要請する精度 $\mathcal{J}(x_\ell)$ をあらかじめ定めて，(3.17) に従って一定の摂動量 $|\Delta x_{\ell+1}|$ を決め，反復列が freezing zone に入ったときに，上述の2番目の方法を選択することを melting という．freezing zone では $\mathcal{J}(x_\ell) \ll 1$ であり，x_ℓ での $\mathcal{M}$ の接空間を

$$\mathcal{T}_{x_\ell}\mathcal{M} \approx \operatorname{Ker} \varphi'(x_\ell)$$

で置き換えることができる．従って，melting では摂動 Δx_ℓ を近似的に接空間 $\mathcal{T}_{x_\ell}\mathcal{M}$ からとっていると考えてもよい．

freezing zone を判定基準として approaching - freezing - melting をランダムな摂動の下で一貫して行うのが平行最適化 (parallel optimization) である（図

3.2).

平行最適化による摂動は，行列の**特異値分解**を用いると容易に実現することができる．すなわち $^t\varphi'(x_\ell)$ を特異値分解して

$$\varphi'(x_\ell)^t = Q\Sigma W$$

$$= (q_1,\ldots,q_n) \begin{pmatrix} \lambda_1 & 0 & \cdots & 0 \\ 0 & \lambda_2 & \cdots & 0 \\ \vdots & \vdots & \ddots & \vdots \\ 0 & 0 & \cdots & \lambda_m \\ \vdots & \vdots & \ddots & \vdots \\ 0 & 0 & \cdots & 0 \end{pmatrix} \begin{pmatrix} w_1 \\ w_2 \\ \vdots \\ w_m \end{pmatrix}$$

と表すとき，$Q = (q_1,\ldots,q_n)$, $W = {}^t(w_1,\ldots,w_m)$ はそれぞれ n, m 次の直交行列で固有値 $\lambda_1,\ldots,\lambda_m$ は，たいてい 0 でない．従って

$$\{q_1,\ldots,q_m\}, \quad \left\{{}^tq_{m+1},\ldots,{}^tq_n\right\}$$

はそれぞれ

$$\mathrm{Ran}\,{}^t\varphi'(x_\ell) \cong \mathrm{Ker}\,\varphi'(x_\ell)^\perp, \quad \mathrm{Ker}\,\varphi'(x_\ell)$$

の正規直交基底となる．

3.5 クラスタリング

平行最適化において approaching のときは摂動量は精度を改善するように選択すればよい．では melting ではどのような対策をとれば良いであろうか．この方策は平行最適化理論の外にある．

以下に述べる**クラスタリング**では各素片は磁場源や音源（ソース）を分解したものと考える．脳磁図分析におけるソースはプライマリー流であり，双極子仮説を仮定する限り，melting ではこれらの素片がいくつかの狭い場所に集まっている状態に誘導していけばよい．こうした立場は脳磁図分析に限らず，

ソースが未知数の有限個の状態にクラスターしていると考えられるような逆源探索問題に広く応用できるであろう．クラスタリングは平行最適化を逆源探索問題に適用したものである．

脳磁図分析におけるクラスタリングでは，素片 $Q_k\delta(x-a_k)$ が観測点 $x_j \in \partial\Omega$ において生み出す磁場の測定方向 ν_j の成分は，球形モデルを用いて計算してもよいが，通常は簡略化して

$$\frac{Q_k \times (x_j - a_k)}{|x_j - a_k|^3} \cdot \nu_j$$

とする．また透磁率もモーメントの大きさに組み込んで $\mu_0 = 1$ とする．このとき二乗推定誤差は

$$\mathcal{J}(Q, a) = \frac{1}{2} \|\varphi(Q, a) - z\|_{\mathbf{R}^M}^2$$
$$Q = (Q_1, \ldots, Q_N), \qquad a = (a_1, \ldots, a_N)$$
$$\varphi(Q, a) = \left(\sum_{k=1}^{N} \frac{Q_k \times (x_j - a_k)}{|x_j - a_k|^3} \cdot \nu_j\right)_{1 \leq j \leq M} \in \mathbf{R}^M$$

で与えられる．

クラスタリングの中心的なアルゴリズムが **binding** であり，その背景には **ハウスドルフ測度** と正則化（協力ゲーム）の考え方がある．binding の目的は，freeze した素片を，精度を保ったまま melting し，個数も位置も不明な有限個の地点に素片を集めることである．実際，0-次元ハウスドルフ測度（カウンティングメジャー）では集積した地点の個数を次のようにして数えている．

最初に，有限個の点から成る集合を $A \subset \mathbf{R}^3$ とする．A を半径 $\varepsilon > 0$ の球で覆う．この操作を ε-covering，1つ1つの球を covering ball という．覆い方を変えて最も少ない数の球で A を覆うことができたとき，その球の数を $L_A(\varepsilon)$ とする．$\varepsilon \downarrow 0$ のとき $L_A(\varepsilon)$ は増加する．このとき極限

$$\lim_{\varepsilon \downarrow 0} L_A(\varepsilon)$$

が A を構成する点の数と一致する．

脳磁図分析における電流素片分布法において，A をある段階の素片の集合とする．上の操作において，A を動かさずに ε のみ 0 にもっていけば，単に素片の数を数えたに過ぎないが，ε と A を交互に動かせば，次第に素片をいくつかの場所に集めることができる．

すなわち反復列 x_ℓ が freezing zone に入ったとして，$x_\ell = (Q^\ell, a^\ell)$, $Q^\ell = \left(Q_1^\ell, \cdots, Q_N^\ell\right)$, $a^\ell = \left(a_1^\ell, \cdots, a_N^\ell\right)$ とする．ここで $\varepsilon > 0$ を適当に選び，乱数を用いて $\mathcal{S}_\ell = \left\{ a_k^\ell \in \mathbf{R}^3 \mid 1 \leq k \leq N \right\}$ の ε-covering を 1 つ作る：

$$\mathcal{S}_\ell \subset \bigcup_j B(y_j, \varepsilon)$$

$\varepsilon > 0$ を固定したまま ε-covering を繰り返し，covering ball 数が極小になるまで続ける．この過程を binding における **covering** という．

covering ball 数が極小の ε-covering が得られたら，次に $\mathcal{S}_\ell$ を覆ったままで各球をできるだけ小さく縮め，中心もずらして新しい covering

$$\mathcal{S}_\ell \subset \bigcup_j B(y_j', \varepsilon_j), \quad 0 < \varepsilon_j \leq \varepsilon$$

を作る．この過程を **biting** という．biting の後，すべての素片が $\bigcup_j B(y_j', \varepsilon_j)$ の外に出ないという制約の下で melting を行って $x_{\ell+1}$ を与える．この操作により，$x_{\ell+1}$ のクラスター度は x_ℓ のクラスター度よりも高くなる．

$x_{\ell+1}$ が引き続き freezing zone にとどまる場合には ε を小さくとりかえて同じ操作をし，そうでなければ approaching を行う．反復列の収束，すなわち終了条件は精度と ε で判定すればよい．

3.6　その他のサブルーティン

(3.3) で定められる汎関数 $\varphi = \varphi(Q, a)$ が $a_k = x_j$ を特異点とすることもあり，Q と a の摂動が $\Delta\mathcal{J}$ に与える寄与は異なっている。一般的には前者の方が大きく，approaching では主にモーメント Q が動き binding でようやく位置 a が動くという現象が見られる．

このことを理論的に考察してみるために

$$E_j^k(Q,a) = Q_k \times \frac{x_j - a_k}{|x_j - a_k|^3} \tag{3.18}$$

とおく（ただし，第2章で述べたように，$\times$ は $\mathbf{R}^3$ の外積である）．簡単な計算から

$$E_j^k(Q + \Delta Q, a) = E_j^k(Q, a) + \frac{\Delta Q_k \times (x_j - a_k)}{|x_j - a_k|^3} \tag{3.19}$$

$$E_j^k(Q, a + \Delta a) = E_j^k(Q, a) - \frac{2Q_k \times \Delta a_k}{|x_j - a_k|^4} + o\left(\|\Delta a\|_{\mathbf{R}^{3N}}\right) \tag{3.20}$$

が得られ，E_j^k の摂動 ΔE_j^k が与える $\mathcal{J}$ の摂動 $\Delta \mathcal{J}$ において，モーメントと位置の摂動は

$$(x_j - a_k) \times \Delta Q_k \quad \approx \quad 2Q_k \times \frac{\Delta a_k}{|x_j - a_k|}$$

で拮抗することがわかる．より粗く，E_j^k の摂動 ΔE_j^k は Δa_k と ΔQ_k の大きさが

$$|\Delta a_k| \quad \approx \quad \frac{|\Delta Q_k|}{|Q_k|} \cdot |x_j - a_k|^2$$

のときに同程度となるとしてよい．

この式から各 Δa_k や ΔQ_k の $\Delta \mathcal{J}$ への寄与は，観測点の集合

$$\mathcal{O} = \{x_j \mid 1 \leq j \leq M\}$$

に対して $x_j \in \mathcal{O}$ が $\mathrm{dist}\,(a_k, \mathcal{O})$ を達成するときの E_j^k において最も大きく，従って関係

$$|\Delta a_k| \quad \approx \quad \frac{|\Delta Q_k|}{|Q_k|} \mathrm{dist}\,(a_k, \mathcal{O})^2 \tag{3.21}$$

が成り立つこともわかる．

通常の設定である $|\Delta Q_k|/|Q_k| \approx 1$ の場合には approaching において素片は $\mathcal{O}$ との距離の二乗に比例した摂動しかしない．すなわち観測点に近いほど素片の位置が動きにくく，その度合いが最も近い観測点とその素片のいる位置

3.6 その他のサブルーティン

との距離の二乗に比例する．素片が観測点の近くに捕捉される現象が生ずるのは，この理由による．

逆に素片のモーメントの摂動を

$$\frac{|\Delta Q_k|}{|Q_k|} \approx \text{dist}\,(a_k, \mathcal{O})^{-2}$$

とれば $|\Delta a_k| \approx 1$ が実現するが，その場合は観測点の近くでは素片がモーメントを大きく揺れ動かしながらその位置を変更することになり，数値的な安定性や信頼度，表示の方法などいろいろな問題が生じてくる．電流素片分布法で適用したように，観測点の近くの素片をランダムに遠くにとばすのも 1 つの方法であるが，この方法では精度の改善をいったん放棄して approaching を駆動させることになる．本質的な改善ではなく収束性も悪い．

biasing という方法では，上の理論式 (3.21) を用いてモーメントと位置の摂動バイアスを掛ける．すなわち，通常通り $|\Delta a_k| \approx |\Delta Q_k|$ とする代わりにモーメントと位置の摂動を強制的に $1 : |Q_k|\text{dist}(a_k, \mathcal{O})^{-2}$ の比で行うように設定する．この式で，観測点が球面 $\partial\Omega$ または半球面 $\partial\Omega_+$ 上，十分密にちりばめられているときは，$\text{dist}\,(a_k, \mathcal{O})^2$ を $\text{dist}\,(a_k, \partial\Omega)^2$ または $\text{dist}\,(a_k, \partial\Omega_+)^2$ に置き換えてもよい．

素片が相当程度に集まってきた段階で **under-determined quantization** というサブルーティンを駆動させる方法もある．これは binding において covering ball を 1 つ選び，その中の素片のみを melting するもので，このようにするとその covering ball の素片は全体として 1 つの磁場源を近似的に表示するようになる．その際，すべてのデータを使用すると過剰決定系となり melting が不可能であるので，観測データは球内の素片数に応じてランダムにいくつか選んで不足決定系にすることが必要である．

streaming というサブルーティンではこの際に biting を行わず

$$\sum_{a_k, a_{k'} \in B(y_j, \varepsilon), k \neq k'} \frac{Q_k}{|Q_k|} \cdot \frac{Q_{k'}}{|Q_{k'}|}$$

を増加させるように melting する．ただし $B(y_j, \varepsilon)$ は取り扱う covering ball で

ある．さらに **sparking** というサブルーティンでは，素片が集まってきた段階で各 covering ball 毎にその内部の素片をそれらの線形和で置き換える．

本節で述べたモーメントに関するサブルーティンのうちでは，特に biting を用いた under-detemined quantization と sparking の組み合わせが良く用いられている．

問題 3.4 (3.19), (3.20) を示せ．

3.7 プログラミング上の注意

モーメントの問題とは別に **hole** という現象があり，過剰決定系・不足決定系どちらの場合でも，この現象をケアしておく必要がある．これは (3.18) の右辺の特殊性によるもので，例えば頭皮に向かう磁場源は法成分では観測されないし，素片が頭皮の近くを巡回するような状況になると精度の改善が難しい．これらをそれぞれ **degenerate hole**, **looping hole** と呼ぶ．degenerate hole は脳中心部の磁場源として残ることが多い．

実は looping hole は，§3.2 で述べた melting を行わない電流素片分布法によるデータ分析で，パターンの形成として観察されていたものである．このようなパターンは binding によって素片をクラスタし，sparking で素片数を減らしていけば次第に解消することができる．また biting を工夫すると，これらの hole を避けることができる．covering ball を収縮するときに，縮め方を位置の摂動量と同じ半径までにとどめておく方法や，covering ball 内に 1 つしか素片が残らなかった場合にはその ball は biting しないとする方法が有効である．

これまで，平行最適化によるクラスタリングについて様々な理論的な考察を加えてきたが，プログラミングにおいてはこれらの概念を上手に取り込むことが必要で，理論式を文字通り当てはめるのは実際的ではない．例えば freezing zone については反復列が実効的に動かなくなった状態として認識させ，通常は理論式をそのまま適用することはしない．すなわち freeze したときの誤差をもって freezing zone と定義し，この誤差からが大きく離れたときは再び approaching が駆動するように設定する．また次の freezing が起こったとき

は，そのときの誤差に更新して freezing zone を再定義する．

　大枠は決まっていても，理論やサブルーティンの適用の仕方にはこのように様々な自由度があり，プログラマーによっていろいろな特徴をもったソフトが開発され，実データの分析が行われている．

　最近提案された新しいスキーム **ENIDM** (element number increasing and decreasing method) では，クラスタリングと反対に素片数を 1 から順に増やしていく．当然精度は上がっていくが，このとき精度向上率が低下を始めた段階で素片数を増やすのをやめて，一度だけ素片数を減少させる．クラスタリングと比べると単純だが，効率よくソースを再現することが確認されている[13]．

---

[13] 佐藤真，日本応用数理学会論文誌，**20** (2010), pp.265-288.

第4章 ◇ 細胞分子

　がんの征圧は人類共通の課題である．現在，日本人の成人の2人に1人ががんに罹患し，3人に1人ががんで亡くなる．またがんによる死因の9割が転移によるものである．突然変異によって生じたがん細胞が原発巣を離れ，転移するまでには様々な過程があり，いろいろな数理モデリングが試みられている．本節では初期浸潤過程において現出する細胞外マトリックス分解に関わる分子の結合・解離に関する細胞生物学モデルを数理モデルに置き換える試みを紹介する．

4.1 腫瘍形成

　がんは悪性腫瘍であり，無限増殖能・運動能・正常組織への浸潤能をもつ．がん細胞は，様々な刺激によって正常細胞が**突然変異**してできるものである．通常の細胞はおよそ40〜50回で細胞分裂しなくなるが，がん細胞は自己複製的で，制御の効かない無限増殖をする．増殖したがん細胞のコロニーは，やがて血管内皮細胞増殖因子 (vascular endothelial growth factor, VEGF) を分泌するようになる．

　血管新生 (angiogenesis) は既存の血管から新しい血管が形成される現象である．血管は基底膜と内皮細胞が作る管腔構造で，血液はその中を流れている．VEGFが内皮細胞 (endotherial cell, EC) の受容体に結合すると基底膜が分解され，内皮細胞の発芽 (sprout) が誘導される．芽から出た枝が細胞外マトリクス (extracelluler matrix, ECM) を通して移動し，腫瘍細胞をつなぐ毛細血管ネットワークが完成する．

　毛細血管ネットワークから酸素が供給され，細胞をつなぎとめている接着分子が分解されると，がん細胞は周辺組織に**浸潤** (invasion) する能力を獲得する．そしてついには血管内に入り込んで移動し，血管から外に出て遠隔臓器に**転移** (metastasis) する．

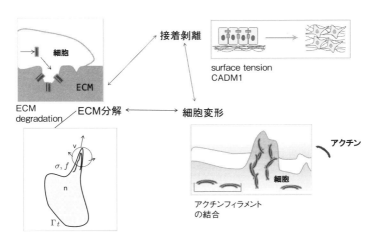

図 4.1 浸潤の 3 要素

生体は臓器 (organ)・組織 (tissue)・細胞 (cell)・細胞器官 (organelle)・細胞分子 (molecule)・遺伝子 (gene) といった階層をもっている．腫瘍形成イベントはこれらの階層が相互に関連して進行していく現象である．（図 4.1）

がん遺伝子は Bishop らによる Src の発見から始まる．ヒトでは Ras が最初に見つかり，がん抑制遺伝子も見つかっている．その後がん関連遺伝子が含まれるパスウェイに関心が移り，シグナル伝達系や遺伝子制御系が研究され，網羅的情報解析も進められるようになった[1]．

情報科学や統計科学と異なり，数理科学から細胞分子動態を見る場合には数理モデルが中心となる．数理モデルの基礎となるのは細胞生物学モデルである．**vitro**（シャーレ）で展開される細胞生物学実験は，**vivo**（生体）とは状況が異なることを前提とした上で生命現象の要因と因果律を探索する．細胞生物学モデルは細胞生物学実験に基づいて構築される．細胞生物学は数理科学と近い位置にいるのである．

---

[1] 田中博他 [31].

4.2 MT1-MMP

　がんの多くは**上皮細胞**にできる．上皮細胞は体外（**アピカル**）と体内（バーサル）に向かう2種類の**基底膜**で固定されている．がん細胞はアピカル側から入り，バーサルを突破して，**細胞外マトリクス(ECM)** に出ていく．そのときサブ細胞レベルで観察されるのが**細胞変形**，**ECM分解**，**接着剥離**である．浸潤の初期段階においては，この3つの要素が相互作用するが，その源は細胞内外の複雑な分子動態にある．

　一般に**アクチン**は細胞内にあってその骨格を作るものである．粒子状のGアクチンが鎖状に結合したものがFアクチンで，その結合・再結合によってがん細胞は自在に変形し，ECM（フィブロネクチン・コラーゲンなどからなる**細胞外基質**）に浸潤する．同時に各がん細胞は，**カドヘリンやインテグリン**による他細胞や細胞外基質との接着を剥離し，新たな接着を引き起こすことで**遊走**する．このときがん細胞内に発現するECM分解酵素が**MMP**（マトリックス・メタロプロテアーゼ）で，その活性化が浸潤の直接の引き金になっているものと考えられている．

　初期浸潤過程において，がん細胞の表面に**浸潤突起**(invadopodia)と呼ばれるものが現出し，ドリルのようなECM分解装置として働くことが知られている．**MT1-MMP** (Membrane type-1 matrix metalloproteinase) はこの浸潤突起の膜上に多数発現し，ECM分解だけなく，細胞内外のシグナル伝達の要となる**酵素**である．

　MT1-MMPは**細胞膜**を貫通する**膜タンパク**である．一般に腫瘍の悪性化は生体が本来もっている機構が制御不能になることで促進するが，MT1-MMPも，発生の段階では骨形成に関わる膜タンパクである．腫瘍形成での役割の1つは，以下で述べる基底膜分解酵素**MMP2**を活性化し浸潤・転移を促進すること，2つ目は**コラゲナーゼ（分解酵素）膜タンパク**として細胞外基質を分解すること，3つ目は細胞膜上の**機能性膜分子**を加工し，それらの悪性度を増強させることである．

　MT1-MMPは確かにコラーゲンI, II, IIIやラミニン1, 5を分解する．しかしこれらのタンパク質は細胞外基質にあるもので，バーサル側の基底膜に守ら

4.2 MT1-MMP

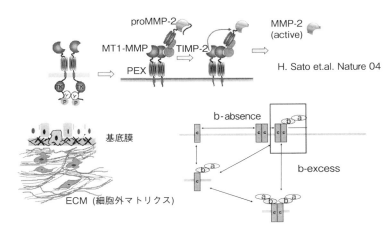

図 4.2 MT1-MMP

れている．そこで MT1-MMP は，基底膜を作るタンパク質コラーゲン IV を分解する**分泌性基底膜分解酵素**である **MMP2** を活性化する．MT1-MMP が MMP2 を効率的に活性化すると，MMP2 は細胞の直上にある基底膜（コラーゲン IV）を分解する．すると MT1-MMP をはじめとする酵素がその上の間質を分解し始めるのである（図 4.2）．

MMP2 が活性化される過程は生化学的にも興味深いものである．すなわち MT1-MMP の **2 量体**の片方に **TIMP2** というたんぱく質を介して MMP2 が結合した後，結合していない方の MT1-MMP によって MMP2 が TIMP2 から切断されることで達成されるのである（図 4.2）．以下はその1つのシナリオであり，細胞生物学モデルといってもよい[2]．

1. 細胞膜を貫通している MT1-MMP が2量体をつくる
2. その2量体の片側に，TIMP2 を足場とする MMP2 が結合する
3. すると2量体のうち，TIMP2-MMP2 と結合していない方の片割れが，TIMP2-MMP2 の結合を切断する
4. 切断された MMP2 が活性型になり，ECM（特に基底膜）分解を開始する

この過程は MT1-MMP, TIMP2, MMP2 の3種類のタンパク質が結合・解離す

---

[2] H. Sato et.al., Nature, **370** (1994), pp.61-65.

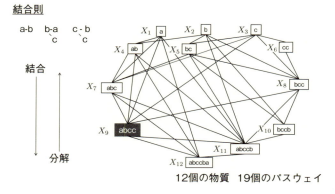

図 4.3 パスウェイモデル・結合則

る化学反応である．簡単のため MMP2, TIMP2, MT1-MMP を a, b, c で表す．

上のシナリオから，重合体 $abcc$ が MMP2 を活性化する基であることがわかる．a, c は直接結合せず，b を介してのみ $abcc$ が生成されるので，$abcc$ が形成されるためには初期状態において b はある程度存在しなければならない．しかし b がたくさんありすぎると，abc の重合体である $abccba$ が大量に作られてしまう．$abccba$ ではどちらの a も b に捕捉されて活性をもたず，b を切断することができない．こう考えると，b の初期値 b_0 に対する $abcc$ の平衡値 $abcc_\infty$ のグラフ $b_0 - abcc_\infty$ 曲線は鋭いピークをもつであろうことが推察できる．

a, b, c はどのような規則で結合するのであろうか．上述のシナリオからすると，最初に a と c は直接は結合せず，ともに b と結合する手をもっていることがわかる．同時に c は 2 量体 cc をつくるので同じ c と結合する手をもっていることがわかる．これ以外の結合手の可能性を否定することは難しいが，明示的にその存在を指摘した文献はない．そこで結合の規則として以下を仮定する．

1. a は b との結合手を 1 つもつ
2. b は a, c との結合手をそれぞれ 1 つずつもつ
3. c は b, c との結合手をそれぞれ 1 つずつもつ
4. これ以外の結合手は存在しない

簡単な推論から，この規則の下で 2 量体から 6 量体まで 9 種類の結合体ができ

ることがわかる（図 4.3）．

　細胞生物学実験によって a, b, c 単体の結合と重合体の解離（**素過程**）の反応速度が計測され，これらの数値は文献から得ることができる．一方，上記の 9 種類の結合体が生成される反応については，これらの結合体の存在そのものが実験的に検証することが難しく，反応速度も計測されていない．そこで，これらの反応は実質的には単体 a, b, c が何らかの分子で**修飾**されたものの素過程であるので，反応速度はその素過程のものを転用する．以上の約束の下で，酵素反応である各結合・解離パスの関連分子の濃度が**質量作用の法則**に従うとすると 12 連立の常微分方程式系が得られる．これが以下で述べる（修正）**清木・市川モデル**である[3]．

問題 4.1 a, b, c に関する規則から構成される結合体は，2 量体から 6 量体までの 9 種類であることを示せ．

4.3 質量作用の法則

　一般に，反応速度 k で A, B が結合して P が生成されることを

$$A + B \to P \quad (k) \tag{4.1}$$

と書く．質量作用の法則は溶液中の A, B, P の濃度 $[A], [B], [P]$ の時間変化に関する経験則で，それらを

$$\frac{d[A]}{dt} = -k[A][B], \quad \frac{d[B]}{dt} = -k[A][B], \quad \frac{d[P]}{dt} = k[A][B] \tag{4.2}$$

とするものである．(4.2) では A, B の質量保存則

$$\frac{d}{dt}([A] + [P]) = 0, \quad \frac{d}{dt}([B] + [P]) = 0 \tag{4.3}$$

---

[3] S. Kawasaki, D. Minerva, and T. Suzuki, preprint. 修正前の形は D. Hoshino et. al. PLoS Comp. Biol. **8** (4) (2012), e1002479. 実験に基づいて清木元治他が構築した生物モデル H. Sato et. al. Nature (1994) を，市川一寿他が数理モデルに翻訳．以下で記載する数理モデルでは，重合に関する数理的な仮説を立てて，いくつかの係数を修正．

が成り立っている．P が反応速度 ℓ で A, B に分解する反応

$$P \to A + B \quad (\ell) \tag{4.4}$$

に対しては

$$\frac{d[A]}{dt} = \ell[P], \quad \frac{d[B]}{dt} = \ell[P], \quad \frac{d[P]}{dt} = -\ell[P]$$

とし，(4.1), (4.4) が同時に起こっている場合には

$$\frac{d[A]}{dt} = -k[A][B] + \ell[P], \quad \frac{d[B]}{dt} = -k[A][B] + \ell[P]$$
$$\frac{d[P]}{dt} = k[A][B] - \ell[P] \tag{4.5}$$

とする．いずれの場合も質量保存則 (4.3) が成り立つ．

A の重合

$$A + A \to P \quad (k) \tag{4.6}$$

については

$$\frac{d[A]}{dt} = -2k[A]^2, \quad \frac{d[P]}{dt} = k[A]^2 \tag{4.7}$$

とするのが妥当であろう（**質量作用 2 倍則**）．この法則の妥当性は，(4.7) において $P = 2A$ と見た A 分子の保存則

$$\frac{d}{dt}([A] + 2[P]) = 0 \tag{4.8}$$

が成り立つことにある．2量体の解離

$$P \to A + A \quad (\ell) \tag{4.9}$$

についても

$$\frac{d[A]}{dt} = 2\ell[P], \quad \frac{d[P]}{dt} = -\ell[P] \tag{4.10}$$

を使うと保存則 (4.8) が得られる．

4.3 質量作用の法則

B と，A で修飾された B との結合・解離

$$AB + B \to P \quad (k), \qquad P \to AB + B \quad (\ell) \qquad (4.11)$$

の場合には

$$\frac{d[AB]}{dt} = -k[AB][B] + \ell[P], \quad \frac{d[B]}{dt} = -k[AB][B] + \ell[P]$$

$$\frac{d[P]}{dt} = k[AB][B] - \ell[P] \qquad (4.12)$$

を用いれば，A 分子，B 分子それぞれの質量保存が

$$\frac{d}{dt}([AB] + [P]) = 0, \quad \frac{d}{dt}([B] + [AB] + 2[P]) = 0 \qquad (4.13)$$

の形で成り立つ．

(4.11) が，単に B の重合によって $P_1 = AB \cdot B$ が生成されるだけでなく，A, B の結合による $P_2 = B \cdot AB$ の生成も含んでいる場合には，このパスは

$$AB + B \to P_1 \quad (k_1), \qquad P_1 \to AB + B \quad (\ell_1)$$

と

$$AB + B \to P_2 \quad (k_2), \qquad P_2 \to AB + B \quad (\ell_2)$$

の複合パスと見なさなければならない．この場合も質量作用 2 倍則を使わない

$$\frac{d[AB]}{dt} = -(k_1 + k_2)[AB][B] + \ell_1[P_1] + \ell_2[P_2]$$

$$\frac{d[B]}{dt} = -(k_1 + k_2)[AB][B] + \ell_1[P_1] + \ell_2[P_2]$$

$$\frac{d[P_1]}{dt} = k_1[AB][B] - \ell_1[P], \quad \frac{d[P_2]}{dt} = k_2[AB][B] - \ell_2[P_2]$$

で書けば，A, B 分子の質量保存則

$$\frac{d}{dt}([AB] + [P_1] + [P_2]) = 0$$

$$\frac{d}{dt}([B] + [AB] + 2[P_1] + 2[P_2]) = 0$$

を得ることができる．

以上は質量保存から見た重合規則の解釈であるが，反応速度から考えると (4.7), (4.10) を組み合わせた

$$\frac{d[A]}{dt} = -2k[A]^2 + 2\ell[P], \quad \frac{d[P]}{dt} = k[A]^2 - \ell[P] \qquad (4.14)$$

は，反応 (4.6), (4.9) において A はその 1 回の重合で分子 2 個が失われ，P の 1 回の解離で分子 2 個が供給されることを表していると考えることができる．この反応速度の観点からすると，以下で述べるように，修飾分子の重合・解離に関して適用すべき別の 2 倍則が浮かび上がってくる．

最初に A が BB と重合・解離する場合を考えよう．$P_1 = A \cdot BB$ と $P_2 = BB \cdot A$ は重合体としては区別できないのでこれをともに P とおき，反応則 (4.1), (4.4) をそのまま使えば

$$\frac{d[A]}{dt} = -k[A][BB] + \ell[P], \quad \frac{d[BB]}{dt} = -k[A][BB] + \ell[P]$$
$$\frac{d[P]}{dt} = k[A][BB] - \ell[P] \qquad (4.15)$$

となる．このとき A, B 分子の質量保存は

$$\frac{d}{dt}([A] + [P]) = 0, \quad \frac{d}{dt}(2[BB] + 2[P]) = 0 \qquad (4.16)$$

の形で成立する．

しかし P_1, P_2 は重合体としては区別されないが結合の契機は 2 倍あると考え

$$A + BB \to P \quad (2k), \qquad P \to A + BB \quad (\ell) \qquad (4.17)$$

とする方法もあり得るだろう．このとき (4.15) は

$$\frac{d[A]}{dt} = -2k[A][BB] + \ell[P], \quad \frac{d[BB]}{dt} = -2k[A][BB] + \ell[P]$$

$$\frac{d[P]}{dt} = 2k[A][BB] - \ell[P] \tag{4.18}$$

となるが，保存則 (4.16) は健在である．実際 (4.18) は (4.15) の 2 倍の速度で反応が進むだけであり，(4.15) の時間変数を 2 倍したものが (4.18) に他ならない．すなわち，両者の違いは修飾分子の反応速度の定め方の問題であって，質量作用 2 倍則 (4.7), (4.10) とは意味合いを異にする．しかし，反応の機会を考えれば，(4.18) の方が合理的であるとすることができる．

(4.18) を**反応速度 2 倍則**と呼ぶことにすると，同じように解離の機会が 2 倍あると考えるべき分子の結合様式もあり得る．また修飾分子の重合が系全体で同じ反応速度で進むと考えられるときは，(4.12) を変更した方が合理的な場合がある．以上については次節で考察する．

問題 4.2 2 種類の「原子」A, B があり，$(A, A), (A, B), (B, B)$ の結合・解離反応速度はそれぞれ $(k_1, \ell_1), (k_2, \ell_2), (k_3, \ell_3)$ であるとする．このとき質量作用 2 倍則，反応速度 2 倍則を適用して，複合パス

$$AB + AB \leftrightarrow P_1 + P_2 + P_3$$

のモデルを与えよ．ただし $P_1 = BA \cdot AB, P_2 = AB \cdot AB, P_3 = AB \cdot BA$ とする．

4.4 パスモデル

最初に清木・市川モデルにもどる．単体 a, b, c の結合則から，2 量体 ab, bc, cc, 3 量体 abc, bcc, 4 量体 $abcc, bccb$, 5 量体 $abccb$, 6 量体 $abccba$ までが合成されることがわかる．以下簡単のため，

$$[a] = X_1, \quad [b] = X_2, \quad [c] = X_3, \quad [ab] = X_4$$
$$[bc] = X_5, \quad [cc] = X_6, \quad [abc] = X_7, \quad [bcc] = X_8$$
$$[abcc] = X_9, \quad [bccb] = X_{10}, \quad [abccb] = X_{11}, \quad [abccba] = X_{12}$$

と置く．$X_i = X_i(t), i = 1, \cdots, 12$ は時間の関数となる．MMP2 活性化の指標となる着眼物質 $abcc$ の濃度が X_9 で，閾値曲線 $b_0 - abcc_\infty$ において，$b_0 = X_2(0), abcc_\infty = X_9(\infty)$ である．

上記の9種類の結合体が形成される経路（パスウェイ）は19本あり，かなり複雑である．しかし修飾分子の反応速度に関する仮定から，この19本は $a-b$, $b-c$, $c-c$ の結合・解離の3種類に分類される．すなわち素過程としては

$$a + b \to ab \ (k_1), \quad ab \to a + b \ (\ell_1)$$
$$b + c \to bc \ (k_2), \quad bc \to b + c \ (\ell_2)$$
$$c + c \to cc \ (k_3), \quad cc \to c + c \ (\ell_3) \tag{4.19}$$

で記述することができる．そこで必要に応じて質量作用や反応速度の2倍則を適用して，12連立の常微分方程式系を導出してみよう．

反応定数については，いくつかの文献を調べることで実験値のばらつきを緩和する．清木・市川モデルでは

$$k_1 = 2.1 \times 10^7, \ k_2 = 2.74 \times 10^6, \ k_3 = 2.0 \times 10^{-4} \quad [M^{-1}s^{-1}]$$
$$\ell_1 = 0, \ \ell_2 = 2.0 \times 10^{-4}, \ \ell_3 = 1.0 \times 10^{-2} \quad\quad [s^{-1}]$$

としている．$\ell_1 = 0$ は大きな特徴であるが，本書では記号 $k_1, k_2, k_3, \ell_1, \ell_2, \ell_3$ を使用して記述を統一する．これらのパラメータの設定により，シミュレーションは実時間での各分子数の変動を表示する．

2倍則を組み込んだ修正モデルを立てる前に，構造がより簡単な a が存在しない系を考える．この場合の反応としては b, c の結合解離と c と c の結合解離で，これらの反応速度はそれぞれ $(k_2, \ell_2), (k_3, \ell_3)$ である．このとき可能な結合体は $b, c, bc, cc, bcc, bccb$ の6種類で，これらの濃度を $[b] = X_2, [c] = X_3$, $[bc] = X_5, [cc] = X_6, [bcc] = X_8, [bccb] = X_{10}$ とする．このときモデルは，全ての反応パスを集積して次のように書かれる（図4.4）：

1. $\dfrac{dX_2}{dt} = -k_2 X_2 X_3 + \ell_2 X_5 - 2k_2 X_2 X_6 + \ell_2 X_8 - k_2 X_2 X_8 + 2\ell_2 X_{10}$

2. $\dfrac{dX_3}{dt} = -k_2 X_2 X_3 + \ell_2 X_5 - k_3(2X_3^2 + 2X_5 X_3) + \ell_3(2X_6 + X_8)$

3. $\dfrac{dX_5}{dt} = k_2 X_2 X_3 - \ell_2 X_5 - k_3(2X_5 X_3 + 2X_5^2) + \ell_3(X_8 + 2X_{10})$

4. $\dfrac{dX_6}{dt} = k_3 X_3^2 - 2k_2 X_6 X_2 + \ell_2 X_8 - \ell_3 X_6$

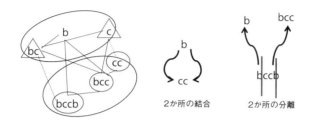

図 4.4 b, c の重合・解離

5. $\dfrac{dX_8}{dt} = 2k_2 X_2 X_6 - \ell_2 X_8 + 2k_3 X_3 X_5 - \ell_3 X_8 - k_2 X_8 X_2 + 2\ell_2 X_{10}$

6. $\dfrac{dX_{10}}{dt} = k_2 X_2 X_8 - 2\ell_2 X_{10} + k_3 X_5^2 - \ell_3 X_{10}$ (4.20)

(4.20) において第 1, 第 4 方程式の $X_2 X_6$ に $-2k_2$, 第 5 方程式の $X_2 X_6$ に $2k_2$ が掛かっているのは, (4.1), (4.4) から (4.17) を導出した原理による. 同じように $bccb$ で b, c が解離する場所は 2 つあるので, 第 1, 第 5 式の X_{10} には $2\ell_2$, 第 6 式の X_{10} には $-2\ell_2$ が掛かっている.

第 2 式の X_3^2, 第 3 式の X_5^2, 第 5 式の $X_3 X_5$ に $-2k_3$ または $2k_3$ が掛かっているのは (4.1), (4.4) から (4.14) が得られるのと同じであるが, このモデルでは第 2, 3 式において, これらのクロス項である $X_5 X_3$ にも $-2k_3$ を掛けている. 前節において (4.14) は重合の反応速度 k から得られることを確認したが, ここで用いたこの操作は, 系全体として c の重合が反応速度 k_3 で起こっていることを表している. 実際 $X_3, X_5, X_6, X_8, X_{10}$ が絡むこの反応は, まとめて

$$2(X_3 + X_5) \to X_6 + X_8 + X_{10} \quad (k_3)$$
$$X_6 + X_8 + X_{10} \to 2(X_3 + X_5) \quad (\ell_3) \quad (4.21)$$

となる. (4.21) 第 1 式によって (X_3, X_5) が衝突する契機は (X_3, X_3) や (X_5, X_5) が衝突する契機の 2 倍となることがわかる.

(4.21) は次のような意味ももっている. まず c の重合についてアクティブな

分子 X_3, X_5 を c 類とする．b, c の結合の規則から c の重合は1回限りなので，c の重合を介して c 類から生成される分子 X_6, X_8, X_{10} はすべて非 c 類である．このとき (4.21) は系全体として，c 類1単位同士の重合・解離で c 類2単位がそれぞれ消滅・生成することを表している．

　(4.20) で用いた2倍則の効果はシミュレーションにはほとんど現れないが，質量保存や反応パスの分類を考えると，数式上で整然とした帰結を与える．最初に b の質量保存について考えると，各分子単体での b の数を考慮して全体では $X_2 + X_5 + X_8 + 2X_{10}$ であり，実際に，(4.20) から

$$\frac{d}{dt}(X_2 + X_5 + X_8 + 2X_{10}) = 0 \tag{4.22}$$

を示すことができる．同様に，c について数えた質量保存則

$$\frac{d}{dt}(X_3 + X_5 + 2X_6 + 2X_8 + 2X_{10}) = 0 \tag{4.23}$$

も (4.20) から確認することができる．

　(4.20) では質量保存だけではなく，反応速度も整合している．ここで発生している反応は (b,c) と (c,c) の結合・解離だけである．後者はまとめて (4.21) で記述した．c 類の結合規則からすると

$$\frac{d}{dt}(X_3 + X_5) = -2k_3(X_3 + X_5)^2 + 2\ell_3(X_6 + X_8 + X_{10})$$

$$\frac{d}{dt}(X_6 + X_8 + X_{10}) = k_3(X_3 + X_5)^2 - \ell_3(X_6 + X_8 + X_{10}) \tag{4.24}$$

が成り立つはずであるが，実際にモデル (4.20) から (4.24) を導出することができる．一方，前者（(b,c) の結合・解離）については

$$X_2 + (X_3 + 2X_6 + X_8) \to X_5 + X_8 + 2X_{10} \quad (k_2)$$

$$X_5 + X_8 + 2X_{10} \to X_2 + (X_3 + 2X_6 + X_8) \quad (\ell_2) \tag{4.25}$$

と記述できる．(4.25) において，X_6 の係数2は b と結合するアクティブな c が2つあること，X_{10} の係数2は (b,c) が解離する場所が2か所あることを表している．実際にモデル (4.20) から

$$\frac{dX_2}{dt} = -k_2 X_2 (X_3 + 2X_6 + X_8) + \ell_2 (X_5 + X_8 + 2X_{10})$$

$$\frac{d}{dt}(X_3 + 2X_6 + X_8) = -k_2 X_2 (X_3 + 2X_6 + X_8) + \ell_2 (X_5 + X_8 + 2X_{10})$$

$$\frac{d}{dt}(X_5 + X_8 + 2X_{10}) = k_2 X_2 (X_3 + 2X_6 + X_8) - \ell_2 (X_5 + X_8 + 2X_{10})$$

を示すことができる.

以上の準備の下で変数を 1 つ増やし,a も含めた全体の結合・解離系 (4.19) を考える.実際 (4.19) の最初のカテゴリーは($\ell_1 = 0$ に注意して)

$$X_1(a) + X_2(b) \to X_4(ab)$$
$$X_1(a) + X_5(bc) \to X_7(abc)$$
$$X_1(a) + X_8(bcc) \to X_9(abcc)$$
$$X_1(a) + X_{10}(bccb) \to X_{11}(abccb)$$
$$X_1(a) + X_{11}(abccb) \to X_{12}(abccba) \qquad (4.26)$$

の 5 本,第 2 のカテゴリーは

$$X_2(b) + X_3(c) \leftrightarrow X_5(bc)$$
$$X_2(b) + X_6(cc) \leftrightarrow X_8(bcc)$$
$$X_2(b) + X_8(bcc) \leftrightarrow X_{10}(bccb)$$
$$X_2(b) + X_9(abcc) \leftrightarrow X_{11}(abccb) \qquad (4.27)$$

および

$$X_4(ab) + X_3(c) \leftrightarrow X_7(abc)$$
$$X_4(ab) + X_6(cc) \leftrightarrow X_9(abcc)$$
$$X_4(ab) + X_8(bcc) \leftrightarrow X_{11}(abccb)$$
$$X_4(ab) + X_9(abcc) \leftrightarrow X_{12}(abccba) \qquad (4.28)$$

の 8 本,最後のカテゴリーが

$$X_3(c) + X_3(c) \leftrightarrow X_6(cc)$$
$$X_3(c) + X_5(bc) \leftrightarrow X_8(bcc)$$
$$X_3(c) + X_7(abc) \leftrightarrow X_9(abcc), \tag{4.29}$$

$$X_5(bc) + X_5(bc) \leftrightarrow X_{10}(bccb)$$
$$X_5(bc) + X_7(abc) \leftrightarrow X_{11}(abccb) \tag{4.30}$$

および

$$X_7(abc) + X_7 \leftrightarrow X_{12}(abccba) \tag{4.31}$$

の6本である.

これらをまとめ,上述の質量作用2倍則,反応速度2倍則を適用したのが次のモデルである.

$$\frac{dX_1}{dt} = -k_1 X_1(X_2 + X_5 + X_8 + 2X_{10} + X_{11})$$

$$\frac{dX_2}{dt} = -k_1 X_1 X_2 - k_2 X_2(X_3 + 2X_6 + X_8 + X_9)$$
$$+ \ell_2(X_5 + X_8 + 2X_{10} + X_{11})$$

$$\frac{dX_3}{dt} = -k_2 X_3(X_2 + X_4) - k_3 X_3(2X_3 + 2X_5 + 2X_7)$$
$$+ \ell_2(X_5 + X_7) + \ell_3(2X_6 + X_8 + X_9)$$

$$\frac{dX_4}{dt} = k_1 X_1 X_2 - k_2 X_4(X_3 + 2X_6 + X_8 + X_9)$$
$$+ \ell_2(X_7 + X_9 + X_{11} + 2X_{12})$$

$$\frac{dX_5}{dt} = -k_1 X_1 X_5 + k_2 X_2 X_3 - k_3 X_5(2X_3 + 2X_5 + 2X_7)$$
$$- \ell_2 X_5 + \ell_3(X_8 + 2X_{10} + X_{11})$$

$$\frac{dX_6}{dt} = k_3 X_3^2 - 2k_2 X_6(X_2 + X_4) + \ell_2(X_8 + X_9) - \ell_3 X_6$$

$$\frac{dX_7}{dt} = k_1 X_1 X_5 + k_2 X_3 X_4 - k_3 X_7(2X_3 + 2X_5 + 2X_7)$$
$$- \ell_2 X_7 + \ell_3(X_9 + X_{11} + 2X_{12})$$

4.4 パスモデル

$$\frac{dX_8}{dt} = -k_1 X_1 X_8 + 2k_2 X_2 X_6 - k_2 X_8 (X_2 + X_4) + 2k_3 X_3 X_5$$
$$+ \ell_2 (-X_8 + 2X_{10} + X_{11}) - \ell_3 X_8$$

$$\frac{dX_9}{dt} = k_1 X_1 X_8 - k_2 X_9 (X_2 + X_4) + 2k_2 X_4 X_6 + 2k_3 X_3 X_7$$
$$+ \ell_2 (-X_9 + X_{11} + 2X_{12}) - \ell_3 X_9$$

$$\frac{dX_{10}}{dt} = -2k_1 X_1 X_{10} + k_2 X_2 X_8 + k_3 X_5^2 - 2\ell_2 X_{10} - \ell_3 X_{10}$$

$$\frac{dX_{11}}{dt} = k_1 X_1 (2X_{10} - X_{11}) + k_2 X_2 X_9 + k_2 X_4 X_8 + 2k_3 X_5 X_7$$
$$- 2\ell_2 X_{11} - \ell_3 X_{11}$$

$$\frac{dX_{12}}{dt} = k_1 X_1 X_{11} + k_2 X_4 X_9 + k_3 X_7^2 - 2\ell_2 X_{12} - \ell_3 X_{12} \tag{4.32}$$

初期値については実験データを参考に

$$X_1(0) = 10^{-6}, \quad X_2(0) = 0.5 \sim 1 \times 10^{-6}, \quad X_3(0) = 10^{-6} \quad [\text{M}] \tag{4.33}$$

とする．$X_i(0) = 0, i = 4, \cdots, 12$ は言うまでもない．

これでモデルができたので，数値シミュレーションを実行する．数値シミュレーションについては様々なツールが開発されているので，必要に応じて環境を整える．最初に確認すべきことは $X_2(0)$-$X_9(\infty)$ 曲線のピークであるが，定常状態に至っているかを判定するためには，その遷移過程を観察する必要がある．パス解析と解の表示は，そのとき強力な役割を果たす．

問題 4.3 (4.20) において，質量保存則 (4.22), (4.23), 化学反応分類則 (4.24), (4.25) が成り立つことを示せ．

問題 4.4 清木・市川モデルのパスをわかりやすく図示せよ．次に質量作用の法則によって (4.32) を導出せよ．

4.5 パス解析

常微分方程式系 (4.32) において,質量保存や反応速度の整合は実現されているであろうか.必要に応じて数式処理ソフトも活用し,数学解析してみよう.

最初に $X_i(t) \geq 0, i = 1, \cdots, 12,$ を確認する.実際 dX_i/dt の右辺において負の係数がついているものはいずれも X_i が掛かっている.このことから比較定理によって $X_i(t) \geq 0$ を示すことができる.

次に質量保存則を確認する.$X_i, i = 1, \cdots, 12,$ の分子構造から,a, b, c の総濃度はそれぞれ

$$X_1 + X_4 + X_7 + X_9 + X_{11} + 2X_{12}$$
$$X_2 + X_4 + X_5 + X_7 + X_8 + X_9 + 2X_{10} + 2X_{11} + 2X_{12}$$
$$X_3 + X_5 + 2X_6 + X_7 + 2X_8 + 2X_9 + 2X_{10} + 2X_{11} + 2X_{12} \quad (4.34)$$

に等しい.(4.32) を用いると,実際に

$$\frac{d}{dt}(X_1 + X_4 + X_7 + X_9 + X_{11} + 2X_{12}) = 0$$
$$\frac{d}{dt}(X_2 + X_4 + X_5 + X_7 + X_8 + X_9 + 2X_{10} + 2X_{11} + 2X_{12}) = 0$$
$$\frac{d}{dt}(X_3 + X_5 + 2X_6 + X_7 + 2X_8 + 2X_9 + 2X_{10} + 2X_{11} + 2X_{12}) = 0 \quad (4.35)$$

であり,a, b, c の質量保存が成り立っていることがわかる.

(4.32) 右辺の各項は $k_i X_j X_k$ と $\ell_i X_j$ の形をしている.前者は分子の重合によるもので,パスの数 19 個だけある.次に後者は分子の解離に関するもので X_i の単独形に係数 ℓ がついている.X_1, X_2, X_3 の他,$\ell_1 = 0$ のため $X_4 = [ab]$ も分解しない.

dX_i/dt の右辺は ℓ_2, ℓ_3 の両方に関わるものと片方だけに関わるものとがある.これらを数えると両方に関わるもの 5,片側だけのもの 3 で,項としては $2 \times 5 + 3 = 13$ 個になる.総計 $19 + 13 = 32$ 項の $k_i X_j X_k, \ell_i X_j$ を $Y_1, \cdots, Y_{32}$ として,(4.32) の右辺をこれらの線形結合と見なすと 12×32 の係数行列 A が得られる.$c = (c_1, \cdots, c_{12})$ を A の左零元とすれば

4.5 パス解析

$$\sum_{k=1}^{12} c_k \frac{dX_k}{dt} = 0$$

であり，$\sum_k c_k X_k$ は (4.32) の保存量となる．実は A の左零元を求めるというこの方法で，3つの保存量 (4.35) をすべて再現することができる．

A の左零空間は ${}^t A$ の核 $N({}^t A)$ と同型である．数式処理ソフトなどを使うと

$$\dim N({}^t A) = 3$$

で，その基底として例えば

$$e_1 = (0, -1, 1, -1, 0, 2, 0, 1, 1, 0, 0, 0)$$
$$e_2 = (-1, 1, 0, 0, 1, 0, 0, 1, 0, 2, 1, 0)$$
$$e_3 = (2, 0, -1, 2, -1, -2, 1, -2, 0, -2, 0, 2)$$

を得る．従って (4.32) に対しては，上記の方法ですべての保存則が抽出できたことになる．実際，質量保存する分子の線形結合を表す (4.34) の係数ベクトル

$$e_1' = (1, 0, 0, 1, 0, 0, 1, 0, 1, 0, 1, 2)$$
$$e_2' = (0, 2, 0, 1, 1, 0, 1, 1, 1, 2, 2, 2)$$
$$e_3' = (0, 0, 1, 0, 1, 2, 1, 2, 2, 2, 2, 2)$$

は線形独立で，e_1, e_2, e_3 の線形結合であり，e_1', e_2', e_3' は A の左零空間の基底である．また (4.32) の軌道は $\mathbf{R}^{12}$ を3つの保存則 (4.34) で同一視した商空間 $\mathcal{X}$ 上に実現されている．特に

$$N({}^t A) \oplus R(A) \cong \mathbf{R}^{12}$$

より，$\mathcal{X}$ は A の値域 $R(A)$ と同型である．

質量保存の次の視点は，19本のパスの3つの分類である．これはモデリングにおいて，データが不十分であることから修飾分子の反応定数を素過程の反応定数で転用したことに由来するが，この転用を2倍則を用いて反応速度の整

合という視点に置き換えると，逆に解の構造を数学的に明確にすることができる．

最初に，結合 a-b に関する (4.26) については，X_{10} に対する反応速度 2 倍則に注意し，まとめて

$$X_1 + (X_2 + X_5 + X_8 + 2X_{10} + X_{11}) \to X_4 + X_7 + X_9 + X_{11} + X_{12} \quad (k_1)$$

と記述する．ここから反応則

$$\frac{dX_1}{dt} = -k_1 X_1 (X_1 + X_5 + X_8 + 2X_{10} + X_{11})$$

$$\frac{d(X_2 + X_5 + X_8 + 2X_{10} + X_{11})}{dt}$$
$$= -k_1 X_1 (X_2 + X_5 + X_8 + 2X_{10} + X_{11}) \quad (4.36)$$

が導かれ，モデル (4.32) を用いて確認することができる．(4.35) 第 1 式で a に対する質量保存則を抽出しているので，この (4.36) の 2 つが独立な関係式として加わる．ただし，(4.36) 第 1 式は (4.32) 第 1 式と同じである．

次に，結合 b-c に関する (4.27)-(4.28) については反応速度 2 倍則を適用し，まとめて

$$(X_2 + X_4) + (X_3 + 2X_6 + X_8 + X_9)$$
$$\to X_5 + X_7 + X_8 + X_9 + 2X_{10} + 2X_{11} + 2X_{12} \quad (k_2)$$
$$X_5 + X_7 + X_8 + X_9 + 2X_{10} + 2X_{11} + 2X_{12}$$
$$\to (X_2 + X_4) + (X_3 + 2X_6 + X_8 + X_9) \quad (\ell_2)$$

と記述することができ，同様に

$$\frac{d(X_2 + X_4)}{dt} = -k_2(X_2 + X_4)(X_3 + 2X_6 + X_8 + X_9)$$
$$+ \ell_2(X_5 + X_7 + X_8 + X_9 + 2X_{10} + 2X_{11} + 2X_{12})$$
$$\frac{d(X_3 + 2X_6 + X_8 + X_9)}{dt} = -k_2(X_2 + X_4)(X_3 + 2X_6 + X_8 + X_9)$$
$$+ \ell_2(X_5 + X_7 + X_8 + X_9 + 2X_{10} + 2X_{11} + 2X_{12}) \quad (4.37)$$

が得られる．

最後に結合 c-c に関する (4.29), (4.30) は

$$2(X_3 + X_5 + X_7) \to X_6 + X_8 + X_9 + X_{10} + X_{11} + X_{12} \quad (k_3)$$
$$X_6 + X_8 + X_9 + X_{10} + X_{11} + X_{12} \to 2(X_3 + X_5 + X_7) \quad (\ell_3) \quad (4.38)$$

とまとめられ，前節と同様にして 2 倍則による反応速度の整合性から

$$\frac{d}{dt}(X_3 + X_5 + X_7)$$
$$= -2k_3(X_3 + X_5 + X_7)^2 + 2\ell_3(X_6 + X_8 + X_9 + X_{10} + X_{11} + X_{12})$$
$$\frac{d}{dt}(X_6 + X_8 + X_9 + X_{Z10} + X_{11} + X_{12})$$
$$= k_2(X_3 + X_5 + X_7)^2 - \ell_2(X_6 + X_8 + X_{10} + X_{11} + X_{12}) \quad (4.39)$$

を導出することができる．

次節で述べるように，以上の関係式によって $X_i(t)$, $i = 1, \cdots, 12$ はすべて，厳密表示をもつことがわかる．

問題 4.5 $X_i(t) \geq 0$, $i = 1, \cdots, 12$ を示せ．ヒント：最初に右辺で X_i の掛かっていない X_j をすべて X_j^+ に置き換えた方程式系を考える．その方程式系の解に対して比較定理を適用して $X_i(t) \geq 0$, $i = 1, \cdots, 12$ を示す．次にもとのモデルの解の一意性を使う．

問題 4.6 質量保存則 (4.35) と反応則 (4.36), (4.37), (4.39) を確認せよ．

問題 4.7 前問の質量保存，反応則の基盤となっている 2 倍則の由来を個々の項について説明せよ．

4.6　解の表示

質量保存則 (4.3) を用いると素過程 (4.5) の解を厳密表示することができる．実際，定数

$$[A] + [P] = a, \quad [B] + [P] = b$$

を用いて第 3 式を

$$\frac{d[P]}{dt} = k(a-[P])(b-[P]) - \ell[P] \tag{4.40}$$

と書き直す．**特性方程式**

$$k(a-X)(b-X) - \ell X = 0$$

の解 z_1, z_2 を用いて，例えば $z_1 \neq z_2$, $[P](0) \neq z_2$ のときは，表示

$$[P](t) = \frac{z_1 - C z_2 e^{k(z_1-z_2)t}}{1 - C e^{k(z_1-z_2)t}}, \quad C = \frac{[P](0) - z_1}{[P](0) - z_2} \tag{4.41}$$

が得られる．一般に (4.40) を**ロジスティック方程式**という．

A を正方行列とした場合の連立線形常微分方程式の初期値問題

$$\frac{dX}{dt} = AX, \quad X(0) = X_0 \tag{4.42}$$

は A の指数関数

$$e^{tA} = \sum_{k=0}^{\infty} \frac{A^k}{k!} t^k$$

を用いて

$$X(t) = e^{tA} X_0$$

で与えられるので，A のジョルダン標準形を求めれば厳密表示することができる．従って基本的なのは A の固有値を求めることである．

また一般に非斉次項の入った1階線形方程式系の初期値問題

$$\frac{dX}{dt} = A(t)X + f(t), \quad X(0) = X_0 \tag{4.43}$$

は**定数変化法**で解くことができる．例えば $A(t) = A$ が定数行列の場合はその指数関数を用いて

$$X(t) = e^{tA} X_0 + \int_0^t e^{(t-s)A} f(s) ds \tag{4.44}$$

であり，(4.43) が単独方程式の場合には，$X = x(t)$ は初期値 $X_0 = x_0$ に対して

4.6 解の表示

$$x(t) = U(t,0)x_0 + \int_0^t U(t,s)f(s)ds$$

$$U(t,s) = \exp\left(-\int_s^t A(u)du\right) \tag{4.45}$$

で与えられる．

(4.32) の非線形項は 2 次までなので，全体として 12 連立のロッカ・ボルテラ系である．しかし 3 つの保存則と 3 つの反応則を使うと，上述の 3 つの方法によって (4.32) の解を厳密表示することができる．以下初期値を

$$X_1(0) = a_0, \quad X_2(0) = b_0, \quad X_3(0) = c_0$$

とおく．$X_i(0) = 0, i = 4, \cdots, 12$ も再確認しておく．

最初に a, b の結合について考える．質量保存則 (4.35) の第 1, 2 式から

$$\frac{d(-X_1 + X_2 + X_5 + X_8 + 2X_{10} + X_{11})}{dt} = 0$$

従って

$$X_2 + X_5 + X_8 + 2X_{10} + X_{11} = X_1 - a_0 + b_0 \tag{4.46}$$

が得られる．(4.46) を反応則 (4.36) の第 1 式（すなわち (4.32) の第 1 式）に代入すると，

$$\frac{dX_1}{dt} = -k_1 X_1 (X_1 - a_0 + b_0) \tag{4.47}$$

従って $X_1(t)$ を

$$X_1(t) = \begin{cases} \dfrac{a_0 - b_0}{1 - C_{11}e^{-k_1(a_0-b_0)t}}, & C_{11} = \dfrac{b_0}{a_0},\ a_0 > b_0 \\[2ex] \dfrac{1}{C_{12} + k_1 t}, & C_{12} = \dfrac{1}{a_0},\ a_0 = b_0 \\[2ex] \dfrac{C_{13}(b_0 - a_0)e^{-k_1(b_0-a_0)t}}{1 - C_{13}e^{-k_1(b_0-a_0)t}}, & C_{13} = \dfrac{a_0}{b_0},\ a_0 < b_0 \end{cases} \tag{4.48}$$

と表示することができる．また (4.46), (4.48) から

$$\xi_{2581011}(t) \equiv (X_2 + X_5 + X_8 + 2X_{10} + X_{11})(t)$$

$$= \begin{cases} \dfrac{C_{11}(a_0 - b_0)e^{-k_1(a_0-b_0)t}}{1 - C_{11}e^{-k_1(a_0-b_0)t}}, & a_0 > b_0 \\[2mm] \dfrac{1}{C_{12} + k_1 t}, & a_0 = b_0 \\[2mm] \dfrac{b_0 - a_0}{1 - C_{13}e^{-k_1(b_0-a_0)t}}, & a_0 < b_0 \end{cases} \quad (4.49)$$

も得られる．

次に b, c の結合について考える．質量保存則 (4.35) の第 2, 3 式から

$$\frac{d(-X_2 - X_4 + X_3 + 2X_6 + X_8 + X_9)}{dt} = 0$$

従って

$$X_3 + 2X_6 + X_8 + X_9 = X_2 + X_4 - b_0 + c_0 \quad (4.50)$$

また (4.35) の第 2 式から直接

$$X_5 + X_7 + X_8 + X_9 + 2X_{10} + 2X_{11} + 2X_{12} = b_0 - (X_2 + X_4) \quad (4.51)$$

が得られる．(4.50), (4.51) を反応則 (4.37) の第 1 式に代入すると

$$\frac{d(X_2 + X_4)}{dt} = -k_2(X_2+X_4)(X_2+X_4-b_0+c_0) + \ell_2(b_0-(X_2+X_4)) \quad (4.52)$$

これを解いて

$$\xi_{24}(t) \equiv (X_2 + X_4)(t) = \frac{z_+ - C_{24}z_- e^{-k_2(z_+-z_-)t}}{1 - C_{24}e^{-k_2(z_+-z_-)t}}$$

$$C_{24} = \frac{b_0 - z_+}{b_0 - z_-} \quad (4.53)$$

ただし, $z_+ > 0 > z_-$ は

$$z_\pm = \frac{k_2(b_0 - c_0) - \ell_2 \pm \sqrt{(k_2(b_0-c_0)-\ell_2)^2 + 4k_2\ell_2 b_0}}{2k_2}$$

である．また (4.53) と (4.50) から

$$\xi_{3689}(t) \equiv (X_3 + 2X_6 + X_8 + X_9)(t) = \frac{-z_- + C_{3689} z_+ e^{-k_2(z_+ - z_-)t}}{1 - C_{3689} e^{-k_2(z_+ - z_-)t}}$$

$$C_{3689} = \frac{c_0 + z_-}{c_0 + z_+} \tag{4.54}$$

が得られる．

(4.32) の第 2 式において $X_1, \xi_{3689} = X_3 + 2X_6 + X_8 + X_9$ は既知．さらに (4.49) を用いると

$$X_5 + X_8 + 2X_{10} + X_{11} = \xi_{2581011} - X_2$$

すなわちこの式は

$$\begin{aligned}\frac{dX_2}{dt} &= -k_1 X_1(t) X_2 - k_2 X_2 \xi_{3689}(t) + \ell_2(\xi_{2581011}(t) - X_2) \\ &= -(k_1 X_1(t) + k_2 \xi_{3689}(t) + \ell_2) X_2 + \ell_2 \xi_{2581011}(t)\end{aligned}$$

であり，$X = X_2$ についての非斉次項の入った単独線形方程式である．従って (4.45) によって解を表示することができる．$X_2(t)$ とともに

$$X_4(t) = \xi_{24}(t) - X_2(t)$$

も表示できる．

最後に c–c の重合を考える．質量保存則 (4.35) の最後の式を用いると

$$2(X_6 + X_8 + X_9 + X_{10} + X_{11} + X_{12}) = c_0 - (X_3 + X_5 + X_7) \tag{4.55}$$

この式を (4.39) に代入すると

$$\frac{d}{dt}(X_3 + X_5 + X_7) = -2k_3(X_3 + X_5 + X_7)^2 + \ell_3(c_0 - X_3 - X_5 - X_7) \tag{4.56}$$

となる．(4.56) は

$$\xi_{357} = X_3 + X_5 + X_7$$

のロジスティック方程式 (4.40) であるので $\xi_{357} = \xi_{357}(t)$ の厳密表示が得られる．詳しくは

$$\xi_{357}(t) = \frac{z_+ - C_{357}z_- e^{-k_3(z_+ - z_-)t}}{1 - C_{357}e^{-k_3(z_+ - z_-)t}}$$

$$C_{357} = \frac{c_0 - z_+}{c_0 - z_-}, \quad z_{\pm} = \frac{-\ell_3 \pm \sqrt{\ell_3^2 + 4c_0 k_3 \ell_3}}{2k_3}$$

である．

すると，もとのモデル (4.32) の第 3, 5 式から

$$\frac{dX_3}{dt} = -k_2\xi_{24}(t)X_3 - 2k_3\xi_{357}(t)X_3 + \ell_2(\xi_{357}(t) - X_3)$$
$$+ \ell_3(\xi_{3689}(t) - X_3)$$
$$\frac{dX_5}{dt} = -k_1 X_1(t)X_5 + k_2 X_2(t)X_3(t) - 2k_3\xi_{357}(t)X_5 - \ell_2 X_5$$
$$+ \ell_3(\xi_{2581011}(t) - X_2(t) - X_5) \tag{4.57}$$

が得られる．(4.57) は非斉次項の入った単独線形方程式で定数変化法によって

$$X_3 = X_3(t), \quad X_5 = X_5(t)$$

が表示され，同時に

$$X_7(t) = \xi_{357}(t) - X_3(t) - X_5(t)$$

も表示される．

すでに $X_1(t), X_2(t), X_3(t), X_4(t), X_5(t), X_7(t)$ まで表示されているので (4.32) の第 6, 8, 10 式は

$$\frac{dX_6}{dt} = -(2k_2\xi_{24}(t) + 2\ell_2 + \ell_3)X_6 + k_3 X_3(t)^2 + \ell_2(\xi_{3689}(t) - X_3(t))$$
$$\frac{dX_8}{dt} = -(k_1 X_1(t) + k_2\xi_{24}(t) + 2\ell_2 + \ell_3)X_8 + 2X_2(t)X_6(t)$$
$$+ k_3 X_3(t)X_5(t) + \ell_2(\xi_{2581011}(t) - X_2(t) - X_5(t))$$

$$\frac{dX_{10}}{dt} = -(2k_2 X_1(t) + 2\ell_2 + \ell_3)X_{10} + k_2 X_2(t) X_8(t) + k_3 X_5(t)^2 \quad (4.58)$$

にまとめられる．いずれも非斉次項が入った単独線形方程式であり，定数変化法で解を表示することができる．従って

$$X_6 = X_6(t), \quad X_8 = X_8(t), \quad X_{10} = X_{10}(t)$$

も解の表示が定まる．

残っているのは X_9, X_{11}, X_{12} であるが，保存則を用いればこれらは連立1次方程式によって解くことができる．

$$\begin{aligned}
X_9 + X_{11} + 2X_{12} &= a_0 - (X_1(t) + X_4(t) + X_7(t)) \\
X_9 + 2X_{11} + 2X_{12} &= b_0 - (X_4(t) + X_5(t) + X_7(t) + 2X_{10}(t)) \\
2X_9 + 2X_{11} + 2X_{12} &= c_0 - (X_3(t) + X_5(t) + 2X_6(t) + X_7(t) \\
&\quad + 2X_8(t) + 2X_{10}(t))
\end{aligned} \quad (4.59)$$

以上により (4.32) はロジスティック方程式，単独線形微分方程式，3連立線形代数方程式に分解され，$X_1(t), \cdots, X_{12}(t)$ はすべて厳密表示されることがわかった．

解の厳密表示は数値的にはあまり役に立たないが，定常解への収束の速さ，遷移的な挙動などを理論的に解明することができる．また，このような系は**完全可積分系**と呼ばれるもので，そのカテゴリーの1つが明らかにされたことは数学的に注目すべきである．

問題 4.8 $z_1 \neq z_2$ の場合，(4.40) の解が (4.41) で与えられることを示せ．また $z_1 = z_2$ では解はどのようになるか表示せよ．

問題 4.9 (4.43) において $A(t) = A$ の場合に (4.44), 単独方程式の場合に (4.45) が成り立つことを示せ．

問題 4.10 (4.47) を解いて (4.48) を導け．

問題 4.11 (4.52) を解いて (4.53) を導け．また (4.54) を確認せよ．

4.7 キーパス

前節で分析した解の表示や構造を用いて，(4.32) のシミュレーションで観察される現象を理論的に解明することを試みる．

$X_9 = [abcc]$ が着眼物質であり，b_0-$abcc_\infty$ 曲線は $X_2(0)$-$X_9(\infty)$ 曲線のことである．vitro での実験データに基づいて，$X_1(0) = X_3(0)$ は等量で，$X_2(0)$ はその半分から等量までの値でシミュレーションすることは §4.4 の最後で述べた．シミュレーションでは確かに $X_2(0)$-$X_9(\infty)$ 曲線は急峻な閾値を示している．

モデル (4.32) の最初の目的はこの閾値を示すことであったが，シミュレーションをしてみると，各 $X_i(t)$, $i=1,\cdots,12$, の時系列データに特徴があることが見出される．それらは早く（実時間で 1-2 秒）減衰するもの

$$I = \{X_2, X_5, X_8, X_{10}, X_{11}\}$$

長時間（10秒程度）で消滅するか，微小になるもの

$$II = \{X_3, X_4\}$$

最終的に残るもの

$$III = \{X_1, X_6, X_7, X_9, X_{12}\}$$

の3種類である（X_3 は微小ではあるが残る．また $a_0 = b_0$ の場合には X_1 も急速に消滅する）．以上の分類は解の厳密表示を用い，指数関数的に減衰するものを取り出すことで数学的に証明することもできる．

19本のパスのうちの何本かについて，その結合を切断すると b_0-$abcc_\infty$ 曲線はフラットになる（逆に $abcc$ の生成が亢進される場合もある）．これを**キーパス**ということにする．キーパスは着眼物質 $abcc$ の生成に必要不可欠な少数のパスである．結論を述べると

$$\begin{aligned} ab + c &\to abc \\ ab + cc &\to abcc \\ ab + abcc &\to abccba \\ ab + bcc &\to abccb \end{aligned} \qquad (4.60)$$

の 4 本を切断した場合には b_0-$abcc_\infty$ 曲線は確かにフラットになる．図 4.5 左上は (4.32) によって，b の初期値 $x_2(0)$ を変動させたときの $abcc$ の定常値 $x_9(\infty)$ をプロットしたものである．予想通りひとつのピークをもつ曲線となり，細胞生物学の実験とよく符合することがわかる．図 4.5 中央列は何本かのパスを切断したり加えたりして，(4.32) を変更することを表している．一番上は (4.60) で表した 4 本のパスの切断，その右隣は変更したモデルで数値シミュレーションした $x_2(0) - x_9(\infty)$ 曲線である．この 4 本のパスを切断すると曲線がフラットになり，着眼物質 $abcc$ が産生されないことがわかる．(4.60) は ab の結合に関するすべてのパスであり，ab は**キー分子**と考えられる．

これとは別に，結合パス

$$abc + c \to abcc \tag{4.61}$$

を 1 本切断しただけでも b_0-$abcc_\infty$ 曲線は大きな影響を受け，わずかなピークを除けばフラットになる．切断パス (4.61) とそのときのシミュレーションは図 4.5 の中段に示されている．(4.61) の切断で X_9 が定常状態に移行するまでの時間は 200 秒程度で，(4.60) の場合は 20000 秒程度かかるのに対して早い．キーパスは $X_9(t)$ の消滅時間まで含めて考慮した方が良いかもしれない（図 4.5）．

キーパス探索法は様々にあり得るが，以下の経験則が役に立つであろう．

1. 早く消滅する分子はキー分子ではない．
2. キーパスは，定常状態においてフラックスが大きい．特に，結合した a, b は解離しないので，解離 $bc \to b + c$, $cc \to c + c$ に関わるものがキーパス候補である．

ここで**フラックス**とは，素過程 (4.1), (4.4) ではそれぞれ $k[A][B]$, $\ell[P]$ を指す．(4.1), (4.4) が同時に起こっている場合

$$A + B \to P \ (k), \quad P \to A + B \ (\ell)$$

定常状態においては両者は等しい：

$$k[A][B] = \ell[P]$$

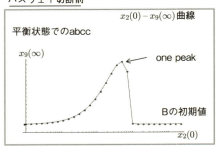
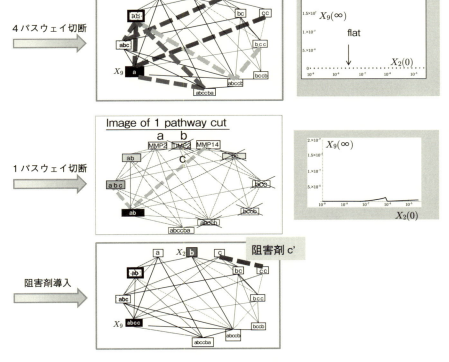

図 4.5　キーパス探索と阻害剤導入

キーパスを探索するアルゴリズムとしては，キー分子を摘出する方法と，定常状態のフラックスから検証する方法が有効であることも確認されている[4]．

(4.60) は ab がキー分子であることを示している．これは MMP2(a) と TIMP2(b) の結合体で，細胞外から運ばれて細胞表面の受容体に捕捉されるものであるが，この分子を阻害することができれば MMP2 の活性化は起こらない．

一方，(4.61) は MT1-MMP(c) を反応系の外に出してしまえば，着眼物質 $abcc$ の生成が抑えられることを示している．これは c に対する**阻害剤**であり，例えば活性部位をもたない c（c' と書く）がその役割を果たす．より詳しく述べると，c' は a とも b とも結合せず，

$$c + c' \to cc' \ (k_3), \quad cc' \to c + c' \ (\ell_3)$$
$$c' + c' \to c'c' \ (k_3), \quad c'c' \to c' + c' \ (\ell_3).$$

のみの反応特性を示し，また $abcc'$ からは活性化された b の切片ができないようなものである．このとき追加で生成されるのは $c'c$, $c'c'$, bcc', $abcc'$ である．この反応を加えてシミュレーションすると，b_0-$abcc_\infty$ 曲線は確かにフラットに近づく．図 4.5 中央列の最下段のダイアグラムは，このような阻害剤を加えたときのパスウェイネットワークを表している．

(4.32) に空間的な分布を与えてシミュレーションをすると，X_9 は急速に減衰する．この空間分布モデルは (4.32) において $X_i = X_i(x,t)$ とし，x は例えば 2 次元球面を動かし，X_1, X_2 についてのみ右辺に拡散項を入れたものであるが，通常はコンパートメント系で直接離散化したものを計算する．

空間的な減衰（拡散）を補完するものとして考えられるのが**ターンオーバー**である．ターンオーバーは，細胞生物学実験で推測されていたもので，役割を終えた膜型タンパク質が細胞内に取り込まれる一方，新鮮なものが細胞膜に繰り返し補充されることを指す．しかし，数理モデルを用いた数値シミュレーションが予測したのは，これまでに想定されていなかった早い周期でのターンオーバーで，この予測は実験によって裏付けられた．すなわち MT1-MMP の

---

[4] A. Watanabe et. al., PLoS Comp. Biol., **9** (5) (2013), e1003086., T. Saitou et. al. Theo. Biol. Medical Model., **9**:33 (2012).

2種類の経路によるターンオーバーが実証されたのである[5]. なお, パスウェイネットワーク構築ソフトとして, A-cell, PySB などが公開されている.

問題 4.12 キーパス探索のアルゴリズムを考え, (4.32) に適用してシミュレーションせよ.

---

[5] D. Hoshino et. al., PLos Comp. Biol., (2012), 前掲論文(第4章, 脚注3).

第5章 ◇ 細胞変形

　がんの治療で最も問題になるのは転移である．転移は，がん細胞が周りの健常組織に浸潤する能力をもつことから始まる．がん細胞（セル）が浸潤を始めるときには，サブセルレベルで細胞変形・ECM分解・接着剥離の3つの現象が同時に起こっている．これらの3つの要因はどのように絡み合っているのであろうか．遺伝子解析データは本来，静止画面である．ライブイメージングにより生命動態は視覚化できるようになったが，生体のダメージは少なくない．そもそも，上で述べた要因を同時に俯瞰するような大がかりな実験は行いにくい．生命科学の理論は，個別の実験をつなぎ合わせた仮説の上に成り立っているのである．細胞生物学実験は全体として整合が取れ，個々の研究成果はより大きな学問体系の一部として正しく位置付けることができるであろうか．前章と異なり，本章で使う数理モデリングは，個別の細胞生物学実験から得られた生物モデルの検証ではなく，実験を横につないで，生命現象を統合的にとらえようとする試みである．特に，浸潤突起を題材として，数理モデルによって細胞生物学のいくつかの知見を統合する．

5.1　浸潤突起

　腫瘍が浸潤能を獲得し，悪性化していく初期の段階で，細胞表面に**浸潤突起**というものが形成されることが知られている．浸潤突起は内部にECM分解のキー分子であるMT1-MMPを多数もち，ドリルのようにECM分解の先端装置として働く．

　細胞が変形していくのは，内部にあるアクチンが構造変化を起こすからである．アクチンは分子が連鎖したFと，ばらばらになったGの2つの相をもつ．樹状となったFアクチンが細胞の骨格を作り，Gアクチンに分離したり再び重合したりすることで，細胞は形状を変化させることができる．

　細胞内ではシグナル伝達という機構が働いている．細胞外にある**増殖因**

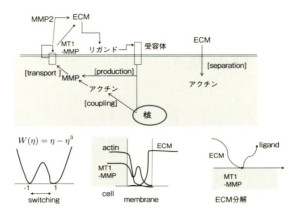

図 5.1 シグナル伝達

子 (epidermal growth factor, **EGF**) が，細胞膜上にある**受容体** (recepter, **EGFR**) の細胞外ドメインに結合すると，受容体分子の 2 量体形成や細胞内ドメインの構造変化をもたらし，シグナル伝達のスイッチが入る．これが**増殖シグナル**で，この情報は**チロシンリン酸化**を通して下流の分子に次々に伝わり，**核**内の**転写**を促進させて，種々の遺伝子発現を引き起こす（図 5.1）．

細胞生物学実験によると，MMP が ECM を分解するとその破片が細胞外を拡散する EGF またはリガンド (ligand) となると考えられる．一方，EGFR から発信されたシグナルは，MMP の産生とアクチンの組み替えを促進することも報告されている．これらの知見はいくつかの論文に別々に記述されているものであるが，全体を俯瞰するモデリングには数理的な魅力がある．すなわち，浸潤突起の形成は，細胞内外にわたる信号伝達の**正のフィードバック**の**揺らぎ**に由来する物質の**局在化**であるという仮説と，その検証である[1]．

5.2　トップダウンモデリングの方法

現象を成り立たせている主要な要因を摘出し，適切な数式を用いて，簡潔に数理モデルを組み立てることを**トップダウンモデリング**という．トップダウン

---

[1] 以下は T. Saitou et.al., J. Theor. Biol., **298** (2012), pp.138-146.

5.2 トップダウンモデリングの方法

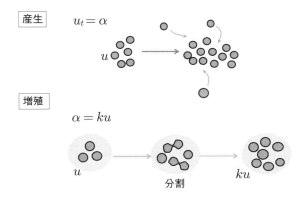

図 5.2 産生・増殖

モデリングで用いる最も基本的な式が増大（減少）則である．

まず $u = u(t)$ が時間に依存する何らかの量を表すとき，

$$u_t = \alpha$$

は，それが単位時間当たり α だけ**産生**されていることを表す．特に $\alpha = ku$ の場合には，u が率 k で**増殖**することを示している（図 5.2）：

$$u_t = ku$$

もちろん α や k の符号によって**消費**や**減衰**を表すこともできる：

$$v_t = -\beta, \quad v_t = -\ell v$$

一方 $u = u(x,t) \geq 0$ が場所 $x = (x_1, \cdots, x_n)$，時刻 t でのある物質の密度（または存在確率）を表すとき，

$$u_t = -\nabla \cdot j \tag{5.1}$$

は，その**質量保存則**を表している．ただし $j = j(x,t) \in \mathbf{R}^n$ は u の**流束**（フラックス）で

$$\nabla = \begin{pmatrix} \frac{\partial}{\partial x_1} \\ \cdot \\ \cdot \\ \cdot \\ \frac{\partial}{\partial x_n} \end{pmatrix}$$

は勾配作用素である.

方程式 (5.1) と流束 j の意味は,発散公式

$$\frac{d}{dt}\int_\omega u\, dx = -\int_{\partial\omega} \nu \cdot j\, dS \tag{5.2}$$

に由来する.ここで ω は滑らかな境界 $\partial\omega$ をもつ領域で,ν, dS はそれぞれ単位外法ベクトル,$\partial\omega$ の面積要素である.与えられたスカラー場 $\varphi = \varphi(x)$ に対して,ベクトル場 $\nabla\varphi$ は φ の値が最も増加する方向をもち,その傾きを長さとする.等式 (5.2) の左辺は,ω 内にある u の全質量の時間変化率であり,右辺は j に沿って境界 $\partial\omega$ から流れ込むことによって ω に加えられる u の総量を表している.

この j は他のスカラー場の勾配と関係づけられることもある.$j = -d_u \nabla u$ のときは $u = u(x,t)$ は拡散係数 $d_u > 0$ の**拡散力**に従い,(5.1) は

$$u_t = \nabla \cdot d_u \nabla u$$

となる.$j = d_v u \nabla v$ のとき,u は $v = v(x,t)$ の勾配に由来する**走性力**を受ける(図 5.3).v が化学物質濃度のときはこの力は**走化性**になる:

$$u_t = -\nabla \cdot d_v u \nabla v$$

$d_v > 0$ のときは正の走化性で u は v に引き寄せられ,$d_v < 0$ のときは負の走化性で u は v から遠ざけられる.

細胞性粘菌は単細胞生物であるが,胞子状の集合体 (fruiting body) を作る.この集合体が水分とともに地表に落ちると,アメーバ状の個体に分裂して増殖する.アメーバはやがて増殖をやめて集合し始め,地表に落ちてから 24 時間

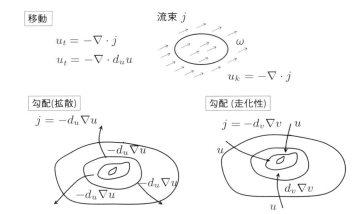

図 **5.3** 移動・拡散・走化

後に再び胞子状になる．集合が起こるときは，自らの分泌する誘引物質に対する走化性が引き金になっている．**ケラー・ジーゲルモデル**[2] は，この自己集合の現象を，走化性を中心に上記の様々な要因を部品として組み合わせることで成り立っている（図 5.4）．

以下 $u = u(x,t)$, $v = v(x,t)$, $w = w(x,t)$, $p = p(x,t)$ を，それぞれ細胞性粘菌密度，化学物質濃度，酵素濃度，化学物質と酵素の複合体密度とする．また粘菌が存在する範囲を，有界領域 $\Omega \subset \mathbf{R}^N$, $N = 2, 3$ とし，その境界 $\partial\Omega$ は滑らかであるとする．このときモデルは

$$\begin{aligned}
u_t &= \nabla \cdot (d_1(u,v)\nabla u) - \nabla \cdot (d_2(u,v)\nabla v) \\
v_t &= d_v \Delta v - k_1 vw + k_{-1} p + f(v) u \\
w_t &= d_w \Delta w - k_1 vw + (k_{-1} + k_2) p + g(v,w) u \\
p_t &= d_p \Delta p + k_1 vw - (k_{-1} + k_2) p \quad \text{in } \Omega \times (0, T)
\end{aligned} \quad (5.3)$$

であり，これに初期・境界条件を加える：

$$d_1(u,v)\frac{\partial u}{\partial \nu} - d_2(u,v)\frac{\partial v}{\partial \nu}\bigg|_{\partial\Omega} = 0, \quad \frac{\partial}{\partial \nu}(v,w,p)\bigg|_{\partial\Omega} = 0 \quad (5.4)$$

---

[2] E.F. Keller and L.A. Segel, J. Theor. Biol., **26** (1970), pp. 399-415.

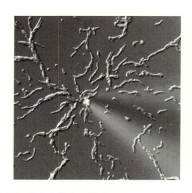

出展：日本生物物理学会ホームページより
(http://www.biophys.jp/highschool/A-18.html)

図 5.4 細胞粘菌の走化性応答

$$(u, v, w, p)|_{t=0} = (u_0(x), v_0(x), w_0(x), p_0(x)) \geq 0 \tag{5.5}$$

(5.3) 第 1 式と境界条件 (5.4) は物質密度 u に対する保存則 (5.1) に境界でのゼロ流束条件を付加したものである：

$$u_t = -\nabla \cdot j, \quad \nu \cdot j|_{\partial\Omega} = 0$$

ここで $u = u(x,t)$ の流束

$$j = -d_1(u,v)\nabla u + d_2(u,v)\nabla v \tag{5.6}$$

は拡散 $-d_1(u,v)\nabla u$ と走化性 $d_2(u,v)\nabla v$ の項から成り立っている．

次に化学物質 v, w, p は拡散

$$v_t = d_v \Delta v, \quad w_t = d_w \Delta w, \quad p_t = d_p \Delta p,$$

に従い，さらに v, w は u によって産生され，その単位時間当たりの産生量は

$$v_t = f(v)u, \quad w_t = g(v,w)u \tag{5.7}$$

で記述されている．(5.6), (5.7) の非線形項 $d_1(u,v)$, $d_2(u,v)$, $f(v)$, $g(v,w)$ は，数学としては概念的なものと考えても良いが，数理科学としては生物学的な知見によって適切な具体形を与えることが想定されている．

(5.3) の残りの部分は常微分方程式系

$$\begin{aligned} v_t &= -k_1 vw + k_{-1} p \\ w_t &= -k_1 vw + (k_{-1} + k_2) p \\ p_t &= k_1 vw - (k_{-1} + k_2) p \end{aligned} \tag{5.8}$$

であるが，これは化学反応

$$V + W \underset{k_{-1}}{\overset{k_1}{\rightleftarrows}} P \to W + A \; (k_2) \tag{5.9}$$

に関する質量作用の法則に他ならない．

5.3 マルチスケールモデル

生命現象は個体，臓器・器官，組織，細胞，細胞器官，細胞分子，遺伝子など様々な生体の階層が相互作用すること，また時間が多層的に進行していくことに特徴があり，(5.3)のような**マルチスケールモデル**がよく用いられる．

通常受け入れられているのは，関数関係式でシグナルに対する知覚性，常微分方程式で化学反応，偏微分方程式で物質輸送をモデリングするやり方で，前節でみたように(5.3)もその方式を踏襲している．この方式は組織と細胞だけでなく，サブセルと分子間のマルチスケール性にも応用できる．

スモルコフスキー・ODE系は放物型・常微分の連立系

$$p_t = \nabla \cdot (D\nabla p - p\chi'(w)\nabla w), \quad w_t = g(p, w) \quad \text{in } \Omega \times (0, T) \tag{5.10}$$

に初期・境界条件

$$\left. D\frac{\partial p}{\partial \nu} - p\chi'(w)\frac{\partial w}{\partial \nu} \right|_{\partial \Omega} = 0 \tag{5.11}$$

$$(p, w)|_{t=0} = (p_0(x), w_0(x)) \geq 0 \tag{5.12}$$

を与えたもので，拡散しない別種の粒子 W と相互作用しながらランダムウォークする粒子 P の存在確率 $p = p(x,t)$ の動態を記述するものである[3]．次章で述べるように，(5.10) 第1式は粒子運動の平均場極限として導出されるが，トップダウンの立場からは $p(x,t)$ を物質の質量密度とした質量保存則 (5.1) と見なすこともできる．

実際この場合，P の流束は W の濃度 $w = w(x,t)$ を用いて

$$j = -D\nabla p + p\nabla \chi(w)$$

で与えられ，D は拡散係数，χ は**知覚関数**，χ' は**知覚度**となる．また境界条件 (5.11) はゼロ流束条件である．

組織レベルで見ると，$p = p(x,t)$ は細胞 P の密度と同一視することができる．その動態 $p = p(x,t)$ を制御するのは濃度 $w = w(x,t)$ の化学物質 W で，知覚関数 $\chi(w)$ は P が W の状態を認識する指標を表している．

今，制御種 W は細胞膜上でリガンド (R) である EGFR の受容体となり，W と R の結合によって生成される膜上複合体 F からシグナルが発信されるものとする．このカップリングの過程は

$$R + W \to F \quad (k_1), \qquad F \to R + W \quad (k_{-1})$$

で表すことができ，質量作用の法則から

$$\begin{aligned}
\frac{dr}{dt} &= -k_1 rw + k_{-1} f \\
\frac{dw}{dt} &= -k_1 rw + k_{-1} f \\
\frac{df}{dt} &= k_1 rw - k_{-1} f
\end{aligned} \qquad (5.13)$$

が得られる．ただし $r = [R], w = [W], f = [F]$ である．

(5.13) が定常状態にあるとして，ミカエリス・メンテンの式を適用する[4]．すると質量保存則

$$r + f = c, \quad c\ \text{定数}$$

---

[3] H.G. Othmer and A. Stevens, SIAM J. Appl. Math., **57** (1997), pp.1044-1081.
[4] 例えば本書 §7.3，また T. Suzuki and T. Senba [27]，節 8.4.2.

と，定常状態で成り立つ式

$$rw = \gamma f, \quad \gamma = \frac{k_{-1}}{k_1}$$

により

$$f = \frac{cf}{r+f} = \frac{cw}{\gamma+w}$$

が導出される．シグナルは複合体 F から発信されるので，P がその空間勾配を知覚するものとすると，効果係数 β を用いて

$$\chi(w) = \frac{\beta cw}{\gamma+w}$$

が得られる（図 5.5）．

一方，(5.10) の第 2 式は拡散項をもたない常微分方程式で，$g(p, w)$ は単位時間当たりの制御種 w の産生量を表している．よく使われる具体形は，μ, ν, γ を正定数とした次のようなモデルである：

$$g(p, w) = p - \mu w, \quad g(p, w) = (p - \mu)w$$
$$g(p, w) = \frac{pw}{1+\nu w} - \mu w + \frac{\gamma p}{1+p}$$

第 1 モデルでは，細胞による制御種の産生とその減衰が独立に発生し，第 2 モデルでは制御種は細胞密度に比例して増殖する．第 3 モデルでは細胞による制御種の産生に第 3 項が示す抑制効果が取り込まれ，同時にシグナル伝達に伴う正のフィードバックが加わって，第 1 項はシグナルの総量が絡んでいる．いずれも p の係数は正，w の係数は負であるが，細胞，制御種の相互作用の設定に相違がある．

5.4 浸潤モデル

がん細胞の浸潤を組織レベルで記述したものにチャプラン・アンダーソンモデル[5]がある．前節と同じく，がん細胞が存在する組織の範囲を有界領域

---
[5] M.J.A. Chaplain and A.R.A. Anderson, In; [17], pp.269-297.

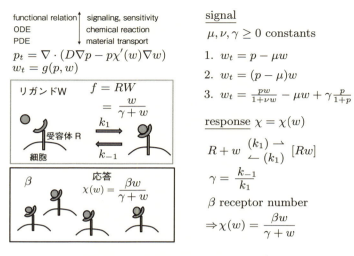

図 5.5　スモルコフスキー・ODE 系

$\Omega \subset \mathbf{R}^N$, $N = 2, 3$ で表し，その境界 $\partial\Omega$ は滑らかであるとする．$x \in \Omega$，$t \in (0, T)$ をそれぞれ位置，時刻とし，$n = n(x, t)$, $c = c(x, t)$, $f = f(x, t)$ はそれぞれがん細胞の密度，ECM の密度，MMP の濃度とする．このときモデルは

$$n_t = d_n \Delta n - \gamma \nabla \cdot (n\nabla c), \quad c_t = -\delta f c$$
$$f_t = d_f \Delta f + \alpha n - \beta f \qquad \text{in } \Omega \times (0, T) \tag{5.14}$$

で与えられ，さらに初期境界条件

$$\left(d_n \frac{\partial n}{\partial \nu} - \gamma n \frac{\partial c}{\partial \nu}, \frac{\partial f}{\partial \nu} \right)\Big|_{\partial\Omega} = 0 \tag{5.15}$$

$$(n, c, f)|_{t=0} = (n_0(x), c_0(x), f_0(x)) \geq 0 \tag{5.16}$$

が付加される．

(5.14) 第 1 式は保存則 (5.1) であり，n の流束

$$j = -d_n \nabla n + \gamma n \nabla c$$

において第 1 項は拡散である．第 2 項は，がん細胞が空隙を作って ECM に浸潤する能力を示している．数式は同じであるが走化性とは別の現象で，**走触**

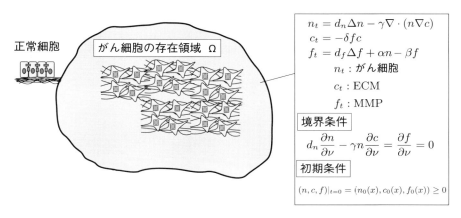

図 5.6 チャプラン・アンダーソンモデル

性 (haptotaxis) といわれている．d_n は拡散係数，知覚関数は c に対して線形 $\chi(c) = \gamma n$ で，γ は正の知覚係数である．(5.15) により，境界上ではゼロ流束条件が課せられている．f は化学物質の濃度であり，n による産生と自然な減衰に従う．従って

$$f_t = \alpha n - \beta f$$

において α, β は正定数で，産生率，減衰率を表す一方，溶液中を拡散するので d_f を拡散係数とする拡散方程式

$$f_t = d_f \Delta f$$

にも従う．(5.15) によって境界上の流束はゼロである．(5.14) 第2式は ECM 分解に関わる質量作用の法則に由来する．第4章で記述したような素過程をすべて粗視化し，c の f による分解を象徴的に

$$c + f \to cf \quad (\delta) \tag{5.17}$$

で表している．この式は常微分方程式なので c についての単独の境界条件は課せられない（図 5.6）．

チャプラン・アンダーソンモデルは，がん細胞の浸潤を組織レベルで記述したものであり，(5.14), (5.15), (5.16) を数値シミュレーションしても，浸潤突

起のような成分の時空での局在化は起こらない．しかし浸潤の基本要因と，マルチスケール性は巧妙に取り込まれていて，単純だが深い．

浸潤突起形成はサブ細胞レベルで起こる現象である．このとき，化学反応 (5.17) はもう少し精密にする必要があるだろう．細胞生物学による知見では，分解された ECM の破片である**フラグメント** (fragment) は EGF として再び細胞に捕捉される．2 つの物質 ECM と ECM フラグメントは，拡散特性が大きく異なっている．そこでこれらの物質密度（濃度）をそれぞれ c, c_* とおいて区別し，(5.17) を

$$c + f \to c_* \quad (\kappa_c) \tag{5.18}$$

に変更する．

c_* は細胞外の**間質**を移動する化学物質と考えると，拡散と減衰の効果が必要になる．かくして ECM 分解は c, c_*, f に関するモデル

$$\begin{aligned} c_t &= -\kappa_c c f \\ c_{*t} &= d_{c_*} \Delta c_* + \kappa_c c f - \lambda_{c_*} c_* \qquad \text{in } \Omega \times (0, T) \end{aligned} \tag{5.19}$$

として定式化される．今回は $\Omega \subset \mathbf{R}^N$ は腫瘍細胞と，それを取り巻く環境であり，$\partial\Omega$ は滑らかであるとして境界条件

$$\left. \frac{\partial c_*}{\partial \nu} \right|_{\partial \Omega} = 0$$

と初期条件

$$(c, c_*)|_{t=0} = (c_0(x), c_{*0}(x)) \geq 0 \tag{5.20}$$

を課す．

EGF としての c_* は細胞内で 2 つの役割を果たす．1 つは MMP (f) の産生であり，もう 1 つはアクチンの構造変化である．今，チャプラン・アンダーソンモデルを 1 つ下の階層に落とすことを考え，F アクチンと G アクチンを区別せずにその総量を n とする．このとき n の構造変化を，c_* の濃度勾配に由来する走触性で記述すると

$$n_t = d_n \Delta n - \gamma_n \nabla \cdot n \nabla c_*$$

5.4 浸潤モデル

$$f_t = d_f \Delta f + \kappa_f c_* - \lambda_f f \qquad \text{in } \Omega \times (0, T) \tag{5.21}$$

が得られるので，これに初期・境界条件

$$\left(d_n \frac{\partial n}{\partial \nu} - \gamma_n n \frac{\partial c_*}{\partial \nu}, \frac{\partial f}{\partial \nu} \right) \bigg|_{\partial \Omega} = 0$$

$$(n, f)|_{t=0} = (n_0(x), f_0(x)) \geq 0 \tag{5.22}$$

を課す．(5.21) において $d_n, d_f, \gamma_n, \kappa_f, \lambda_f$ は正の定数で，(5.18) に由来する f の消滅は (5.14) を踏襲して省略されている．

細胞内での位置関係から言えば，f は n に押されて膜側にいる．この効果によって初めて f は c と接触し，ECM 分解を開始することができる．そこで γ_f を正定数として，f の方程式と境界条件を

$$f_t = d_f \Delta f + \kappa_f c_* - \lambda_f f + \gamma_f \nabla \cdot f \nabla n \qquad \text{in } \Omega \times (0, T)$$

$$d_f \frac{\partial f}{\partial \nu} + \gamma_f f \frac{\partial n}{\partial \nu} \bigg|_{\partial \Omega} = 0$$

に改める．最後に n, c は本来分離していなければならないので，(5.21) に負の走化性の項を入れて

$$n_t = d_n \Delta n + \nabla \cdot n \nabla \chi(c) - \gamma_n \nabla \cdot n \nabla c_*$$

とする．ただし，$\chi = \chi(c)$ は

$$\chi(c_k) = \infty, \quad 0 < c_k - \bar{c}_0 \ll 1$$

を満たすような単調増加関数で，$\bar{c}_0$ は c の初期値 $c_0(x)$ が ECM でとる値（正定数）である．

以上から n の流束は

$$j = -d_n \nabla n - n \nabla \chi(c) + \gamma_n n \nabla c_*$$

となり，モデルは

$$n_t = d_n \Delta n + \nabla \cdot n \nabla \chi(c) - \gamma_n \nabla \cdot n \nabla c_*, \quad c_t = -\kappa_c c f$$

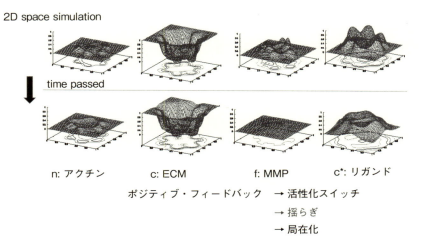

図 5.7 浸潤モデルシミュレーション

$$c_{*t} = d_{c_*}\Delta c_* + \kappa_c cf - \lambda_{c_*}c_*$$
$$f_t = d_f \Delta f + \kappa_f c_* - \beta f + \gamma_f \nabla \cdot f\nabla n \quad \text{in } \Omega \times (0,T) \qquad (5.23)$$

に境界条件

$$\left(d_n \frac{\partial n}{\partial \nu} + n\frac{\partial \chi(c)}{\partial \nu} - \gamma_n n \frac{\partial c_*}{\partial \nu}, \frac{\partial c_*}{\partial \nu}, \frac{\partial f}{\partial \nu} \right)\bigg|_{\partial \Omega} = 0$$

と初期条件 (5.20), (5.22) を課したものになる.

ECM 分解が開始されるために，初期値は注意深く定めなければならない．そこで初期状態において領域を細胞外，膜，細胞内の 3 層に分けておく．膜は薄くはあるが，幅をもった領域である．最初に $c_0(x)$ は細胞の外で正定数 $\bar{c}_0$ で，細胞内では 0, また $n_0(x)$ は逆に細胞内では正定数，細胞外では 0 とする．このように設定することで c の勾配によって n は細胞外に出にくくなる．一方 $c_{*0}(x) \equiv 0$, $f_0(x)$ は膜に集中するようにすると, c_* は f, c が共存する膜でのみ産生される．従って，フィードバックとして現出する c_* による f の産生, n の再編はいずれも膜上で行われる．n は f を押し出すので, f は細胞内に入りにくい.

突起形成は，ECM 分解の揺らぎによって再現される．この揺らぎは，系の

外部から来るものであって，乱数等によって κ_c の変化を与えると，突起形成を数値的に実現することができる[6]（図 5.7）．このことは正のフィードバックの揺らぎによる物質の局在が，数理モデルによって確認されたことを示している．

5.5 個別細胞モデル

(5.23) は ECM フラグメントが EGF として ECM 分解と細胞変形のフィードバックを仲立ちする機構を良く表しているが，細胞内・膜・細胞外でのイベントを峻別していないため，数値シミュレーション上の不都合を潜在的にもっている．

以下では，n は拡散しない物質であるとする．次に相分離項 $n\nabla\chi(c)$ をやめて，膜を自由境界とする．このとき自由境界の記述にレベル集合を使うと n の質量保存と整合し，ECM 分解が膜上だけで発生するモデルを構築することができる．すなわち，このモデルでは ECM フラグメントは，細胞外では c_* で表す EG であり，EGFR に捕捉された後は細胞内のシグナル σ に姿を変えるのである．

最初に，自由境界である細胞膜を，未知関数 $\psi(x,t)$ を用いて

$$\Gamma_t = \{x \in \Omega \mid \psi(x,t) = 0\}$$

と表す．前節と同様，$\Omega \subset \mathbf{R}^N$ はがん細胞とその周辺環境を表す有界領域である．時刻 t での細胞内領域，細胞外領域を ω_n^t, ω_c^t とすると

$$\overline{\omega_c^t} \subset \Omega, \quad \partial \omega_n^t = \Gamma_t, \quad \omega_c^t = \Omega \setminus \overline{\omega_n^t}$$

が成り立つ．自由境界 Γ_t の移動速度を $v = v(x,t)$ とし，この $v(x,t)$ が細胞内に存在するシグナル $\sigma(x,t)$ の勾配に比例するものとすると，正定数 γ_n に対して

$$\psi_t + v \cdot \nabla \psi = 0, \quad v = \gamma_n \nabla \sigma \quad \text{on} \bigcup_{0<t<T} \Gamma_t \times \{t\} \quad (5.24)$$

---
[6] T. Saitou et. al., J. Theor. Biol., (2012), 前掲論文（第 4 章，脚注 4）．

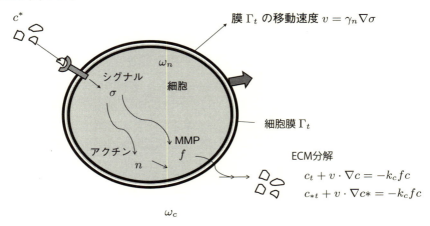

図 5.8 個別細胞モデル

が得られる.

ECM 分解 (5.18) は膜上のみで起こるものとする. このとき質量作用の法則 (5.19) は**物質微分**

$$\frac{D}{Dt} = \frac{\partial}{\partial t} + v \cdot \nabla$$

を用いて

$$\frac{Dc}{Dt} = c_t + v \cdot \nabla c = -\kappa_c fc$$
$$\frac{Dc}{Dt} = c_{*t} + v \cdot \nabla c_* = \kappa_c fc \qquad \text{on} \bigcup_{0<t<T} \Gamma_t \times \{t\}, \qquad (5.25)$$

に変更され, 質量保存則は

$$\left.\frac{D}{Dt}(c + c_*)\right|_{\Gamma_t} = 0$$

の形で成立する (図 5.8).

フラグメント $c_*(x,t)$ は細胞外でも存在し, 拡散と減衰の法則に従う:

$$c_{*t} = d_{c_*}\Delta c_* - \lambda_{c_*} c_* \text{ in } \bigcup_{0<t<T} \omega_c^t \times \{t\}, \qquad \left.\frac{\partial c_*}{\partial \nu}\right|_{\partial\Omega} = 0$$

一方，細胞内では c_* の代わりに σ が存在する．従って $\sigma = \sigma(x,t)$, $n = n(x,t)$, $f = f(x,t)$ についてはモデル

$$\begin{aligned}
n_t &= -\gamma_n \nabla \cdot n \nabla \sigma \\
f_t &= d_f \Delta f + \kappa_f \sigma + \gamma_f \nabla \cdot f \nabla n - \lambda_f f \\
\sigma_t &= d_\sigma \Delta \sigma - \lambda_\sigma \sigma \quad \text{in} \bigcup_{0<t<T} \omega_n^t \times \{t\}
\end{aligned} \quad (5.26)$$

と境界条件

$$\left(d_f \frac{\partial f}{\partial \nu} + \gamma_f f \frac{\partial n}{\partial \nu} + f v \cdot \nu, \sigma \right)\bigg|_{\Gamma_t} = (0, c_*) \quad (5.27)$$

を課す．

(5.26) 第1式ではシグナル $\sigma(x,t)$ によるアクチン $n(x,t)$ の再編が走触性で記述されているだけで，相分離項はもちろん，拡散項も省略されている．拡散項の省略は，n をFアクチン密度と考えれば合理的であるが，(5.24) から質量保存則も導出されることに注意する．実際リュービルの第1体積分公式から

$$\begin{aligned}
\frac{d}{dt} \int_{\omega_n^t} n &= \int_{\omega_n^t} n_t + \int_{\partial \omega_n^t} n v \cdot \nu = -\int_{\omega_n^t} \gamma_n \nabla \cdot n \nabla \sigma + \int_{\partial \omega_n^t} n v \cdot \nu \\
&= \int_{\partial \omega_n^t} -n \gamma_n \nu \cdot \nabla \sigma + n v \cdot \nu \, dS = 0
\end{aligned} \quad (5.28)$$

が得られる．またモデル (5.24)-(5.27) では，(5.25) 第2式と (5.27) 第2式から c_* は Γ_t 上過剰決定となり，これにより自由境界 Γ_t が定められる．

次に $v = \gamma_n \nabla \sigma$ によって，$v = v(x,t)$ を $\bigcup_{0<t<T} \overline{\omega_n^t} \times \{t\}$ 上の関数とみなす．あらかじめこのような $v(x,t)$ が与えられたとき，Γ_t, $n(x,t)$, および Γ_t 上の c, c_* の値は**特性曲線の方法**によって定まる．実際，$v(x,t)$ の生成する**プロパゲータ**を $\{U(t,s)\}$ とする．すなわち $y = U(t,s)x$, $x \in \overline{\omega_n^s}$, は常微分方程式の初期値問題

$$\frac{dy}{dt} = v(y,t), \quad y|_{t=s} = x$$

の解を表すものとする．$\{U(t,s)\}$ は群の性質

$$U(t,\tau) \circ U(\tau,s) = U(t,s), \quad U(t,t) = \text{Id}.$$

をもつ．ただし，∘ は写像の合成，Id は恒等写像を表す．

最初に (5.24) から

$$\frac{d}{dt}\psi(U(t,0)x,t) = 0, \quad x \in \Gamma_0$$

であり，$\psi_0 = \psi|_{t=0}$ に対して $\psi(x,t) = \psi_0(U(0,t)x)$ が成り立つ．従って自由境界は $\Gamma_t = \{x \in \Omega \mid \psi_0(U(0,t)x) = 0\}$ で与えられる．次に (5.26) の第1式を

$$n_t = -\nabla \cdot nv$$

と書くと

$$n_t + v \cdot \nabla n + n\nabla \cdot v = 0$$
$$\frac{d}{dt}n(U(t,0)x,t) = -n(U(t,0)x,t)(\nabla \cdot v)(U(t,0)x,t)$$

となり，これを解いて

$$n(U(t,0)x,t) = n_0(x)\exp\left(-\int_0^t (\nabla \cdot v)(U(t',0)x,t')dt'\right)$$

が得られる．従って $n_0 = n|_{t=0}$ に対して

$$n(x,t) = n_0(U(0,t)x)\exp\left(-\int_0^t (\nabla \cdot v)(U(t',t)x,t')dt'\right)$$

が成り立つ．同様に (5.25) は

$$c(x,t) = c_0(U(0,t)x)\exp\left(-\kappa_c \int_0^t f(U(t',t)x,t')dt'\right)$$
$$c_*(x,t) = c_{*0}(U(0,t)x)\exp\left(\kappa_c \int_0^t f(U(t',t)x,t')dt'\right) \text{ on } \bigcup_{0<t<T} \Gamma_t \times \{t\}$$

に帰着することができる．

本節の個別細胞モデルを用いれば，多細胞の接着・剝離を組み込んだシミュレーションも可能である．

問題 5.1 $T_t : \Omega \to \Omega_t$ を微分同相，t について連続微分可能であるとして，C^1 関数 $c(x,t)$ に関するリュービルの第 1 体積分公式

$$\frac{d}{dt}\int_{\Omega_t} c = \int_{\Omega_t} c_t + \nabla \cdot c\frac{\partial T_t}{\partial t}\ dx \qquad (5.29)$$

を証明せよ[7]．次に (5.29) を用いて (5.28) を示せ．

問題 5.2 空間次元 1 の場合に，本節のモデルを特性曲線と 1 相ステファン問題の方法によって解析せよ．

5.6 スモルコフスキー・ODE系

マルチスケール性をそなえたスモルコフスキー・ODE系は，どのような特徴をもっているのであろうか．この問題に数学的にアプローチするために，簡明な

$$q_t = \nabla \cdot (\nabla q - q\nabla\varphi(v)), \quad v_t = q \qquad \text{in } \Omega \times (0,T)$$

$$\left.\frac{\partial q}{\partial \nu} - q\frac{\partial}{\partial \nu}\varphi(v)\right|_{\partial\Omega} = 0, \quad (q,v)|_{t=0} = (q_0(x), v_0(x)) \qquad (5.30)$$

を取り上げる．これまで同様 $\Omega \subset \mathbf{R}^N$ は滑らかな境界 $\partial\Omega$ をもつ有界領域，ν は単位外法ベクトル，$q_0 = q_0(x) > 0$，$v_0 = v_0(x)$ は $x \in \overline{\Omega}$ の滑らかな関数で，知覚関数 $\varphi : \mathbf{R} \to \mathbf{R}$ も滑らかであるとする．以下で述べるように (5.10)-(5.11) を用いたモデルのいくつかは，この形に変換することができる．(5.30) の数学解析により，マルチスケール性に由来する ODE 部分が，不安定化の要因を繰り返し導入していることが明らかになる．

初期値 $v_0(x)$ に

$$\left.\frac{\partial v_0}{\partial \nu}\right|_{\partial\Omega} = 0 \qquad (5.31)$$

を仮定すると，境界条件はより簡略な

$$\left.\frac{\partial q}{\partial \nu}\right|_{\partial\Omega} = 0 \qquad (5.32)$$

---
[7] ヒント：[27], §2.1.2.

に置き換わる.実際 (5.32), (5.31) が成り立つと (5.30) 第 2 式より $\left.\frac{\partial v}{\partial \nu}\right|_{\partial \Omega} = 0$ となり

$$\left.\frac{\partial q}{\partial \nu} - q\frac{\partial \varphi(v)}{\partial \nu}\right|_{\partial \Omega} = 0 \tag{5.33}$$

が得られる.逆に (5.33), (5.31) が成り立つとすると,(5.30) 第 2 式より

$$v(x,t) = v_0(x) + \int_0^t q(x,t')dt'$$

であるから

$$\left[\frac{\partial q}{\partial \nu}(\cdot,t) - [q\varphi'(v)](\cdot,t)\int_0^t \frac{\partial q}{\partial \nu}(\cdot,t')dt'\right]_{\partial \Omega} = 0 \tag{5.34}$$

となり,

$$\left.\frac{\partial q(\cdot,t)}{\partial \nu}\right|_{\partial \Omega} = 0, \quad t \in (0,T) \tag{5.35}$$

が成り立つ.

(5.10)-(5.11) のいくつかの場合は (5.30) に帰着できる.すなわち,$w_t = g(p,w)$ は次のような場合には

$$v_t = q$$

に変換される.ただし μ は正定数である:

$$\begin{aligned}
g(p,w) &= (p-\mu)w,\ w > 0 &\Rightarrow&\quad v = \log w,\ q = p - \mu \\
g(p,w) &= p(\mu-w),\ w < \mu &\Rightarrow&\quad v = -\log(\mu-w),\ q = p \\
g(p,w) &= -pw,\ w > 0 &\Rightarrow&\quad v = -\log w,\ q = p
\end{aligned} \tag{5.36}$$

本書では,知覚関数 $\varphi(v)$ が条件

$$\varphi \in C^3(\mathbf{R}), \quad \varphi' \leq 0 \leq \varphi'' \tag{5.37}$$

を満たすとき,(5.30) は**負の走化性をもつ**という.このとき次の定理が成り立つ[8].ここで N は空間次元であり,$\|\cdot\|_r$ は標準的な $L^r(\Omega)$ ノルムを表す.

---

[8] 時間大域解の存在は T. Suzuki and R. Takahashi, Adv. Math. Sci. Appl., **19** (2009), pp.503-524. による.簡略な証明と以下で述べる関連結果については Suzuki [26].

定理 5.1　$N=1$ のとき，(5.30), (5.37) の古典解 $q=q(x,t)$ が時間大域的に存在する．また定数 $C_0 > 0$ に対し

$$(\varphi')^2 \leq C_0 \varphi'' \tag{5.38}$$

のときは $\overline{q}_0 = \dfrac{1}{|\Omega|} \displaystyle\int_\Omega q_0$ に対して

$$\lim_{t \uparrow +\infty} \|q(\cdot, t) - \overline{q}_0\|_4 = 0 \tag{5.39}$$

が成り立つ．

　定理 5.1 は，空間次元 1 で負の走化性をもっている場合には，解が時間とともに時空で平均化されていくことを述べている．例えば任意の $\delta > 0$ に対して

$$Q_\delta(x,t) = \frac{1}{2\delta} \int_{t-\delta}^{t+\delta} q(x, t')\, dt' \tag{5.40}$$

は

$$\lim_{t \uparrow +\infty} \|Q_\delta(\cdot, t) - \overline{q}_0\|_\infty = 0 \tag{5.41}$$

を満たす．また任意の $t_k \uparrow +\infty$ に対して $t'_k \in (t_k - \delta, t_k + \delta)$ が存在して

$$\lim_{k \to \infty} \|q(\cdot, t'_k) - \overline{q}_0\|_\infty = 0 \tag{5.42}$$

となる．しかし，解が時間無限大で初期値の平均量に一様収束するかどうかは知られていない．このギャップが本質的な現象であるかどうかは別として，証明の困難さは一見簡単に見える (5.30) の第 2 式にある．実際そこでは楕円型や放物型の正則性が効かないため，解 v の時空での制御が十分効いてこない．$N=1$ が単なる技術的な理由かどうかもわかっていないが，証明で用いる埋め込み

$$L^2(0,T; H^1(\Omega)) \cap L^\infty(0,T; L^2(\Omega)) \hookrightarrow L^4(0,T; L^\infty(\Omega)) \tag{5.43}$$

は $N=1$ の時にしか成り立たない[9]. 一方 (5.37) とは異なる正の走化性の下では，解の爆発が起こりうることも知られている[10]. 一般にスモルコフスキー・ODE 系の解は揺らぎが大きく，その数学解析は今後に残されている.

定理 5.1 と同様の結果が成り立つものとして

$$q_t = \nabla \cdot (\nabla q - q\nabla \varphi(v,w)), \quad v_t = q, \quad w_t = q \quad \text{in } \Omega \times (0,T)$$
$$\left.\frac{\partial q}{\partial \nu}\right|_{\partial \Omega} = 0, \quad (q,v,w)|_{t=0} = (q_0(x), v_0(x), w_0(x)) \tag{5.44}$$

がある. (5.30) と同様に，初期値に

$$\left.\frac{\partial}{\partial \nu}(v_0, w_0)\right|_{\partial \Omega} = 0$$

を仮定すると (5.44) 第 3 式は

$$\left.\frac{\partial q}{\partial \nu} - q\frac{\partial \varphi(v,w)}{\partial \nu}\right|_{\partial \Omega} = 0$$

に置き換わる. そのとき $\varphi = \varphi(v,w) \in C^3(\mathbf{R} \times \mathbf{R})$ に対する仮定

$$\varphi_v, \ \varphi_w \leq 0, \ \varphi_{vv}, \ \varphi_{ww} \geq 0, \ \varphi_{vw} = 0 \tag{5.45}$$

の下で (5.44) の解は時間大域的に存在する.

血管新生モデル[11] は系 (5.44) で記述されるモデルの 1 つである. このモデルは $D, \rho_0, \beta, \mu, \gamma, \chi_0, \alpha$ を正定数とし，内皮細胞密度 n, EGF 濃度 f, ECM 密度 c によって

$$n_t = D\Delta n - \nabla \cdot (\chi'(c)n\nabla c) - \rho_0 \nabla \cdot (n\nabla f)$$
$$f_t = \beta n - \mu n f, \quad c_t = -\gamma n c \tag{5.46}$$

で記述され，知覚度は

$$\chi'(c) = \frac{\chi_0}{1 + \alpha c} \tag{5.47}$$

---

[9] O.A. Ladyženskaya, V.A. Solonikov, and N.N., Ural'ceva[13], Remark 2.1, p.63.
[10] Y. Yang, H. Chen, and W. Liu, SIAM, J. Math. Anal., **33** (1997), pp.763-785 他.
[11] A.R.A. Anderson and M.A.J. Chaplain, Bull. Math. Biol., **60** (1998), pp.857-899.

で与えられる．境界条件をゼロ流束条件とすると，(5.46) を

$$n_t = \nabla \cdot (D\nabla n - n\nabla \log \Phi(c) - n\nabla \log \Psi(f))$$
$$f_t = \beta n - \mu n f, \quad c_t = -\gamma n c \quad \text{in } \Omega \times (0, T)$$
$$D\frac{\partial n}{\partial \nu} - n\frac{\partial \log \Phi(c)}{\partial \nu} - n\frac{\partial \log \Psi(f)}{\partial \nu}\bigg|_{\partial \Omega} = 0$$
$$(n, f, c)|_{t=0} = (n_0(x), f_0(x), c_0(x)) \geq 0 \quad (5.48)$$

と書くことができる．ただし $\Phi, \Psi : \mathbf{R} \to \mathbf{R}$ は滑らかな関数である．

初期値に対して

$$f_0 > \frac{\beta}{\mu} \quad \text{in } \Omega, \qquad \frac{\partial}{\partial \nu}(p_0, c_0, f_0)\bigg|_{\partial \Omega} = 0 \quad (5.49)$$

を仮定し

$$\tau = Dt, \quad q = n, \quad v = -\frac{D}{\gamma}\log c, \quad w = -\frac{D}{\mu}\log(\mu f - \beta)$$

と変数変換すると，

$$\varphi(v, w) = \log \tilde{\Phi}(v) + \log \tilde{\Psi}(w)$$
$$\tilde{\Phi}(v) = \Phi(e^{-\gamma v/D})^{1/D}$$
$$\tilde{\Psi}(w) = \Psi(\mu^{-1}(\beta + e^{-\mu w/D}))^{1/D} \quad (5.50)$$

に対して (5.44) が現れる．改めて τ を t と書けば，$\varphi = \varphi(v, w)$ は仮定 (5.45) を満たすことがわかる．

血管新生では φ_0, ρ_0 を正定数として

$$\Phi(c) = e^{\varphi_0 c}, \qquad \Psi(f) = e^{\rho_0 f} \quad (5.51)$$

とするモデルもある[12]．この場合も (5.44), (5.45) に変換することができる．

定理 5.1 の証明は**エネルギー法**による．一般に，解軌道の上で一定になる汎関数を**保存則**，常に非増加である汎関数を**リヤプノフ関数**という．これらの汎

---

[12] A.R.A. Anderson and A.W. Pitcairn, In; [1], pp.261-279.

関数が見つかると,解の**先験的評価**(アプリオリ評価)が得られる.この評価に基づいて解の延長や爆発を論ずるのがエネルギー法である.

エネルギー法が適用できるのは,物理法則が組み込まれている数理モデルである.実際,保存則やリヤプノフ関数はモデルを導出する背景となる物理法則が基になって現れる.定理 5.1 の証明で用いるのは**熱力学の第 1・第 2 法則**に対応する,全質量保存

$$\frac{d}{dt}\int_\Omega q = 0 \tag{5.52}$$

と**エントロピー増大**である.

定理 5.1 の証明は次節にゆずり,この節ではエントロピー増大則とその証明を述べる.最初に放物型最大原理[13]から $q = q(x,t) \geq 0$ であること,さらに

$$q_0 \geq 0, \ q_0 \not\equiv 0 \quad \Rightarrow \quad q(\cdot,t) > 0, \ t > 0 \tag{5.53}$$

であることに注意する.以下 $q_0 = q_0(x)$ は (5.53) の仮定を満たすものであるとする.

命題 5.2 (5.30) において

$$L = \int_\Omega q(\log q - 1) - \frac{1}{2}\varphi'(v)|\nabla v|^2 \, dx$$

はリヤプノフ関数である.

証明 $(q,v) = (q(\cdot,t), v(\cdot,t))$ を (5.30) の解とする.q についての方程式と境界条件から

$$\frac{d}{dt}\int_\Omega q(\log q - 1) = \int_\Omega q_t \log q = -\int_\Omega q^{-1}|\nabla q|^2 + \int_\Omega \nabla q \cdot \nabla \varphi(v) \tag{5.54}$$

が成り立つ.(5.54) の右辺第 2 項は

$$\int_\Omega \nabla q \cdot \nabla \varphi(v) = \int_\Omega \varphi'(v)\nabla v \cdot \nabla v_t$$

---

[13] 例えば [27], §7.1.2.

$$= \frac{1}{2}\frac{d}{dt}\int_\Omega \varphi'(v)|\nabla v|^2 - \frac{1}{2}\int_\Omega \varphi''(v)v_t|\nabla v|^2$$
$$= \frac{1}{2}\frac{d}{dt}\int_\Omega \varphi'(v)|\nabla v|^2 - \frac{1}{2}\int_\Omega \varphi''(v)q|\nabla v|^2$$

に等しいので,$\varphi'' \geq 0$ より

$$\begin{aligned}\frac{dL}{dt} &= \frac{d}{dt}\int_\Omega q(\log q - 1) - \frac{1}{2}\varphi'(v)|\nabla v|^2 \, dx \\ &= -\int_\Omega q^{-1}|\nabla q|^2 + \frac{1}{2}\varphi''(v)q|\nabla v|^2 \, dx \leq 0\end{aligned} \quad (5.55)$$

が得られる. □

(5.30) を $v(x,t)$ についての単独方程式

$$v_{tt} = \Delta v_t - \nabla \cdot v_t \nabla \varphi(v) \quad \text{in } \Omega \times (0,T), \qquad \left.\frac{\partial v_t}{\partial \nu}\right|_{\partial \Omega} = 0$$

に変換する見方や,放物型比較定理で解の先験的評価を導出する方法もある.後者が適用できる例としては,(5.46) に対して (5.49) と逆向きの

$$0 < f_0 < \frac{\beta}{\mu}$$

が成り立つ場合がある[14].

問題 5.3 (5.34) から (5.35) を導け.

問題 5.4 (5.36) を示せ.

問題 5.5 (5.37), (5.38) を満たす φ の例を与えよ

問題 5.6 血管新生モデル (5.46), (5.47) において初期値が (5.49) を満たすときは,(5.44), (5.45) に変換できること,また (5.48), (5.51) も (5.44), (5.45) の形であることを確認せよ.

---

[14] H.A. Levine and B.D. Sleeman, SIAM J. Appl. Math., **57** (1997), pp.683-730., A. Friedman and J.I. Tello, J. Math. Anal. Appl., **272** (2002), pp.138-163., A. Kubo and T. Suzuki, Differential Integral Equatioins, **17** (2004), pp.721-736 他.

問題 5.7 放物型方程式に対する**強最大原理とホップ補題**[15] によって (5.53) が成り立つことを示せ．

5.7　負の走化性

この節では定理 5.1 において，解の時間大域解の存在が得られたとき (5.38) の下で (5.39) が成り立つことを示す．以下 $C_i > 0$, $i = 1, 2, \cdots, 20$ は t によらない定数を表す．

最初に，関数 $s(\log s - 1)$, $s > 0$ は，最小値 -1 を $s = 1$ でとるので，(5.55) より

$$-|\Omega| \le L(t) \le L(0)$$
$$\int_0^t dt \cdot \int_\Omega \frac{1}{2}\varphi''(v)q|\nabla v|^2 + q^{-1}|\nabla q|^2 \, dx \le C_1 = L(0) + |\Omega|$$
$$-\int_\Omega \varphi'(v)|\nabla v|^2 \le 2C_1 \tag{5.56}$$

が得られる．ただし $|\Omega|$ は Ω の体積を表す．(5.56) の第 2 式から

$$\|\nabla q^{1/2}\|_{L^2(0,t;L^2(\Omega))} \le \frac{C_1^{1/2}}{2}$$

また $q \ge 0$ と

$$\frac{d}{dt}\int_\Omega q \, dx = 0$$

より

$$\|q(t)\|_1 = \|q_0\|_1 \tag{5.57}$$

も成り立つ．ただし $f = f(x,t)$, $1 \le p < \infty$, $1 \le q \le \infty$ に対し

$$\|f\|_{L^p(0,T;L^q(\Omega))} = \left(\int_0^T \|f(\cdot,t)\|_{L^q(\Omega)}^p \, dt\right)^{1/p}$$

---

[15] 例えば，[18]，第 3 章定理 6.

とする．まとめると

$$\sup_{s\in(0,t)}\|q(s)^{1/2}\|_2 + \left(\int_0^t \|\nabla q(s)^{1/2}\|_2^2\, ds\right)^{1/2} \leq C_2 \tag{5.58}$$

となる．

最初に次を示す．

補題 5.3　(5.37) の下で，(5.40) で定めた $Q_\delta (\delta > 0)$ に対し (5.41) が，また任意の $t_k \uparrow +\infty$ に対して $t'_k \in (t_k - \delta, t_k + \delta)$ が存在して，(5.42) が成り立つ．

証明　(5.57), (5.56) より

$$h(t) = q(t)^{1/2}, \quad h_0 = q_0^{1/2}$$

に対して

$$\|h(t)\|_2 = \|h_0\|_2, \quad \int_0^\infty \|\nabla h(t)\|_2^2\, dt < +\infty \tag{5.59}$$

が成り立つ．$\delta > 0$ に対し

$$\|\nabla Q_\delta(\cdot, t)\|_1 \leq \frac{1}{2\delta} \int_{t-\delta}^{t+\delta} 2\|h\|_2 \|\nabla h\|_2\, dt' = \frac{\|h_0\|_2}{\delta} \cdot \int_{t-\delta}^{t+\delta} \|\nabla h\|_2\, dt'$$

であるので，(5.59) から，$t \uparrow +\infty$ において

$$\|\nabla Q_\delta(\cdot, t)\|_1^2 \leq 4\|h_0\|_2^2 \cdot \frac{1}{2\delta} \int_{t-\delta}^{t+\delta} \|\nabla h(\cdot, t)\|_2^2\, dt \to 0 \tag{5.60}$$

従って $N = 1$ と

$$\frac{1}{|\Omega|} \int_\Omega Q_\delta(\cdot, t) = \overline{q}_0 \tag{5.61}$$

から (5.41) が得られる．

また (5.59) 第 2 式より，与えられた $t_k \uparrow +\infty$ に対して

$$\int_{t_k - \delta}^{t_k + \delta} \|\nabla h(t)\|_2^2\, dt \to 0$$

であり,これより $t'_k \in (t_k - \delta, t_k + \delta)$ が存在して

$$\|\nabla h(t'_k)\|_2 \to 0$$

が成り立つ.特に $h(\cdot, t'_k)$,従って $q(\cdot, t'_k)$ は,ある定数に $\overline{\Omega}$ 上で一様収束する.すると (5.59) から (5.42) が得られる. □

$N = 1$ で成り立つ埋め込み (5.43) は不等式

$$\int_\Omega p = 0 \quad \Rightarrow$$
$$\|p\|_{L^4(0,t;L^\infty(\Omega))} \leq C_3 \|p\|_{L^\infty(0,T;L^2(\Omega))}^{1/2} \cdot \|\nabla p\|_{L^2(0,T;L^2(\Omega))}^{1/2} \tag{5.62}$$

に反映される[16].ただし C_3 は T に依存しない. (5.62) を

$$p = q^{1/2} - \frac{1}{|\Omega|} \int_\Omega q^{1/2}$$

に対して適用する.実際

$$\|p\|_2 = \|q\|_1 - \frac{1}{|\Omega|} \left(\int_\Omega q^{1/2} \right)^2 \leq \|q\|_1, \quad \nabla p = \nabla q^{1/2}$$

と (5.58) より

$$\int_0^T \left\| q^{1/2} - \frac{1}{|\Omega|} \int_\Omega q^{1/2} \right\|_\infty^4 dt \leq C_4 \tag{5.63}$$

が得られる.

以下
$$\overline{q} \equiv \frac{1}{|\Omega|} \int_\Omega q = \overline{q}_0 \tag{5.64}$$

とおく. (5.63) において

$$\left(q^{1/2} - \frac{1}{|\Omega|} \int_\Omega q^{1/2} \right)^2 = q - \overline{q} + h$$

---

[16] O.A. Ladyženskaja 他 [13], p.63, p.74.

5.7 負の走化性

$$h = \overline{q} - \frac{2q^{1/2}}{|\Omega|}\int_\Omega q^{1/2} + \left(\frac{1}{|\Omega|}\int_\Omega q^{1/2}\right)^2 \tag{5.65}$$

より

$$\int_0^T \|q - \overline{q} + h\|_\infty^2 dt \le C_4 \tag{5.66}$$

が成り立つ. (5.65) において

$$\nabla h = -\frac{2\nabla q^{1/2}}{|\Omega|}\int_\Omega q^{1/2}$$

$$\|\nabla h\|_2 \le 2\|\nabla q^{1/2}\|_2 \left(\frac{1}{|\Omega|}\int_\Omega q\right)^{1/2} = 2\overline{q}_0^{1/2}\|\nabla q^{1/2}\|_2$$

従って

$$\int_0^T \|\nabla h\|_2^2 dt \le C_5 \tag{5.67}$$

$N = 1$ より

$$\int_0^T \|h - \overline{h}\|_\infty^2 \le C_6 \tag{5.68}$$

が得られる.

(5.68) において

$$\overline{h} = \frac{1}{|\Omega|}\int_\Omega h = \overline{q} - \left(\frac{1}{|\Omega|}\int_\Omega q^{1/2}\right)^2$$

よって

$$\int_0^T \|q(\cdot, t) - a(t)\|_\infty^2 \, dt \le C_7, \quad a(t) = \left(\frac{1}{|\Omega|}\int_\Omega q(\cdot, t)^{1/2}\right)^2 \tag{5.69}$$

となる.

補題 5.4 (5.37), (5.38) の下で

$$\frac{d}{dt}\|q\|_2^2 + \|\nabla q\|_2^2 \le b(t), \quad \int_0^T b(t)dt \le C_7 \tag{5.70}$$

が成り立つ.

証明 $q(x,t) \geq 0$ より

$$v(x,t) \geq v_0(x) \quad \text{in } Q_T = \Omega \times (0,T) \tag{5.71}$$

であり，$\varphi' \leq 0 \leq (\varphi')'$ より関数 $\varphi'(v(x,t))$ は一様有界である:

$$\left|\varphi'(v(x,t))\right| \leq C_8 \tag{5.72}$$

ここで

$$\frac{1}{2}\frac{d}{dt}\|q\|_2^2 = \int_\Omega q \cdot q_t = -\int_\Omega \nabla q \cdot (\nabla q - q\nabla \varphi(v))$$
$$= -\|\nabla q\|_2^2 + a(t)\int_\Omega \varphi'(v)\nabla q \cdot \nabla v + \int_\Omega (q - a(t))\varphi'(v)\nabla q \cdot \nabla v$$

において，(5.56), (5.72) より

$$\left|\int_\Omega (q - a(t))\varphi'(v)\nabla q \cdot \nabla v\right| \leq \|q - a(t)\|_\infty \cdot C_9 \|\nabla q\|_2$$
$$\leq \frac{1}{4}\|\nabla q\|_2^2 + C_{10}\|q - a(t)\|_\infty^2 \tag{5.73}$$

また (5.38) より

$$\left|a(t)\int_\Omega \varphi'(v)\nabla q \cdot \nabla v\right| = \left|2a(t)\int_\Omega \varphi'(v)q^{1/2}\nabla v \cdot \nabla q^{1/2}\right|$$
$$\leq 2C_0 \int_\Omega \varphi''(v)^{1/2} q^{1/2}|\nabla v \cdot \nabla q^{1/2}|$$
$$\leq C_0 \int_\Omega \varphi''(v) q\, |\nabla v|^2 + |\nabla q^{1/2}|^2\, dx \tag{5.74}$$

となる．(5.73) に (5.69), また (5.74) に (5.58), (5.56) を適用すると求める結論が得られる．□

(5.70) から

$$\sup_{t\in(0,T)} \|q(t)\|_2 + \int_0^T \|\nabla q\|_2^2\, dt \leq C_{11} \tag{5.75}$$

よって $N=1$ から

$$\int_0^T \|q-\overline{q}\|_\infty^2 dt \leq C_{12} \tag{5.76}$$

また $p = q - \overline{q}$ として (5.62) を適用して

$$\|q-\overline{q}\|_{L^4(0,t;L^\infty(\Omega))} \leq C_{13} \tag{5.77}$$

が成り立つ.

補題 5.5 (5.37), (5.38) の下で

$$\frac{d}{dt}\|q-\overline{q}\|_4^4 \leq C(\|q-\overline{q}\|_\infty^4 + \|q-\overline{q}\|_\infty^2) \tag{5.78}$$

が成り立つ.

証明 最初に

$$A(q) = (q-\overline{q})^4, \quad a(q) = A''(q) = 12(q-\overline{q})^2$$

とおいて

$$\frac{d}{dt}\int_\Omega A(q) = \int_\Omega A'(q)q_t = -\int_\Omega A''(q)\nabla q \cdot (\nabla q - q\nabla\varphi(v)) \tag{5.79}$$

を導出し, (5.79) を

$$\frac{d}{dt}\int_\Omega A(q) + \int_\Omega a(q)|\nabla q|^2 = \int_\Omega a(q)q\nabla q \cdot \nabla\varphi(v)$$
$$= \int_\Omega a(q)(q-\overline{q})\nabla q \cdot \nabla\varphi(v) + \overline{q}\int_\Omega a(q)\nabla q \cdot \nabla\varphi(v) = I + II$$

と書く. (5.72) を適用すれば

$$|I| = \left|\int_\Omega a(q)(q-\overline{q})(-\varphi'(v))^{1/2}\nabla q \cdot (-\varphi'(v))^{1/2}\nabla v\right|$$
$$\leq (2C_1)^{1/2}\left(\int_\Omega a(q)^2|q-\overline{q}|^2(-\varphi'(v))|\nabla q|^2\right)^{1/2}$$

$$\leq C_{14}\|a(q)^{1/2}(q-\overline{q})\|_\infty \cdot \left(\int_\Omega a(q)|\nabla q|^2\right)^{1/2}$$
$$\leq \frac{1}{4}\int_\Omega a(q)|\nabla q|^2 + C_{15}\|a(q)^{1/2}(q-\overline{q})\|_\infty^2$$

および

$$|II| \leq \overline{q} \cdot \int_\Omega a(q)(-\varphi'(v))^{1/2}\nabla q \cdot (-\varphi'(v))^{1/2}\nabla v$$
$$\leq \frac{1}{4}\int_\Omega a(q)|\nabla q|^2 + C_{16}\|a(q)^{1/2}\|_\infty^2$$

が得られる. 従って

$$\frac{d}{dt}\int_\Omega A(q) + \frac{1}{2}\int_\Omega a(q)|\nabla q|^2$$
$$\leq C_{17}\left(\|a(q)^{1/2}(q-\overline{q})\|_\infty^2 + \|a(q)^{1/2}\|_\infty^2\right)$$

となり, (5.78) が成り立つ. □

定理 5.1 の証明 (5.76), (5.77) より

$$\int_0^\infty \|q(t)-\overline{q}\|_\infty^4 + \|q(t)-\overline{q}\|_\infty^2 \, dt < +\infty \tag{5.80}$$

補題 5.3 の $t_k' \uparrow +\infty$ をとり (5.78) を適用すると, $t > t_k$ に対して

$$\|q(t)-\overline{q}\|_4^4 \leq \|q(t_k')-\overline{q}\|_4^4 + C\int_{t_k'}^\infty \|q(t')-\overline{q}\|_\infty^4 + \|q(t')-\overline{q}\|_\infty^2 \, dt'$$

が得られる. $t \uparrow +\infty$ として, しかる後に $k \to \infty$ とすれば (5.39) が成り立つ. □

問題 5.8 $N=1$ に注意して, (5.60), (5.61) から (5.41) を導け.

問題 5.9 $N=1$ に注意して, (5.67) から (5.68) を導け.

問題 5.10 $N=1$ に注意して, (5.75) から (5.76) を導け.

第6章 ◇ 粒子運動

§5.2 で述べた現象論的モデルの背後には,微小な粒子の運動が存在している.例えば,3 つの拡散方程式 $u_t = \nabla \cdot d_u \nabla u$, $u_t = d_u \Delta u$, $u_t = \Delta(d_u u)$ では,拡散係数 d_u が定数でないときは等価でなく,その違いは粒子運動の性質に由来している[1].実際,**平均場理論**では,これらの方程式を多数粒子の分布関数が粒子数無限大で満たすべきものとして導出する.そこでは決定論的な枠組みや確率論的な枠組みなどにより,いくつかの**平均場極限**が得られている.平均場極限の導出は単に理論に留まるものではない.細胞分子動態の数理的研究で使用する確率・離散シミュレーションでは,パラメータ値の設定に使うことができる.すなわち,確率論的な反応率の平均値が決定論的な反応速度に対応するという仮定をおくと,いくつかのパラメータの間に成り立つべき関係式や,分子運動の揺らぎを定量的に導くことができるのである.

6.1 決定論的導出

拡散方程式やその類似物である**スモルコフスキー方程式**,すなわち (5.10) 第 1 式は,粒子運動の**マスター方程式**をたて,その平均場極限をとると導出することができる.

以下では空間的な跳躍過程を使う.準備として 1 次元格子

$$\mathcal{Z} = \{\cdots, -n-1, -n, -n+1, \cdots, -1, 0, +1, \cdots, n-1, n, n+1, \cdots\}$$

をとり,$\mathcal{Z}$ 上を**遷移確率** $T_n^{\pm}$ で n から $n \pm 1$ に移動する粒子を考える.地点 n,時刻 t での粒子の存在確率を $p_n(t)$ として,粒子の存在確率に関するマスター方程式を

$$\frac{dp_n}{dt} = T_{n-1}^+ p_{n-1} + T_{n+1}^- p_{n+1} - (T_n^+ + T_n^-) p_n \tag{6.1}$$

---

[1] A. Okubo and S.A. Levin [16].

離散モデル

$$\frac{dp_n}{dt} = T_{n-1}P_{n-1} + T_{n+1}P_{n+1} - 2T_n P_n,$$

$$T_n = T(n\Delta x, t)$$

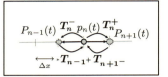

連続モデル

$$\frac{1}{\Delta t}\{q(x, t+\Delta t) - q(x,t)\}$$
$$= \int_{S^{N-1}} T(x+\omega\Delta x, t; -\omega) q(x+\omega\Delta x, t) d\omega$$
$$- \int_{S^{N-1}} T(x, t; \omega) d\omega \cdot q(x,t)$$

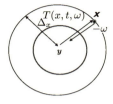

図 **6.1** 決定論的マスター方程式

とする．生物学ではしばしば遷移確率 $T_n^\pm$ が，粒子とは別の種によって制御される状況を考える．

最も簡単なのは $T_n^\pm$ がその場所の**制御種**の状態によって決定される場合である．このときは $T_n^\pm$ は (x,t) の関数となる．ただし格子のメッシュを Δx とし，$x = n\Delta x$ とおく．$T_n^\pm$ の平均場極限の存在を仮定することは，連続な関数 $T(x,t)$ によって $T_n^\pm = T(n\Delta x, t)$ と書けることを意味している．従ってマスター方程式 (6.1) は

$$\frac{dp_n}{dt} = T_{n-1}p_{n-1} + T_{n+1}p_{n+1} - 2T_n p_n, \quad T_n = T(n\Delta x, t) \tag{6.2}$$

となる（図 6.1）．ここで

$$t' = t\Delta t, \quad D = \frac{(\Delta x)^2}{\Delta t} \tag{6.3}$$

とおき，D が定数であるという制約の下に $\Delta x \downarrow 0$, $\Delta t \downarrow 0$ の極限をとる．極限 $p_n(t)$, $n \to \infty$ が存在すると仮定して $p_n(t) = p(n\Delta x, t)$ とおき，公式

$$f(x+h) + f(x-h) - 2f(x) = h^2 f''(x) + o(h^2), \quad h \to 0$$

を適用すれば拡散方程式

$$\frac{\partial p}{\partial t'} = D\frac{\partial^2}{\partial x^2}(Tp) \tag{6.4}$$

が得られる．多次元であれば正方形（立方体）格子を考え，t' を t と書き直して

$$\frac{\partial p}{\partial t} = D\Delta(Tp) \tag{6.5}$$

となる．

遷移確率 $T_n^{\pm}$ が粒子の行き先 $n \pm 1$ での制御種の状態で決定されるとするときは

$$T_n^{\pm} = T_{n\pm 1} = T((n \pm 1)\Delta x, t)$$

という関係式を設定すれば良い．このときマスター方程式 (6.1) は

$$\begin{aligned}\frac{dp_n}{dt} &= T_n p_{n-1} + T_n p_{n+1} - (T_{n+1} + T_{n-1})p_n \\ &= T_n(p_{n-1} + p_{n+1} - 2p_n) - (T_{n+1} + T_{n-1} - 2T_n)p_n\end{aligned} \tag{6.6}$$

となるから，極限においては

$$\frac{\partial p}{\partial t} = D\left(T\frac{\partial^2 p}{\partial x^2} - \frac{\partial^2 T}{\partial x^2}p\right) \tag{6.7}$$

が得られる．

遷移確率が，その地点と行き先との中間点での制御種の状態によって定まるのであれば

$$T_n^{\pm} = T_{n\pm 1/2} = T\left(\left(n \pm \frac{1}{2}\right)\Delta x, t\right)$$

とおくことになる．(6.1) は

$$\begin{aligned}\frac{dp_n}{dt} &= T_{n-1/2}p_{n-1} + T_{n+1/2}p_{n+1} - (T_{n+1/2} + T_{n-1/2})p_n \\ &= T_{n+1/2}(p_{n+1} - p_n) - T_{n-1/2}(p_n - p_{n-1})\end{aligned} \tag{6.8}$$

となり，極限は

$$\frac{\partial p}{\partial t} = D\frac{\partial}{\partial x}\left(T\frac{\partial p}{\partial x}\right) \tag{6.9}$$

となる[2]．

---

[2] H.G. Othmer and A. Stevens, SIAM J. Appl. Math., (1997), 前掲論文（第 5 章, 脚注 3）．

以上の定式化は，粒子運動の空間的制御のありかたによって，いくつかの拡散方程式が導出されることを明らかにしている一方，(6.3) による**拡散係数** D の定め方の必然性が明確でない．拡散係数は反応速度と同じく，定数であり実験によってある程度まで定められているものである．実際，**アインシュタインの公式**は，跳躍の**平均待ち時間** τ, **跳躍幅** Δx, 空間次元 N, 拡散係数 D の間に関係

$$\tau = \frac{(\Delta x)^2}{2ND} \tag{6.10}$$

が成り立つことを主張している．この公式とマスター方程式を結びつけることによって，自然な形で拡散係数を導入した極限が得られないであろうか．

格子運動を用いた定式化のもう 1 つの問題は，拡散係数の異なる 2 種類の粒子の衝突が十分に表現できないことである．このことは，格子モデルでは化学反応の記述で不備が生じ，細胞内分子の動態に関する**離散・確率シミュレーション**の適切なスキームの構築ができないことを意味している．幸い，以上の 2 つの難点は，時空で連続な粒子分布と時空で離散的な粒子運動を設定すると回避することができる[3]．

すなわち $q(x,t)$ を地点 $x \in \mathbf{R}^N$, 時刻 $t > 0$ での粒子密度とする．上記の定式化のように $q(x,t)$ は 1 粒子の存在確率を表すとしてもよい．簡単に跳躍幅 Δx は時空，粒子によらず一定であるとし，$T(x,t;\omega)$ を粒子が単位時間当たり $\omega \in S^{N-1}$ 方向に跳躍する遷移確率とする．ただし

$$S^{N-1} = \{\omega \in \mathbf{R}^N \mid |\omega| = 1\}$$

は単位球面である．離散・確率シミュレーションを実行することを考え，Δt をその**計算時間**とするとマスター方程式は次のようになるだろう：

$$\frac{1}{\Delta t}\{q(x, t+\Delta t) - q(x,t)\} = \int_{S^{N-1}} T(x+\omega\Delta x, t; -\omega)q(x+\omega\Delta x, t)d\omega$$
$$- \int_{S^{N-1}} T(x,t;\omega)d\omega \cdot q(x,t) \tag{6.11}$$

---

[3] K. Ichikawa, M. Rouzimaimaiti, and T. Suzuki, Discrete and Continuous Dynamical Systems, S**5-1** (2012), pp.105-126.

また τ は粒子の平均待ち時間であるから

$$\int_{S^{N-1}} T(x,t;\omega)d\omega = \tau^{-1} \tag{6.12}$$

でなければならない．ただし，$d\omega$ は S^{N-1} 上の確率測度で条件

$$\int_{S^{N-1}} d\omega = 1, \quad \int_{S^{N-1}} \omega d\omega = 0$$

$$\int_{S^{N-1}} \omega_i \omega_j d\omega = \frac{\delta_{ij}}{N}, \quad \omega = (\omega_i)_{1 \leq i \leq N}. \tag{6.13}$$

を満たすもの（従って**等方的**）であるとする．

　平均待ち時間 τ が (x,t) に依存しない場合には，拡散係数 D を (6.10) で陽に定めることができる．一方，遷移確率 $T(x,t;\omega)$ が定数 T である場合には (6.12) から

$$T = \frac{2ND}{(\Delta x)^2}$$

が得られる．するとマスター方程式 (6.11) は

$$\frac{1}{\Delta t}\{q(x,t+\Delta t) - q(x,t)\}$$
$$= T\int_{S^{N-1}} q(x+\omega\Delta x, t) - q(x,t)\ d\omega$$
$$= \frac{2ND}{(\Delta x)^2}\int_{S^{N-1}} q(x+\omega\Delta x, t) - q(x,t)\ d\omega \tag{6.14}$$

となり，次の初等的な補題により，極限 $\Delta t \downarrow 0, \Delta x \downarrow 0$ を独立にとっても拡散方程式

$$q_t = D\Delta q \tag{6.15}$$

が得られる．

補題 6.1 　C^2 関数 $f = f(x)$ に対し，$\Delta x \to 0$ において

$$\frac{1}{(\Delta x)^2}\int_{S^{N-1}} f(x+\omega\Delta x) - f(x)\ d\omega = \frac{\Delta f(x)}{2N} + o(1)$$

が成り立つ．

ここで遷移確率 $T(x,t;\omega)$ は (x,t) に依存しても良いが，跳躍は等方的で，方向 $\omega \in S^{N-1}$ には依存しないものとする:

$$T(x,t;\omega) = T(x,t)$$

このとき (6.12) から

$$\tau^{-1} = T(x,t)$$

となり，(6.10) から拡散係数 $D(x,t)$ との間に関係

$$T(x,t) = \frac{2ND(x,t)}{(\Delta x)^2} \tag{6.16}$$

が得られる．この場合，マスター方程式 (6.11) は

$$\frac{1}{\Delta t}\{q(x,t+\Delta t) - q(x,t)\}$$
$$= \int_{S^{N-1}} T(x+\omega\Delta x,t)q(x+\omega\Delta x,t) - T(x,t)q(x,t) \, d\omega$$
$$= \frac{2N}{(\Delta x)^2} \int_{S^{N-1}} D(x+\omega\Delta x,t)q(x+\omega\Delta x,t)$$
$$- D(x,t)q(x,t) \, d\omega \tag{6.17}$$

となり，平均場極限では

$$q_t = \Delta(Dq) \tag{6.18}$$

が現れる．

遷移確率がその時刻での行先地点の制御種の状態で決まるときは

$$T(x,t;\omega) = T(x+\omega\Delta x,t) \tag{6.19}$$

と定式化することができるであろう．このときは，平均待ち時間の定義とアインシュタインの公式から

$$\tau^{-1} = \int_{S^{N-1}} T(x+\omega\Delta x,t) \, d\omega = \frac{2ND(x,t)}{(\Delta x)^2} \tag{6.20}$$

6.1 決定論的導出

が導出され，マスター方程式 (6.11) は (6.19) によって

$$\frac{1}{\Delta t}\{q(x, t+\Delta t) - q(x,t)\}$$
$$= \int_{S^{N-1}} T(x,t)q(x+\omega\Delta x,t) - T(x+\omega\Delta x,t)q(x,t)\,d\omega$$
$$= \frac{(\Delta x)^2}{2N}(T\Delta q - q\Delta T) + o(\Delta x)^2 \tag{6.21}$$

と書ける．

今 (6.20) を

$$\int_{S^{N-1}} T(x+\omega\Delta x,t)\,d\omega = T(x,t) + O((\Delta x)^2)$$

に注意して (6.16) に置き換えれば，(6.21) の右辺は

$$D\Delta q - q\Delta D$$

となり，極限

$$q_t = D\Delta q - q\Delta D$$

を得ることができる．

(6.20) や (6.16) で定めた待ち時間 τ は，時空に依存する．遷移確率 $T(x,t;\omega)$ が，その時刻 t で，その地点 x と跳躍先 $x+\omega\Delta x$ の中間点 $x+\omega\Delta x/2$ での制御種の状態で決まり，さらに平均待ち時間 τ が定数になるような状況を実現するため，c を未定定数，$T(x,t)$ を (x,t) の関数として

$$T(x,t;\omega) = cT\left(x+\frac{\Delta x}{2}\omega, t\right)$$

であるとする．このとき (6.12) は

$$\int_{S^{N-1}} T(x,t;\omega)\,d\omega = c\int_{S^{N-1}} T\left(x+\frac{\Delta x}{2}\omega, t\right)\,d\omega = \tau^{-1}$$

となり，この式が成り立つためには

$$c = \frac{\tau^{-1}}{\int_{S^{N-1}} T(x+\frac{\Delta x}{2}\omega, t)\,d\omega}$$

すなわち

$$T(x,t;\omega) = \frac{\tau^{-1}T\left(x+\frac{\Delta x}{2}\omega,t\right)}{\int_{S^{N-1}}T\left(x+\frac{\Delta x}{2}\omega',t\right)d\omega'} \tag{6.22}$$

とすれば良いことがわかる.

(6.22) において，アインシュタインの公式 (6.10) を用いて τ を拡散係数（定数）D に置き換え，マスター方程式 (6.11) を導入して $\Delta t \downarrow 0, \Delta x \downarrow 0$ の極限をとれば**スモルコフスキー方程式**

$$q_t = D\nabla \cdot (\nabla q - q\nabla \log T) \tag{6.23}$$

が現れることが知られている[4]．この導出は初等的ではあるが込み入っている．原論文の記号を多少変更していることもあり，念のために以下で計算を記しておく．

最初に (6.11), (6.22) から

$$\begin{aligned}
&\frac{\tau}{\Delta t}\{q(x,t+\Delta t) - q(x,t)\} \\
&= \tau\int_{S^{N-1}} T(x+\omega\Delta x,t;-\omega)q(x+\omega\Delta x,t) - T(x,t;\omega)q(x,t)\,d\omega \\
&= \int_{S^{N-1}} T(x+\frac{\Delta x}{2}\omega,t)\cdot\left\{\frac{q(x+\omega\Delta x,t)}{\int_{S^{N-1}}T(x+\omega\Delta x+\frac{\Delta x}{2}\omega',t)d\omega'}\right. \\
&\qquad \left. -\frac{q(x,t)}{\int_{S^{N-1}}T(x+\frac{\Delta x}{2}\omega',t)d\omega'}\right\}d\omega
\end{aligned} \tag{6.24}$$

が得られる．テーラー展開

$$\begin{aligned}
T\left(x+\omega\Delta x+\frac{\Delta x}{2}\omega',t\right) &= T(x,t) + (\Delta x)\left(\omega+\frac{\omega'}{2}\right)\cdot\nabla T(x,t) \\
&+ \frac{1}{2}(\Delta x)^2\left(\omega+\frac{\omega'}{2}\right)\cdot K(x,t)\left(\omega+\frac{\omega'}{2}\right) + o\left((\Delta x)^2\right),
\end{aligned}$$

の各項に (6.13) を用いると，

---

[4] K. Ichikawa et. al., 前掲論文（第6章，脚注3）．また T. Suzuki and T. Senba [27], 節 6.1.4.

6.1 決定論的導出

$$K = \left(\frac{\partial^2 T}{\partial x_i \partial x_j}\right)$$

に対して

$$\int_{S^{N-1}} T\left(x + \omega \Delta x + \frac{\Delta x}{2}\omega', t\right) d\omega' = T(x,t) + (\Delta x)\omega \cdot \nabla T(x,t)$$
$$+ \frac{1}{2}(\Delta x)^2 \left(\omega \cdot K(x,t)\omega + \frac{1}{4N}\Delta T(x,t)\right) + o\left((\Delta x)^2\right)$$

となり,従って

$$\left\{\int_{S^{N-1}} T\left(x + \omega \Delta x + \frac{\Delta x}{2}\omega', t\right) d\omega'\right\}^{-1}$$
$$= \frac{1}{T(x,t)}\Big\{1 - (\Delta x)\omega \cdot T(x,t)^{-1}\nabla T(x,t)$$
$$- \frac{1}{2}(\Delta x)^2 T(x,t)^{-1}\left(\omega \cdot K(x,t)\omega + \frac{1}{4N}\Delta T(x,t)\right)$$
$$+ (\Delta x)^2 T(x,t)^{-2}(\omega \cdot \nabla T(x,t))^2\Big\} + o\left((\Delta x)^2\right) \quad (6.25)$$

が得られる.

q についても同じように

$$H = \left(\frac{\partial^2 q}{\partial x_i \partial x_j}\right)$$

を用いて

$$q(x + \omega \Delta x, t) = q(x,t) + (\Delta x)\omega \cdot \nabla q(x,t)$$
$$+ \frac{1}{2}(\Delta x)^2 \omega \cdot H(x,t)\omega + o((\Delta x)^2)$$

と展開する.(6.25) と合わせて

$$\frac{q(x + \omega \Delta x, t)}{\int_{S^{N-1}} T(x + \omega \Delta x + \frac{\Delta x}{2}\omega', t) d\omega'}$$

$$
\begin{aligned}
&= \left\{ q(x,t) + (\Delta x)\omega \cdot \nabla q(x,t) + \frac{1}{2}(\Delta x)^2 \omega \cdot H(x,t)\omega \right\} \\
&\quad \cdot \frac{1}{T(x,t)} \cdot \left\{ 1 - (\Delta x)\omega \cdot T(x,t)^{-1}\nabla T(x,t) \right. \\
&\quad + (\Delta x)^2 \left[-\frac{T(x,t)^{-1}}{2}\left(\omega \cdot K(x,t)\omega + \frac{1}{4N}\Delta T(x,t) \right) \right. \\
&\quad \left.\left. + T(x,t)^{-2}(\omega \cdot \nabla T(x,t))^2 \right]\right\} + o\left((\Delta x)^2\right) \\
&= \frac{1}{T(x,t)} \left\{ q(x,t) + (\Delta x)[\omega \cdot \nabla q(x,t) - q(x,t)\omega \cdot \nabla \log T(x,t)] \right. \\
&\quad + (\Delta x)^2 \left[\frac{1}{2}\omega \cdot H(x,t)\omega - (\omega \cdot \nabla q(x,t))(\omega \cdot \nabla \log T(x,t)) \right. \\
&\quad + q(x,t)\left(-\frac{1}{2T(x,t)}(\omega \cdot K(x,t)\omega + \frac{1}{4N}\Delta T(x,t)) \right. \\
&\quad \left.\left.\left. + (\omega \cdot \nabla \log T(x,t))^2 \right)\right]\right\} + o\left((\Delta x)^2\right) \quad (6.26)
\end{aligned}
$$

が得られる. さらに

$$
\begin{aligned}
T\left(x + \frac{\Delta x}{2}\omega', t\right) &= T(x,t) + (\Delta x)\frac{\omega'}{2} \cdot \nabla T(x,t) \\
&\quad + \frac{(\Delta x)^2}{8}\omega' \cdot K(x,t)\omega' + o\left((\Delta x)^2\right)
\end{aligned}
$$

より

$$
\int_{S^{N-1}} T\left(x + \frac{\Delta x}{2}\omega', t\right) d\omega' = T(x,t) + \frac{(\Delta x)^2}{8N}\Delta T(x,t) + o\left((\Delta x)^2\right)
$$

従って

$$
\frac{q(x,t)}{\int_{S^{N-1}} T(x + \frac{\Delta x}{2}\omega', t)\, d\omega'}
$$

$$= \frac{q(x,t)}{T(x,t)} \cdot \left(1 - \frac{(\Delta x)^2}{8N} T(x,t)^{-1} \Delta T(x,t)\right) + o\left((\Delta x)^2\right) \quad (6.27)$$

となる．(6.26), (6.27) をまとめると

$$\frac{q(x+\omega \Delta x, t)}{\int_{S^{N-1}} T(x+\omega \Delta x + \frac{\Delta x}{2}\omega', t)\, d\omega'} - \frac{q(x,t)}{\int_{S^{N-1}} T(x+\frac{\Delta x}{2}\omega', t)\, d\omega'}$$

$$= \frac{1}{T(x,t)}\bigg\{(\Delta x)[\omega \cdot \nabla q(x,t) - q(x,t)\omega \cdot \nabla \log T(x,t)]$$

$$+(\Delta x)^2 \bigg[\frac{1}{2}\omega \cdot H(x,t)\omega - (\omega \cdot \nabla q(x,t))(\omega \cdot \nabla \log T(x,t))$$

$$+ q(x,t)\left(-\frac{1}{2T(x,t)}\omega \cdot K(x,t)\omega + (\omega \cdot \nabla \log T(x,t))^2\right)\bigg]\bigg\}$$

$$+ o\left((\Delta x)^2\right)$$

よって

$$T\left(x + \frac{\Delta x}{2}\omega, t\right)$$

$$\cdot \left\{\frac{q(x+\omega \Delta x, t)}{\int_{S^{N-1}} T(x+\omega \Delta x + \frac{\Delta x}{2}\omega', t)d\omega'} - \frac{q(x,t)}{\int_{S^{N-1}} T(x+\frac{\Delta x}{2}\omega', t)d\omega'}\right\}$$

$$= \left\{T(x,t) + \frac{\Delta x}{2}\omega \cdot \nabla T(x,t) + \frac{1}{4}(\Delta x)^2 \omega \cdot K(x,t)\omega\right\}$$

$$\cdot \frac{1}{T(x,t)}\bigg\{(\Delta x)[\omega \cdot \nabla q(x,t) - q(x,t)\omega \cdot \nabla \log T(x,t)]$$

$$+(\Delta x)^2\bigg[\frac{1}{2}\omega \cdot H(x,t)\omega - (\omega \cdot \nabla q(x,t))(\omega \cdot \nabla \log T(x,t))$$

$$+ q(x,t)\left(-\frac{1}{2T(x,t)}\omega \cdot K(x,t)\omega + (\omega \cdot \nabla \log T(x,t))^2\right)\bigg]\bigg\}$$

$$+ o\left((\Delta x)^2\right)$$

が得られる.

上式の右辺は

$$[\omega \cdot \nabla q(x,t) - q(x,t)\omega \cdot \nabla \log T(x,t)](\Delta x)$$
$$+\frac{1}{T(x,t)}\left[\frac{1}{2}(\omega \cdot \nabla T(x,t))(\omega \cdot \nabla q(x,t) - q(x,t)\omega \cdot \nabla \log T(x,t))\right.$$
$$+T(x,t)\left(\frac{1}{2}\omega \cdot H(x,t)\omega - (\omega \cdot \nabla q(x,t))(\omega \cdot \nabla \log T(x,t))\right)$$
$$+T(x,t)q(x,t)\left(-\frac{1}{2T(x,t)}\omega \cdot K(x,t)\omega + (\omega \cdot \nabla \log T(x,t))^2\right)\right](\Delta x)^2$$
$$+o\left((\Delta x)^2\right)$$

に等しいので,

$$\int_{S^{N-1}} T\left(x + \frac{\Delta x}{2}\omega, t\right)$$
$$\cdot \left\{\frac{q(x+\omega\Delta x,t)}{\int_{S^{N-1}} T(x+\omega\Delta x + \frac{\Delta x}{2}\omega',t)d\omega'} - \frac{q(x,t)}{\int_{S^{N-1}} T(x+\frac{\Delta x}{2}\omega',t)d\omega'}\right\}d\omega$$
$$= \frac{(\Delta x)^2}{T(x,t)}\int_{S^{N-1}}\left\{\frac{1}{2}(\omega \cdot \nabla T(x,t))[\omega \cdot \nabla q(x,t) - q(x,t)\omega \cdot \nabla \log T(x,t)]\right.$$
$$+T(x,t)\left[\frac{1}{2}\omega \cdot H(x,t)\omega - (\omega \cdot \nabla q(x,t))(\omega \cdot \nabla \log T(x,t))\right]$$
$$+T(x,t)q(x,t)\left[-\frac{1}{2T(x,t)}\omega \cdot K(x,t)\omega + (\omega \cdot \nabla \log T(x,t))^2\right]\right\}d\omega$$
$$+o\left((\Delta x)^2\right)$$

が成り立つ. よって (6.13) から得られる

$$\int_{S^{N-1}}(a\cdot\omega)(b\cdot\omega)d\omega = \int_{S^{N-1}}\sum_{i,j}a_i b_j \omega_i \omega_j d\omega$$

6.1 決定論的導出

$$= \frac{1}{N} \sum a_i b_i = \frac{1}{N} a \cdot b$$

より

$$\frac{\tau}{\Delta t}\{q(x, t+\Delta t) - q(x,t)\}$$
$$= \frac{(\Delta x)^2}{NT(x,t)} \Bigg\{ \frac{1}{2}[\nabla T(x,t) \cdot \nabla q(x,t) - q(x,t)\nabla T(x,t) \cdot \nabla \log T(x,t)]$$
$$+ T(x,t)\left[\frac{1}{2}\Delta q(x,t) - \nabla q(x,t) \cdot \nabla \log T(x,t)\right]$$
$$+ T(x,t)q(x,t) \cdot \left[-\frac{1}{2T(x,t)}\Delta T(x,t) + |\nabla \log T(x,t)|^2\right]\Bigg\} + o\left((\Delta x)^2\right)$$

となる.

アインシュタインの公式 (6.10) を用いて τ を D に変換し,極限 $\Delta t \downarrow 0$, $\Delta x \downarrow 0$ をとれば

$$q_t = \frac{2D}{T}\Bigg\{\frac{1}{2}[\nabla T \cdot \nabla q - q\nabla T \cdot \nabla \log T] + T\left[\frac{1}{2}\Delta T - \nabla q \cdot \nabla \log q\right]$$
$$+ Tq\left[-\frac{1}{2}T^{-1}\Delta T + |\nabla \log T|^2\right]\Bigg\}$$
$$= 2D\Bigg\{\frac{1}{2}\Delta q + \frac{1}{2}\left[\nabla \log T \cdot \nabla q - q|\nabla \log T|^2\right] - \nabla q \cdot \nabla \log T$$
$$- \frac{1}{2}qT^{-1}\Delta T + q|\nabla \log T|^2\Bigg\}$$
$$= D\Big\{\Delta q + \nabla \log T \cdot \nabla q + q|\nabla \log T|^2 - 2\nabla q \cdot \nabla \log T - qT^{-1}\Delta T\Big\}$$
$$= D\nabla \cdot (\nabla q - q\nabla \log T)$$

となり,スモルコフスキー方程式 (6.23) が現れる.

時空連続密度分布と時空離散的跳躍過程による決定論的設定では，拡散係数と平均待ち時間の関係がアインシュタインの公式と適合し，時空の平均場極限も独立に実行することができる．

問題 6.1 与えられた設定の下でマスター方程式 (6.1) が成り立つことを示せ．

問題 6.2 (6.2) から (6.4) を導出せよ．

問題 6.3 空間多次元の場合に平均場極限 (6.5) を導出せよ．

問題 6.4 (6.6) から (6.7) を導出せよ．

問題 6.5 (6.8) から (6.9) を導出せよ．

問題 6.6 設定の下でマスター方程式 (6.11) を導出せよ．

問題 6.7 補題 6.1 を示せ．

問題 6.8 (6.16) の下でマスター方程式 (6.11) から (6.17) が導出され，さらに平均場極限で (6.18) が現れることを確認せよ．

問題 6.9 遷移確率が，その時刻でのその地点と行き先の中間点での制御種の状態によって定まるとして
$$T(x,t;\omega) = T\left(x + \frac{\Delta x}{2}\omega, t\right)$$
であるものとすると，アインシュタインの公式は
$$\tau^{-1} = \int_{S^{N-1}} T\left(x + \frac{\Delta x}{2}\omega, t\right) d\omega = \frac{2ND(x,t)}{(\Delta x)^2} \qquad (6.28)$$
またマスター方程式は
$$\frac{1}{\Delta t}\{q(x, t+\Delta x) - q(x,t)\}$$
$$= \int_{S^{N-1}} T\left(x + \frac{\Delta x}{2}\omega, t\right)(q(x+\omega\Delta x, t) - q(x,t)) \, d\omega \qquad (6.29)$$
となることを示せ．次に (6.28) の中央の式を $\Delta x \downarrow 0$ の極限において縮約し，(6.29) の平均場極限を求めよ．

6.2　確率論的導出

　前節で述べた決定論では，粒子運動の平均場極限に対する制御種の役割や拡散係数と平均待ち時間との関係は明確にとらえられているが，跳躍幅 Δx と跳躍間隔（計算時間）Δt が固定され，粒子運動は時空で強く規格化されている．

　離散・確率シミュレーションでは跳躍過程はランダムに実行されるので，平均場極限からの揺らぎは無視できない．むしろこの揺らぎが物理的粒子運動と生命動態をへだてる鍵であり，生命科学における離散・確率シミュレーションの意義であると考えられる．本節では，粒子運動のどのような規則が，平均場極限の揺らぎを生じさせるかを考察する．

　空間 $\mathbf{R}^N$ をランダムに跳躍する粒子を考える．空間に占める粒子の位置とともに，跳躍そのものをイベント（**事象**）として着目する．前節と異なり，跳躍と跳躍までの待ち時間は**確率過程**であるとする．$\phi(t)$ を時刻 $t>0$ で跳躍が起こる確率，$S(x,y)$ を地点 y から x への跳躍が起こる確率とする．これらの2つの事象は独立で，さらに跳躍の方向・距離は時空で一様であるとする[5]：

$$S(x,y) = S(x-y)$$

時刻 $t=0$ で $x=0$ に存在した粒子が k 回の跳躍で位置 x, 時刻 t に来る確率を $Q_k(x,t)$ とすれば，この**状態量**に関するマスター方程式は

$$Q_k(x,t) = \int_0^t \int_{\mathbf{R}^N} \phi(t-\tau)S(x-y)Q_{k-1}(y,\tau)dyd\tau \qquad (6.30)$$

の形をとる．すると，この粒子が時刻 t で x に到達する確率は

$$Q(x,t) = \sum_{k=0}^{\infty} Q_k(x,t)$$

であり，(6.30) より

$$Q(x,t) = Q_0(x,t) + \int_0^t \int_{\mathbf{R}^N} \phi(t-\tau)S(x-y)\sum_{k=0}^{\infty} Q_k(y,\tau)\, dyd\tau$$

---

[5] 以上の設定は H.G. Othmer, S.R. Dumber, and W. Alt, J. Math. Biol., **26** (1988), pp.263-298.

$$Q_k(x,t) = \int_0^t \int_{\mathbf{R}^N} \phi(t-\tau)S(x-y)Q_{k-1}(y,\tau)dyd\tau$$

$Q_k(x,t)$：時刻 $t=0$ で $x=0$ にいた粒子が，k 回の
跳躍で位置 x，時刻 t に来る確率

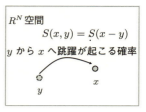

$\phi(t)$：時刻 t で跳躍が起こる確率

図 6.2　確率論的マスター方程式

$$= Q_0(x,t) + \int_0^t \int_{\mathbf{R}^N} \phi(t-\tau)S(x-y)Q(y,\tau)\,dyd\tau \tag{6.31}$$

が得られる．定義から

$$Q_0(x,t) = \delta(x)\delta(t)$$

であり，(6.31) は

$$Q(x,t) = \delta(x)\delta(t) + \int_0^t \int_{\mathbf{R}^N} \phi(t-\tau)S(x-y)Q(y,\tau)\,dyd\tau \tag{6.32}$$

を意味する（図 6.2）．

さて，この粒子が時刻 t で位置 x にいる確率 $q(x,t)$ は，この位置に $\tau < t$ までに到着し以後動かなかった確率 $\Phi(t,\tau;x)$ を用いて

$$q(x,t) = \int_0^t \Phi(t,\tau;x)Q(x,\tau)\,d\tau \tag{6.33}$$

で与えられるようなものであるとする．この仮定は，粒子が同じ地点に2度以上来ることがまれであり，無視できる事象であることを意味している．すると跳躍の方向・距離が時空で一様としたので，$\Phi(t,\tau;x)$ は粒子が時刻 t まで一度も動かなかった確率 $\Phi(t)$ を用いて

$$\Phi(t,\tau;x) = \Phi(t-\tau)$$

と書け，この $\Phi(t)$ は跳躍が時刻 t で起こる確率 $\phi(t)$ を用いて

$$\Phi(t) = 1 - \int_0^t \phi(s)\,ds = \int_t^\infty \phi(s)\,ds \tag{6.34}$$

で与えられるはずである.

(6.32), (6.33), (6.34) より

$$q(x,t) = \int_0^t \Phi(t-\tau) Q(x,\tau) d\tau$$
$$= \int_0^t \Phi(t-\tau) \left(\delta(x)\delta(\tau) + \int_0^\tau \int_{\mathbf{R}^N} \phi(\tau-s) S(x-y) Q(y,s) \, dyds \right) d\tau$$
$$= \Phi(t)\delta(x) + \int_0^t \int_{\mathbf{R}^N} \left(\int_s^t \Phi(t-\tau)\phi(\tau-s) d\tau \right) S(x-y) Q(y,s) \, dyds$$

ここで右辺第2項の中の積分に変数変換 $\tau - s = t - \tau'$ を適用すると

$$q(x,t) = \Phi(t)\delta(x)$$
$$+ \int_0^t \int_{\mathbf{R}^N} \left(\int_s^t \phi(t-\tau)\Phi(\tau-s) d\tau \right) S(x-y) Q(y,s) \, dyds$$
$$= \Phi(t)\delta(x) + \int_0^t \int_{\mathbf{R}^N} \phi(t-\tau) S(x-y) q(y,\tau) \, dyd\tau \qquad (6.35)$$

が得られる. さらに

$$\int_0^\infty \phi(t) \, dt = 1, \quad \int_{\mathbf{R}^N} S(x) \, dx = 1$$

も成り立つ.

$f(t)$, $g(x)$ の**ラプラス変換**, フーリエ変換をそれぞれ

$$\tilde{f}(s) = \int_0^\infty e^{-st} f(t) \, dt, \quad \hat{g}(\xi) = \int_{\mathbf{R}^N} e^{\imath \xi \cdot x} g(x) \, dx$$

とすれば, (6.35) から

$$\tilde{\hat{q}}(k,s) = \frac{1 - \tilde{\phi}(s)}{s} + \tilde{\phi}(s) \hat{S}(k) \tilde{\hat{q}}(k,s) \qquad (6.36)$$

が得られる. (6.36) から

$$\tilde{H}(s) = \frac{\tilde{\phi}(s)}{1 - \tilde{\phi}(s)}$$

に対して
$$\frac{\hat{\tilde{q}}(k,s)}{1-\tilde{\phi}(s)} - \frac{1}{s} = \tilde{H}(s)\hat{S}(k)\hat{\tilde{q}}(k,s)$$
となり,さらに両辺から
$$\frac{\hat{\tilde{q}}(k,s)\tilde{\phi}(s)}{1-\tilde{\phi}(s)}$$
を引いて
$$\hat{\tilde{q}}(k,s) - \frac{1}{s} = (\hat{S}(k)-1)\tilde{H}(s)\hat{\tilde{q}}(k,s) \tag{6.37}$$
となる.

逆変換を用いて (6.37) をもとの変数に戻すと
$$q(x,t) - q(x,0)$$
$$= \int_0^t H(t-\tau)\left(-q(x,\tau) + \int_{\mathbf{R}^N} S(x-y)q(y,\tau)\,dy\right)d\tau \tag{6.38}$$
が成り立つ. (6.38) がランダムに跳躍する粒子の存在確率に関するマスター方程式である.

(6.38) において $\phi(t)$ が $\lambda > 0$ を定数(平均待ち時間)とする**ポアソン分布**
$$\phi(t) = \frac{e^{-t/\lambda}}{\lambda} \tag{6.39}$$
に従うものとすれば
$$\tilde{\phi}(s) = \int_0^\infty e^{-st} \cdot \frac{e^{-t/\lambda}}{\lambda}\,dt = \frac{1}{1+\lambda s}$$
これより
$$\tilde{H}(s) = \frac{\tilde{\phi}(s)}{1-\tilde{\phi}(s)} = \frac{1}{\lambda s}$$
であるから,特に
$$H(t) = \frac{1}{\lambda}$$

が得られる．このとき (6.38) は

$$q(x,t) - q(x,0) = \frac{1}{\lambda} \int_0^t \left(-q(x,\tau) + \int_{\mathbf{R}^N} S(x-y)q(y,\tau) \, dy \right) d\tau$$
$$= \frac{1}{\lambda} \int_0^t \int_{\mathbf{R}^N} S(x-y)[q(y,t) - q(x,t)] \, dy \, d\tau$$

に帰着され，これより

$$q_t(x,t) = \frac{1}{\lambda} \int_{\mathbf{R}^N} S(x-y)[q(y,t) - q(x,t)] \, dy \tag{6.40}$$

が得られる．

跳躍の方向・距離が時空で一様であるばかりでなく，空間的に対称で等方的であるときは

$$S(-x) = S(x), \quad \int_{\mathbf{R}^N} x_i x_j S(x) \, dx = \frac{(\Delta x)^2}{N} \delta_{ij}, \ 1 \leq i,j \leq N \tag{6.41}$$

であり，補題 6.1 と同様にして，$q = q(\cdot, t)$ のヘッセ行列 $H = \nabla^2 q$ に対して

$$\frac{1}{\lambda} \int_{\mathbf{R}^N} S(x-y)(q(y,t) - q(x,t)) \, dy = \frac{1}{\lambda} \int_{\mathbf{R}^N} S(y-x)$$
$$\cdot \left((y-x) \cdot \nabla q(x,t) + \frac{1}{2}[\nabla^2 q(x,t)](y-x) \cdot (y-x) + o(|y-x|^2) \right) dy$$
$$= \frac{(\Delta x)^2}{2N\lambda}(\Delta q + o(1)) = D\Delta q + o(1)$$

が成り立つ．ポアソン分布 (6.39) において λ は平均待ち時間であるので $\lambda = \tau$ とおいて (6.10) を適用すると $\Delta x \downarrow 0$ の極限において，(6.41) から拡散方程式

$$q_t = D\Delta q$$

が得られる．

(6.40) に対応するのは

$$\frac{1}{\Delta t}\{q(x, t + \Delta t) - q(x,t)\} = \frac{1}{\tau} \int_{\mathbf{R}^N} S(x-y)[q(y,t) - q(x,t)] \, dy \tag{6.42}$$

である．確率論的マスター方程式(6.42)と決定論的マスター方程式(6.11)は，背後にある両者の設定が両立するときは一致しなくてはならない．では，どのような場合に両者の設定が両立すると考えられるのであろうか．

最初に，確率論的設定では粒子の跳躍方向・距離の時空での一様性を要請していた．この条件は(6.11)の$T(x,t:\omega)$に対しては

$$T(x,t;\omega) = T(x+\omega\Delta x) \tag{6.43}$$

に対応するものである．実際(6.43)は，粒子がどのような法則でその地点に跳躍してくるかという事象が，時空で一様であることを表している．一方，決定論的設定の基盤である跳躍幅一定という条件は，(6.42)の$S(z)$に対しては

$$\frac{1}{\tau}S(x)\,dx = T(x)\,\delta_{\Delta x}(dr) \otimes d\omega, \quad x=r\omega,\ r=|x| \tag{6.44}$$

に対応する．ここでは対称性$S(-x)=S(x)$も暗黙の内に仮定されている．実際(6.43), (6.44), (6.12)の下で，(6.42)と(6.11)は同等であることを示すことができる．

決定論的マスター方程式(6.11)では，**マルコフ性**が時間変化の基本的な規則になっている．すなわち各事象はそれまでの系の履歴とは独立に発生する．確率論的設定で跳躍事象がポアソン分布に従うとすると，この性質と両立する平均場極限である拡散方程式が現れる．ポアソン分布以外の分布では，マルコフ的でないマスター方程式と分数べきの微分を含む平均場極限が出現し，**異常拡散** (anomalous diffusion) という状況が起こる．

実際，アインシュタインの公式(6.10)は通常の拡散の基本的描像を表すもので，特に粒子の2乗**平均移動量**が時間に比例することを示している．

$$\langle x(t)^2 \rangle \sim t \tag{6.45}$$

ただし$\langle\,,\,\rangle$は**統計的測度**に関する平均値である[6]．**劣拡散**の場合には，(6.45)は

$$\langle x(t)^2 \rangle \sim t^\alpha, \quad 0 < \alpha < 1 \tag{6.46}$$

---

[6] §7.2参照．

に変更される．このような状況は，自然界では比較的マクロなスケールのイベントで観察されている．

(6.46) は跳躍事象を

$$\phi_\alpha(t) = \frac{t^{\alpha-1}}{\lambda^\alpha} E_{\alpha,\alpha}\left(-\left(\frac{t}{\lambda}\right)^\alpha\right) \tag{6.47}$$

とすることで実現される[7]．ここで $E_{\alpha,\beta}$ はミッタグ・レフラー (Mittag-Leffler) 関数

$$E_{\alpha,\beta}(z) = \sum_{n=1}^{\infty} \frac{z^n}{\Gamma(\alpha n + \beta)}, \quad \alpha, \beta > 0, \quad z \in \mathbf{C}$$

で，$\alpha = 1$ のとき $\phi_\alpha(t)$ は (6.39) で定めた $\phi(t)$ と一致する．このとき

$$\tilde{\phi}_\alpha(s) = \frac{1}{1 + \lambda^\alpha s^\alpha}$$

より

$$\tilde{H}(s) = \frac{\tilde{\phi}(s)}{1 - \tilde{\phi}(s)} = \frac{1}{\lambda^\alpha s^\alpha}, \quad H(t) = \frac{1}{\lambda^\alpha} \cdot \frac{t^{\alpha-1}}{\Gamma(\alpha)} \tag{6.48}$$

が得られ，(6.38) は

$$\begin{aligned} &q(x,t) - q(x,0) \\ &= \frac{1}{\lambda^\alpha} \int_0^t \frac{(t-\tau)^{\alpha-1}}{\Gamma(\alpha)} \int_{\mathbf{R}^N} S(x-y)(q(y,\tau) - q(x,\tau)) \, dy d\tau \\ &= \frac{1}{\lambda^\alpha} \frac{\partial^{-\alpha}}{\partial t^{-\alpha}} \int_{\mathbf{R}^N} S(x-y)(q(y,\tau) - q(x,\tau)) \, dy \end{aligned} \tag{6.49}$$

に帰着される．ただし $\partial^{-\alpha}/\partial t^{-\alpha}$ はリーマン・リュービル (Riemann-Liouville) の**分数積分**といわれるものである:

$$\frac{d^{-\alpha}}{dt^{-\alpha}} f(t) = \frac{1}{\Gamma(\alpha)} \int_0^t (t-\tau)^{\alpha-1} f(\tau) d\tau, \quad 0 < \alpha < 1$$

---

[7] 以下の用語と詳細については T. Suzuki [26] の文献表を参照．

逆作用素であるリーマン・リュービルの分数微分

$$\frac{d^\alpha}{dt^\alpha} f(t) = \frac{1}{\Gamma(1-\alpha)} \frac{d}{dt} \int_0^t (t-\tau)^{-\alpha} f(\tau) d\tau, \quad 0 < \alpha < 1 \tag{6.50}$$

を用いると，(6.49) は

$$\frac{\partial^\alpha}{\partial t^\alpha} q(x,t) - \frac{t^{-\alpha}}{\Gamma(1-\alpha)} q(x,0)$$
$$= \frac{1}{\lambda^\alpha} \int_{\mathbf{R}^N} S(x-y)(q(y,\tau) - q(x,\tau)) \, dy \tag{6.51}$$

と書ける．(6.46) に注意して劣拡散係数

$$D_\alpha = \frac{(\Delta x)^2}{2N\lambda^\alpha}$$

を導入し，右辺を (6.40) と同様にして処理すると，$\Delta x \downarrow 0$ において

$$\frac{\partial^\alpha}{\partial t^\alpha} q(x,t) - \frac{t^{-\alpha}}{\Gamma(1-\alpha)} q(x,0) = D_\alpha \Delta q(x,t) \tag{6.52}$$

が現れる．さらに**カプトの分数微分**

$$D_t^\alpha f(t) = \frac{1}{\Gamma(1-\alpha)} \int_0^t (t-\tau)^{\alpha-1} \frac{\partial}{\partial \tau} f(\tau) d\tau, \quad 0 < \alpha < 1, \tag{6.53}$$

を用いて (6.52) の左辺を書き直すと，**劣拡散方程式**

$$D_t^\alpha q = D_\alpha \Delta q \tag{6.54}$$

が得られる．

優拡散の場合，(6.45) は

$$\langle x(t)^\beta \rangle \sim t, \quad 0 < \beta < 2 \tag{6.55}$$

に変更される．このときは

$$S(x) \approx \frac{C(N,\beta)}{|x|^{N+\beta}}, \quad |x| \to +\infty$$

6.2 確率論的導出

とし，パラメータ $h \downarrow 0$ によって遷移確率を

$$S^h(x) = \frac{S(x/h)}{h^N}$$

にスケーリングする．(6.40) を

$$q_t^h(x,t) = \frac{1}{\lambda} \int_{\mathbf{R}^N} S^h(x-y)[q^h(y,t) - q^h(x,t)] \, dy \qquad (6.56)$$

と書き直し，右辺を

$$\frac{h^\beta}{\lambda} C(N,\beta) \cdot \mathrm{p.v.} \int_{\mathbf{R}^N} \frac{q^h(y,t) - q^h(x,t)}{|x-y|^{N+\beta}} \, dy$$

で近似する．ただし

$$\mathrm{p.v.} \int_{\mathbf{R}^N} f(y) \, dy = \lim_{\varepsilon \downarrow 0} \int_{|y| > \varepsilon} f(y) \, dy$$

である．
 $u \in \mathcal{S}(\mathbf{R}^N)$ に対し[8]

$$\mathrm{p.v.} \int_{\mathbf{R}^N} \frac{u(x) - u(y)}{|x-y|^{N+\beta}} \, dy = \frac{1}{2} \int_{\mathbf{R}^N} \frac{2u(x) - u(x+y) - u(x-y)}{|y|^{N+\beta}} \, dy$$

に注意し，フーリエ変換による反転公式

$$(-\Delta)^\beta u = \mathcal{F}^{-1}(|\xi|^\beta \hat{u}) = C(N,\beta) \cdot \mathrm{p.v.} \int_{\mathbf{R}^N} \frac{u(x) - u(y)}{|x-y|^{N+\beta}} \, dy \qquad (6.57)$$

が成り立つように定数 $C(N,\beta)$ を定める．次に (6.55) に注意し，

$$\frac{h^\beta C(N,\beta)}{\lambda^\beta} = D_\beta$$

によって優拡散係数を定義する．$h \downarrow 0$ とすれば**優拡散方程式**

$$q_t = -D_\beta(-\Delta)^{\beta/2} q \qquad (6.58)$$

---
[8] 急減少関数：[27], 4.2.5 節．

が得られる．

優拡散方程式 (6.58) は，空間方向の粒子運動を制御することで得られるので，決定論的な導出も可能である．また (6.54), (6.58) が混在したモデルも存在する．

問題 6.10 (6.35) から (6.36) を導出せよ．

問題 6.11 (6.37) から (6.38) を導出せよ．

問題 6.12 (6.43), (6.44), (6.12) の下で，(6.11) と (6.42) は同等であることを示せ．

問題 6.13 (6.47) で $\alpha = 1$ のときは，$\phi_\alpha(t)$ は (6.39) で定めた $\phi(t)$ と一致することを示せ．

問題 6.14 (6.48) を示せ．

問題 6.15 (6.38) から (6.49) を導出せよ．

問題 6.16 (6.49) から (6.51) を導出せよ．

問題 6.17 (6.52) から (6.54) を導出せよ．

問題 6.18 定数
$$C(N,\beta) = \left(\int_{\mathbf{R}^N} \frac{1-\cos\eta_1}{|\eta|^{N+\beta}} d\eta \right)^{-1}$$
に対して (6.57) が成り立つことを示せ．

ヒント：
$$\text{p.v.} \int_{\mathbf{R}^N} \frac{u(x)-u(y)}{|x-y|^{N+\beta}} \, dy = \frac{1}{2} \int_{\mathbf{R}^N} \frac{2u(x)-u(x+y)-u(x-y)}{|y|^{N+\beta}} \, dy$$

とフビニの定理より

$$\mathcal{F}\left(\text{p.v.} \int_{\mathbf{R}^N} \int_{\mathbf{R}^N} \frac{u(x)-u(y)}{|x-y|^{N+\beta}} dy \right)(\xi)$$
$$= \frac{1}{2} \int_{\mathbf{R}^N} e^{-i\xi\cdot x} \int_{\mathbf{R}^N} \frac{2u(x)-u(x+y)-u(x-y)}{|y|^{N+\beta}} \, dy dx$$
$$= A(\xi)\mathcal{F}(u)(\xi)$$

ただし

$$A(\xi) = \frac{1}{2} \int_{\mathbf{R}^N} \frac{2-2e^{i\xi\cdot y}}{|y|^{N+\beta}} \, dy = \int_{\mathbf{R}^N} \frac{1-\cos(\xi\cdot y)}{|y|^{N+\beta}} \, dy$$

となる．ここで $e_1 = (1, 0, \cdots, 0)$ に対し

$$A(\xi) = A(|\xi|e_1)$$

さらに $\eta = |\xi|y, y \in \mathbf{R}^N$ とおいて

$$A(\xi) = |\xi|^\beta \int_{\mathbf{R}^N} \frac{1 - \cos \eta_1}{|\eta|^{N+\beta}} \, d\eta$$

が得られる．

6.3 離散・確率シミュレーション

　細胞内の分子動態は浸潤突起のような狭い場所で起こる．そこでは関係する分子数はそれほど多くなく，連続場近似が無条件に有効であるわけではない．一方で分子動態を制御する環境は非常に複雑であり，細かな事象は捨象して，**粗視化**すべき場合も多い．§5.3 で述べたマルチスケールモデルは，主体と環境をそれぞれの適切なスケールで記述することで，相反する上記の要請を適合させようとしたものである．しかし，マルチスケールモデルをそのままシミュレーションしても，主体と環境のコントラストを明示することは難しい．そもそもシミュレーションは，モデリングとは別の技術として語られなければならない．モデルの不備を補って余りあるフレキシビリティの高いシミュレーションはコンピュータの発達した現代にマッチしたものであり，本書第3章ではそのささやかな一端を紹介した．

　ハイブリッドシミュレーションは偏微分方程式系を主体としたトップダウンモデルがある場合に使われる．それは一度モデル全体を数値計算した後で，その値を粒子の移動確率に翻訳し，連続モデルの上に粒子をランダムに移動させるシミュレーションであり，近年盛んに行われている．

　一方でシミュレーションは規則があれば実行できるものであり，偏微分方程式系などの精緻な数理モデルは必ずしも必要ではない．実際，離散・確率シミュレーションでは，粒子の運動の規則を与え，乱数を用いてその運動を摂動させて系の動態を視覚化している．しかし，このシミュレーションから何らかの予測や規則を見出そうとすれば，与えた規則がどのような平均場と揺らぎを

与えているかを見積もらなければならない．この視点をとれば必然的に，与えた粒子動態の規則や離散・確率シミュレーションと，トップダウンモデリングやハイブリッドシミュレーションとの照合や見直しが行われることになる．

細胞分子の動態は，化学反応が原動力になっている．細胞分子動態を3次元空間の中で考え，その**反応距離** R，**反応確率** P_r という概念を導入しよう．すなわち2種類の粒子 A, B は距離が R 以下にあるときは衝突しているものとみなされるとし，衝突した A, B 粒子は確率 P_r で化学反応を起こすとするのである（図 6.3）．このとき R や P_r は，反応速度 k とどのような関係をもつべきであろうか[9]．実際，パラメータ設定の問題は，数理科学で実行する離散・確率シミュレーションにおいて，基本的で不可欠な問いなのである．

以下，N 次元溶液中の素過程

$$A + B \to P \quad (k) \tag{6.59}$$

を考える．1個の A 粒子に対して，反応距離 R 以内の B 粒子の個数は

$$n_B = [B]N_a v, \quad v = \omega_N R^N \tag{6.60}$$

である．ただし $[B]$ は B 粒子の濃度，N_a は**アボガドロ数**，ω_N は N 次元単位球の体積である．容器内の A 粒子数を Q_A，A 粒子の単位時間あたりの跳躍数を n_{jA} とすると，

$$\frac{dQ_{A,A\to B}}{dt} = -P_r Q_A n_{jA} n_B \tag{6.61}$$

は跳躍して B 粒子と衝突し，化学反応を起こす A 粒子の単位時間あたりの総数を表す．A 粒子の濃度を $[A]$，容器の体積を V とすれば

$$Q_A = [A]N_a V \tag{6.62}$$

である．従って，(6.60), (6.61), (6.62) から

$$[A]_{A\to B} = \frac{Q_{A,A\to B}}{N_a V} \tag{6.63}$$

---

[9] 以上の設定は K. Ichikawa, T. Suzuki, and N. Murata, Phys. Biol., **7** (2010), 046010.

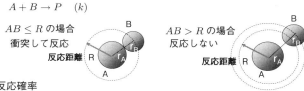

図 **6.3** 離散・確率シミュレーション

に対して

$$\frac{d[A]_{A \to B}}{dt} = -P_r[A]n_{jA}n_B = -P_r N_a v n_{jA}[A][B] \tag{6.64}$$

が成り立つ．(6.63) より，(6.64) の左辺は跳躍して B 粒子と衝突し，反応を起こす A 粒子の単位時間当たりの濃度変化を表している．

同様にして，B 粒子の跳躍による衝突で A 粒子が受ける単位時間当たりの濃度変化は

$$\frac{d[A]_{B \to A}}{dt} = -P_r N_a v n_{jB}[A][B]$$

であり，両者を加えることで

$$\frac{d[A]}{dt} = -P_r N_a v (n_{jA} + n_{jB})[A][B] \tag{6.65}$$

が得られる．(6.65) と質量作用の法則 (4.2) が両立するためには

$$k = P_r N_a v (n_{jA} + n_{jB}) \tag{6.66}$$

が成り立たなければならない．

粒子の跳躍が，$\tau > 0$ を平均待ち時間とするポアソン分布

$$p(t) = \frac{\exp\left(-\frac{t}{\tau}\right)}{\tau}$$

に従うものとすると，単位時間あたりに跳躍する粒子数 n_j は，分布 $p(t)$ を**計算時間** Δt で平均化した量

$$n_j = \frac{1}{\Delta t}\int_0^{\Delta t} p(t)dt = \frac{1}{\Delta t}\left\{1 - \exp\left(-\frac{\Delta t}{\tau}\right)\right\}$$

で置き換えることができる．式

$$n_{jA} = \frac{1}{\Delta t}\left\{1 - \exp\left(-\frac{\Delta t}{\tau_A}\right)\right\}, \quad n_{jB} = \frac{1}{\Delta t}\left\{1 - \exp\left(-\frac{\Delta t}{\tau_B}\right)\right\}$$

を (6.66) に代入すると，関係

$$P_r = \frac{k}{N_a v \cdot \frac{1}{\Delta t}\left\{2 - e^{-\Delta t/\tau_A} - e^{-\Delta t/\tau_B}\right\}} \tag{6.67}$$

が導出される．ただし τ_A, τ_B はそれぞれ A 粒子，B 粒子の平均の跳躍待ち時間である．

反応距離と反応確率をマスター方程式に繰り込むため，A 粒子，B 粒子の濃度をそれぞれ $q_A = q_A(x,t)$, $q_B = q_B(x,t)$ とおく．さらにこれらの濃度を飽和濃度を用いて無次元化した

$$0 \leq q_A = \frac{[A]}{[A]_*},\ q_B = \frac{[B]}{[B]_*} \leq 1$$

を存在確率とみなす．ただし $[A]_*, [B]_*$ はそれぞれ A, B 分子の飽和濃度である．このとき質量作用の法則 (4.2) は

$$k_A = k[B]_*, \quad k_B = k[A]_* \tag{6.68}$$

を用いて

$$\frac{dq_A}{dt} = -k_A q_A q_B, \quad \frac{dq_B}{dt} = -k_B q_A q_B \tag{6.69}$$

と表すことができる. q_A, q_B と同様に, k_A, k_B も無次元量である. 以下では $[A], [B]$, 従って q_A, q_B を (x,t) の関数と考え, (6.69) と両立するようにマスター方程式 (6.11) を書き換える.

すなわち, B 粒子が A 粒子と衝突して化学反応を起こす速度を $[A]_*, [B]_*$ を用いて無次元化したものを $k^{B \to A}$ とおく. (6.69) から $k^{B \to A} = k_A$ であることが予想される. 反応距離が $R > 0$ であるから, 変更されたマスター方程式は q_A については

$$\frac{1}{\Delta t}\{q_A(x, t+\Delta t) - q_A(x,t)\}$$
$$= \int_{S^{N-1}} T_A(x+\omega\Delta x, t; -\omega) q_A(x+\omega\Delta x, t) - T_A(x, t; \omega) q_A(x,t) \, d\omega$$
$$- \frac{k^{B \to A}}{v} \int_{B(x,R)\cap\Omega} q_B(y,t) \, dy \cdot q_A(x,t) \tag{6.70}$$

となる. 実際

$$\frac{1}{v} \int_{B(x,R)\cap\Omega} q_B(y,t) \, dy$$

は, 地点 x から反応距離内にある B 粒子の存在確率を表している. 同様に, A 粒子が B 粒子と衝突することで引き起こされる化学反応を, q_A, q_B によって正規化した反応速度 $k^{A \to B}$ 用いて記述すれば, q_B に関するマスター方程式は

$$\frac{1}{\Delta t}\{q_B(x, t+\Delta t) - q_B(x,t)\}$$
$$= \int_{S^{N-1}} T_B(x+\omega\Delta x, t; -\omega) q_B(x+\omega\Delta x, t) - T_B(x, t; \omega) q_B(x,t) \, d\omega$$
$$- \frac{k^{A \to B}}{v} \int_{B(x,R)\cap\Omega} q_A(y,t) \, dy \cdot q_B(x,t) \tag{6.71}$$

となる.

反応距離・反応確率を用いた上述の離散・確率モデルでは, 粒子の跳躍事象はポアソン分布に従うとした. §6.2 の議論から, この設定は (6.70), (6.71) の平均場極限を導出するときに, アインシュタインの公式 (6.10) を適用すること

と両立する. 従って §6.1 の方法を当てはめると, 例えば遷移確率 $T(x,t;\omega)$ が定数であればその極限は

$$\frac{\partial q_A}{\partial t} = D_A \Delta q_A - \frac{k^{B\to A}}{v} \int_{B(\cdot,R)\cap\Omega} q_B \, dy \cdot q_A$$

$$\frac{\partial q_B}{\partial t} = D_B \Delta q_B - \frac{k^{A\to B}}{v} \int_{B(\cdot,R)\cap\Omega} q_A \, dy \cdot q_B \quad (6.72)$$

で与えられることがわかる.

平均場極限 (6.72) が現象論的関係式である質量保存則 (6.69) と両立するためには, (6.72) で

$$\Omega = \mathbf{R}^N, \quad q_A = q_A(t), \quad q_B = q_B(t)$$

とおいたものが (6.69) と一致しなければならない. この条件と (6.68) から, 予想された関係式

$$k^{B\to A} = k_A = k[B]_*, \quad k^{A\to B} = k_B = k[A]_*$$

が出てくる.

さて上述の離散・確率モデルでは, 反応確率 P_r が用いられていた. この値が正規化した反応速度 $k^{A\to B}, k^{B\to A}$ と関係

$$k^{A\to B} + k^{B\to A} = \frac{P_r}{\Delta t} \quad (6.73)$$

をもつ場合には, 計算時間 Δt は適切に設定されているものと考えることができるだろう. (6.67) から, この条件は

$$[A]_* + [B]_* = \frac{1}{N_a v \{2 - e^{-\Delta t/\tau_A} - e^{-\Delta t/\tau_B}\}} \quad (6.74)$$

である. 言い換えると (6.74) によって, 適切な計算時間 Δt が物理定数 $[A]_*$, $[B]_*$, N_a, τ_A, τ_B, R で定まり, さらに (6.67) によって, そのときの反応確率 P_r も同じ量で定まることになる. 離散・確率モデルから離れて, もとの物理的設定に戻れば, このことは反応確率 P_r と反応距離 R は独立ではなく, 両者が $[A]_*$, $[B]_*$, N_a, τ_A, τ_B を含んだある関係を満たすことを示している.

問題 6.19 (6.67), (6.74) から Δt を消去して，$v = \omega_N R^N$ と P_r の間に成り立つ関係式を示せ．

問題 6.20 (6.67) において $\Delta t \downarrow 0$ として，$0 < P_r < 1$ から要請される R の条件を与えよ．

問題 6.21 方程式 (6.69) を導出せよ．

問題 6.22 方程式系 (6.72) を導出せよ．

問題 6.23 (6.74) にアインシュタインの公式を適用し，A, B 粒子の跳躍幅 Δx_A, Δx_B と Δt の間に成り立つべき関係式を与えよ．

6.4 非局所項をもつ反応拡散方程式

平均場極限は粒子の基本的な動態をとらえているので，異なる設定の下で現れる極限の相違と類似を知ることは，粒子動態を理解する第一歩である．一般に，非局所項は生命形態のマルチスケール性を凝縮している．

(6.72) については，$t \uparrow +\infty$ での減衰と $k \uparrow +\infty$ での相分離について反応距離 $R = 0$ のモデル

$$\frac{\partial q_A}{\partial t} = D_A \Delta q_A - k_A q_A q_B, \quad \frac{\partial q_B}{\partial t} = D_B \Delta q_B - k_B q_A q_B \tag{6.75}$$

との類似が知られている[10]．$\Omega \subset \mathbf{R}^N$ を滑らかな境界 $\partial \Omega$ をもつ有界領域，ν を外向き単位法ベクトルとして (6.72)，すなわち

$$\frac{\partial q_A}{\partial t} = D_A \Delta q_A - \frac{k_A}{\omega_N R^N} \int_{B(\cdot, R) \cap \Omega} q_B dy \cdot q_A$$

$$\frac{\partial q_B}{\partial t} = D_B \Delta q_B - \frac{k_B}{\omega_N R^N} \int_{B(\cdot, R) \cap \Omega} q_A dy \cdot q_B \quad \text{in } \Omega \times (0, T)$$

に初期・境界条件

$$\left. \frac{\partial}{\partial \nu}(q_A, q_B) \right|_{\partial \Omega} = 0, \quad (q_A, q_B)|_{t=0} = (q_{0A}(x), q_{0B}(x)) \geq 0$$

---
[10] 以下の詳細は N.I. Kavallaris and T. Suzuki, IMA J. Appl. Math., (2012), とその引用文献．

を与えたものを考える．関係

$$0 \leq q_A = \frac{[A]}{[A]_*} \leq 1, \quad k_A = k[B]_*$$

$$0 \leq q_B = \frac{[B]}{[B]_*} \leq 1, \quad k_B = k[A]_*$$

に注意すれば，この問題は

$$u = [A] = q_A[A]_*, \quad d_1 = D_A$$
$$v = [B] = q_B[B]_*, \quad d_2 = D_B$$

に関する**非局所項をもつ反応拡散方程式系**

$$\begin{aligned} u_t &= d_1 \Delta u - \frac{ku}{\omega_N R^N} \int_{B(\cdot, R) \cap \Omega} v \\ v_t &= d_2 \Delta v - \frac{kv}{\omega_N R^N} \int_{B(\cdot, R) \cap \Omega} u \end{aligned} \quad \text{in } \Omega \times (0, T) \tag{6.76}$$

の初期・境界値問題

$$\left.\frac{\partial}{\partial \nu}(u,v)\right|_{\partial \Omega} = 0, \quad (u,v)|_{t=0} = (u_0(x), v_0(x)) \geq 0 \tag{6.77}$$

に帰着される．

(6.76)-(6.77) に対しては，正則な初期値，例えば

$$0 \leq (u_0, v_0) = (u_0(x), v_0(x)) \in C^2(\overline{\Omega})^2, \quad \left.\frac{\partial}{\partial \nu}(u_0, v_0)\right|_{\partial \Omega} = 0 \tag{6.78}$$

が与えられとき，古典解

$$(u, v) = (u(x, t), v(x, t)) \in C^{2,1}(\overline{\Omega} \times [0, T))^2$$

が時間的局所的，すなわち $0 < T \ll 1$ で一意的に存在することは通常の方法で示すことができ，比較定理[11]を用いるとさらに

$$0 \leq u \leq \|u_0\|_\infty, \ 0 \leq v \leq \|v_0\|_\infty \quad \text{in } Q_T = \Omega \times (0, T) \tag{6.79}$$

---

[11] 鈴木貴・上岡友紀 [28]., 八木厚志 [34].

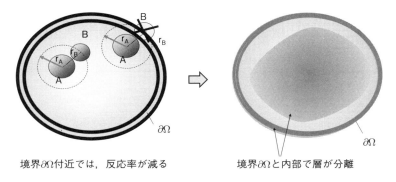

図 6.4 非局所項をもつ反応拡散方程式

を導出することもできる．

(6.79) を先験的評価と見て，線形放物型方程式の各種の評価[12]を用いると，$0 < R \ll 1$ とは独立な定数 $C = C(k,T)$ に対して

$$\|u\|_{C^{1+\theta,1/2+\theta/2}(Q_T)} + \|v\|_{C^{1+\theta,1/2+\theta/2}(Q_T)} \leq C \tag{6.80}$$

が成り立ち，アスコリ・アルツェラの定理から $R \downarrow 0$ での部分列に対して収束

$$(u_R, v_R) \to (u, v) \quad \text{in } C^{1,0}(\overline{Q_T}) \tag{6.81}$$

が得られる．極限 $(u,v) = (u(x,t), v(x,t)) \in C^{1,0}(\overline{Q_T})$ は

$$\begin{aligned} u_t &= d_1 \Delta u - kuv \\ v_t &= d_2 \Delta v - kvu \quad \text{in } \Omega \times (0, T) \end{aligned} \tag{6.82}$$

の弱解で初期・境界条件 (6.77) を満たすので，放物型正則性から古典解となり，その一意性から収束 (6.81) は（部分列をとらずに）$R \downarrow 0$ で成り立つ．

境界 $\partial\Omega$ が滑らかであるから

$$\lim_{R \downarrow 0} \frac{|B(x,R) \cap \Omega|}{|B(x,R)|} = \begin{cases} 1, & x \in \Omega \\ \frac{1}{2}, & x \in \partial\Omega \end{cases} \tag{6.83}$$

---

[12] 放物型正則性，L^p およびシャウダー評価：O.A. Ladyženskaja et.al [13]．

となる. 従って (6.81) は $C^{2,1}(\overline{Q_T})$ では成り立たず, u_t や $\nabla^2 u$ は $R \downarrow 0$ において境界 $\partial\Omega$ の近くで不連続性 (**境界層**) を発生させる (図 6.4). 境界層の分析では (6.76) の**スケール不変性**

$$(u_\mu(x,t), v_\mu(x,t)) = \mu^2(u(\mu x, \mu^2 t), v(\mu x, \mu^2 t)), \quad \mu > 0 \tag{6.84}$$

に着目する. $x_0 \in \partial\Omega$ をとり

$$(u_R(x,t), v_R(x,t)) = R^2(u(Rx + x_0, R^2 t), v(Rx + x_0, R^2 t))$$

を用いると, $R \downarrow 0$ の極限において半空間 $\mathbf{R}_+^N$ 上の境界値問題

$$u_t = d_1 \Delta u - \frac{k}{2} uv, \quad v_t = d_2 \Delta v - \frac{k}{2} uv \quad \text{in } \mathbf{R}_+^N \times (0, +\infty)$$
$$\left.\frac{\partial}{\partial\nu}(u,v)\right|_{\partial\mathbf{R}_+^N} = 0 \tag{6.85}$$

が現れる. 平均場極限 (6.76)-(6.77) に関する以上の解析から, 反応距離を用いた離散・確率シミュレーションにおいて, 時間とともに境界の近くと内部とで層が分離していく状況が示唆される (図 6.4).

非局所項のない反応拡散方程式である (6.82), (6.77) については, 2つの顕著な現象が知られている. 1つは $t \uparrow +\infty$ での解の減衰挙動である. このレートは初期値において u, v が**等量**である場合とそうでない場合とで大きく異なっている.

等量のときは

$$\|u_0\|_1 = \|v_0\|_1 \tag{6.86}$$

であり[13], (6.82), (6.77) の解の減衰率は, その ODE 部分

$$\frac{dU}{dt} = -kUV, \quad U(0) = \overline{u}_0 \equiv \frac{1}{|\Omega|} \int_\Omega u_0$$

$$\frac{dV}{dt} = -kUV, \quad V(0) = \overline{v}_0 \equiv \frac{1}{|\Omega|} \int_\Omega v_0 \tag{6.87}$$

---

[13] $\|\cdot\|_p$ は標準的な L^p ノルムを表す.

6.4 非局所項をもつ反応拡散方程式

に支配される．より詳しくは $t \uparrow +\infty$ において

$$\|(u,v)(\cdot,t)\|_\infty = O(t^{-1})$$
$$\|(u,v)(\cdot,t) - (U,V)(t)\|_\infty = O(t^{-2})$$
$$\|(u,v)(\cdot,t) - (\overline{u},\overline{v})(t)\|_\infty = O(e^{-d_0\mu_2 t}) \tag{6.88}$$

が成り立つ．ただし

$$\overline{u}(t) = \frac{1}{|\Omega|}\int_\Omega u(\cdot,t), \qquad \overline{v}(t) = \frac{1}{|\Omega|}\int_\Omega v(\cdot,t)$$

は u, v の空間平均，また

$$d_0 = \min\{d_1, d_2\} \tag{6.89}$$

であり，$\mu_2 > 0$ は $-\Delta$ にノイマン境界条件をつけた作用素の第 2 固有値を表している．

(6.86) の場合は，(6.87) において $U(0) = V(0)$ であるから $U(t) = V(t)$ となり

$$\frac{dU}{dt} = -kU^2, \quad U(t) = \frac{1}{kt + U(0)^{-1}}$$

が成り立つ．従って，(6.88) 第 2 式は等量の場合の解の漸近挙動が確かに (6.87) に支配されていることを示している．

等量でない場合，例えば

$$\|u_0\|_1 > \|v_0\|_1$$

のときは

$$\beta = \min\{d_1\mu_2, u_\infty\}, \quad u_\infty = \frac{1}{|\Omega|}\int_\Omega (u_0 - v_0) > 0 \tag{6.90}$$

に対して，$t \uparrow +\infty$ において

$$\|u(\cdot,t) - u_\infty\|_\infty = \begin{cases} O(e^{-\beta t}), & d_1\mu_2 \neq u_\infty \\ O(te^{-\beta t}), & d_1\mu_2 = u_\infty \end{cases}$$

$$\|v(\cdot,t)\|_\infty = O(e^{-u_\infty t}) \tag{6.91}$$

反応距離、反応確率

$A + B \xrightarrow{k} C$ radius $R > 0$

非局所項をもつ反応拡散方程式系

$$u_t = d_1 \Delta u - \frac{ku}{w_n R^n} \int_{B(\cdot, R) \cap \Omega} v$$

$$u_t = d_2 \Delta u - \frac{ku}{w_n R^n} \int_{B(\cdot, R) \cap \Omega} u$$

相分離 $k \uparrow +\infty$
$u - v \to w$

$$d(w) = \begin{cases} d_1, & w > 0 \\ \frac{d_1 + d_2}{2}, & w = 0 \\ d_2, & w < 0 \end{cases}$$

$w_t = \nabla \cdot d(w) \nabla$ in $\Omega \times (0, T)$

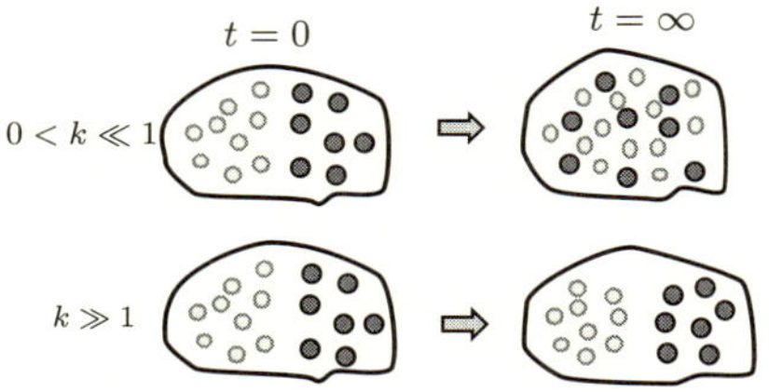

図 **6.5**　相分離

が成り立つ．従って等量の場合と異なり，解は時間とともに指数関数的に定常状態に移行する[14]．

非局所項をもたない反応拡散系 (6.82), (6.77) について知られているもう 1 つの現象は，$k \uparrow +\infty$ で現出する相分離である．このときは拡散の影響が失われるので，初期状態において u, v が分離していれば，u, v は混じり合わなくなる（図 6.5）．

正確な主張は次のようなものである．まず $z = -u$, $z_0 = -u_0$ とおいて

$$z_0 \cdot v_0 = 0 \tag{6.92}$$

を仮定する．このとき (6.82), (6.77) の解 $(z, v) = (z^k, v^k)$ は $k \uparrow +\infty$ において $L^1(Q_T)$ で強収束する．極限を (z, v) とすると，$w = z + v$ は単独方程式

$$w_t = \nabla \cdot d(w) \nabla w \quad \text{in } \Omega \times (0, T)$$
$$\left. \frac{\partial w}{\partial \nu} \right|_{\partial \Omega} = 0, \quad w|_{t=0} = w_0(x) \tag{6.93}$$

の弱解になる．ただし

---

[14] H. Hoshino and Y. Yamada, Nonlinear Anal., **23** (1994), pp.639-650., H. Hoshino and S. Kawashima, Math. Model. Meth. Appl. Sci., **5** (1995), pp.813-834., **8** (1998), pp.897-904.

6.4 非局所項をもつ反応拡散方程式

$$w_0 = z_0 + v_0, \quad d(w) = \begin{cases} d_1, & w < 0 \\ \frac{d_1+d_2}{2}, & w = 0 \\ d_2, & w > 0 \end{cases}$$

であり,

$$w^+ = v, \quad w^- = -z, \quad w^+ \cdot w^- = 0, \quad w^\pm = \max\{\pm w, 0\}$$

も成り立つ. ここで $w = w(x,t) \in L^1(Q_T)$ が弱解であるとは, $\nabla w \in L^2(Q_T)$ であって,

$$\xi(x,t) = 0, \quad x \in \Omega, \ 0 < T - t \ll 1 \tag{6.94}$$

を満たす任意の $\xi = \xi(x,t) \in C^1(\overline{\Omega} \times [0,T))$ に対して

$$\iint_{Q_T} w\xi_t - d(w)\nabla w \cdot \nabla \xi \, dxdt + \int_\Omega w_0(x)\xi(x,0)dx = 0 \tag{6.95}$$

が成り立つことをいう. $w = 0$ における $d(w) = (d_1+d_2)/2$ の値は (6.93) には寄与しない. 実際, (6.95) において $\nabla w = 0$ a.e. on $\{w = 0\}$ である[15].

(6.93) は自由境界問題と見なすこともできる. 解の正則性で言うと $0 < \theta < 1$ に対して

$$w = w(x,t) \in C^{\theta,\theta/2}(\overline{Q_T})$$

が成り立つ[16]. また部分正則性では, 開集合 $\mathcal{O} \subset Q_T$ が存在して

$$w = w(x,t) \in C^{2+\theta,1+\theta/2}(\mathcal{O})$$

となる. また $\mathcal{O}$ にある自由境界

$$\{(x,t) \in \mathcal{O} \mid w(x,t) = 0\}$$

は $C^{2+\theta,1+\theta/2}$ である. 残余集合 $W = Q_T \setminus \mathcal{O}$ は, $\mathcal{P}^N(W_1) = 0$ である W_1 と

$$\lim_{r \downarrow 0} \frac{1}{r^{N+2}} \int_{P_r(x,t)} |\nabla w|^2 \, dxdt = 0, \qquad (x,t) \in W_2$$

---

[15] L.C. Evans, Houston J. Math., **6** (1980), pp.259-267.
[16] J.R. Cannon and J.E. Hill, Indiana Univ. Math. J., **20** (1970), pp.429-454.

を満たす W_2 から成る．ただし

$$P_r(x,t) = \{(y,s) \in Q_T \mid |y-x| < r,\ |s-t| < r^2\}$$

$$\mathcal{P}^N(W) = \liminf_{\delta \downarrow 0} \left\{ \sum_j r_j^N \;\middle|\; W \subset \bigcup_j P_{r_j}(x_j, t_j),\ 2r_j < \delta,\ \forall j \right\}$$

とする[17]．

問題 6.24 (6.76)-(6.77) を，変数係数をもつ線形の放物型方程式の初期境界値問題と見なして比較定理を用いることで，(6.79) を導け．また同様にして (6.76)-(6.77) を積分方程式に変換し，縮小写像の原理を用いて時間局所的な古典解の一意存在を証明せよ．

問題 6.25 放物型評価（正則性）を用いて (6.80) を示せ．

問題 6.26 (6.80) を用い，部分列に対して (6.81) が成り立つことを示せ．

問題 6.27 (6.83) を示せ．

問題 6.28 (6.84) の下で (6.76)-(6.77) が変換される方程式系を導出せよ．

問題 6.29 放物型方程式系 (6.85) を導出せよ．

6.5 相分離

本章の最後に，非局所項をもつ反応拡散方程式 (6.76), (6.77) に対して，相分離と減衰率が (6.82), (6.77) と同様に成り立つことを示す．

本節では相分離について述べる．(6.76)-(6.77) において

$$z = -u,\quad \varepsilon = k^{-1},\quad z_0(x) = -u_0(x)$$

とおくと，

$$z_t = d_1 \Delta z - \frac{z}{\varepsilon \cdot \omega_N R^N} \int_{B(\cdot, R) \cap \Omega} v$$

---

[17] Y. Tonegawa, Comm. Partial Differential Equations, **23** (1998), pp.1181-1207.

$$v_t = d_2\Delta v + \frac{v}{\varepsilon \cdot \omega_N R^N} \int_{B(\cdot,R)\cap\Omega} z \qquad \text{in } \Omega \times (0,T) \qquad (6.96)$$

および

$$\left.\frac{\partial}{\partial \nu}(z,v)\right|_{\partial\Omega} = 0, \quad (z,v)|_{t=0} = (z_0(x), v_0(x)) \qquad (6.97)$$

が得られる.

次の定理により (6.96)-(6.97) の解 $(z^\varepsilon, v^\varepsilon)$ は, $\varepsilon \downarrow 0$ において

$$v(x,t) \cdot z(y,t) = 0, \qquad \text{a.e. } |x-y| < R,\, x,y \in \Omega,\, t > 0$$

を満たす極限 (z,v) をもつことがわかる.

定理 6.2 初期値 (z_0, v_0) が (6.78), $z_0 = -u_0$ を満たすとし, (6.96)-(6.97) の解を $(z^\varepsilon, v^\varepsilon)$ とすると, 任意の $\varepsilon_j \downarrow 0$ に対して部分列 (同じ記号で書く) が存在して

$$v^{\varepsilon_j} \to w^+,\ z^{\varepsilon_j} \to -w^-,\ v^{\varepsilon_j} + z^{\varepsilon_j} \to w \quad \text{a.e., strongly in } L^1(Q_T)$$

$$\nabla v^{\varepsilon_j} \rightharpoonup \nabla w^+,\ \nabla z^{\varepsilon_j} \rightharpoonup -\nabla w^- \qquad \text{weakly in } L^2(Q_T) \qquad (6.98)$$

を満たす. さらに

$$w^+(x,t) \cdot w^-(y,t) = 0, \quad \text{a.e. } x,y \in \Omega,\, |x-y| < R,\, t > 0 \qquad (6.99)$$

が成り立つ. ただし $w^\pm = \max\{\pm w, 0\}$ である.

定理 6.2 において極限方程式が得られない理由は, 反応距離が空間的な不連続性を引き起こしていることにある. 初期状態において, A, B の分離が (6.92) を強めた

$$v_0(x) \cdot z_0(y) = 0, \qquad |x-y| < R,\, x,y \in \Omega \qquad (6.100)$$

の形で成り立つときは, 反応確率を空間的に連続に変化するように緩和すると極限方程式が導出される. 部分列をとる議論も解消されて $\varepsilon \downarrow 0$ での収束も成

り立つことが知られている[18]．ただしその場合，基本的な関係式 (6.67), (6.73) に現れる P_r はその空間平均に置き換える必要がある．

以下では定理 6.2 の証明を行って，(6.96)-(6.97) の構造を明らかにする．簡単のため，その解を $(z^\varepsilon, v^\varepsilon) = (z, v)$ と書く．C_i, $i = 1, 2, 3$ は ε に依存しない定数である．また $z \leq 0 \leq v$ に注意する．

補題 6.3 (6.89) で定めた $d_0 > 0$ に対し

$$\int_{Q_T} |\nabla z|^2 + |\nabla v|^2 \, dxdt + \frac{1}{d_0 \varepsilon} \int_0^T dt \int_\Omega dx$$
$$\cdot \left[\frac{z^2(x,t)}{\omega_N R^N} \int_{B(x,R) \cap \Omega} v(\cdot, t) - \frac{v^2(x,t)}{\omega_N R^N} \int_{B(x,R) \cap \Omega} z(\cdot, t) \right]$$
$$\leq C_1 \tag{6.101}$$

が成り立つ．

証明 (6.79) より

$$\|z(\cdot, t)\|_\infty, \; \|v(\cdot, t)\|_\infty \leq C_2, \qquad 0 \leq t < T \tag{6.102}$$

となる．次に (6.96)-(6.97) より成り立つ

$$\int_\Omega \left[v^2(x,T) + z^2(x,T) - v_0^2(x) - z_0^2(x) \right] dx = \int_{Q_T} \frac{\partial}{\partial t}(v^2 + z^2) \, dxdt$$
$$= 2 \int_{Q_T} v \left(d_2 \Delta v + \frac{v}{\varepsilon \cdot \omega_N R^N} \int_{B(\cdot, R) \cap \Omega} z \right)$$
$$+ z \left(d_1 \Delta z - \frac{z}{\varepsilon \cdot \omega_N R^N} \int_{B(\cdot, R) \cap \Omega} v \right) dxdt$$

の右辺を部分積分して

$$2d_2 \int_{Q_T} |\nabla v|^2 dxdt + 2d_1 \int_{Q_T} |\nabla z|^2 dxdt$$

---

[18] N. Kavallaris and T. Suzuki, IMA J. Appl. Math., (2012), pp.1-19.

6.5 相分離

$$+\frac{2}{\varepsilon}\int_0^T dt\int_\Omega\left[\frac{z^2(x,t)}{\omega_N R^N}\int_{B(x,R)\cap\Omega}v(\cdot,t)-\frac{v^2(x,t)}{\omega_N R^N}\int_{B(x,R)\cap\Omega}z(\cdot,t)\right]dx$$
$$=\int_\Omega\left[v_0^2(x)+z_0^2(x)-v^2(x,T)-z^2(x,T)\right]dx\leq 2|\Omega|C_2^2$$

が得られる．この不等式を書き直すと

$$\int_{Q_T}\left(|\nabla v|^2+|\nabla z|^2\right)dxdt+\frac{1}{d_0\varepsilon}\int_0^T dt\int_\Omega dx$$
$$\cdot\left[\frac{z^2(x,t)}{\omega_N R^N}\int_{B(x,R)\cap\Omega}v(\cdot,t)-\frac{v^2(x,t)}{\omega_N R^N}\int_{B(x,R)\cap\Omega}z(\cdot,t)\right]\leq\frac{|\Omega|}{d}C_2^2=C_1$$

となり，結論が得られる．□

次の補題の証明から，定理 6.2 を成立させるモデル (6.96)-(6.97) の基本構造が，**作用反作用の法則**，すなわち相互作用の対称性にあることが明らかになる．ここで

$$\chi_F(x)=\begin{cases}1,\ x\in F\\ 0,\ x\notin F\end{cases}$$

は集合 F の定義関数である．

補題 6.4 (6.96), (6.97) において常に

$$\|v_t(\cdot,t)\|_1+\|z_t(\cdot,t)\|_1\leq C_3,\quad 0\leq t<T \tag{6.103}$$

が成り立つ．

証明 $\Phi(0)=\Phi'(0)=0$ を満たす C^2-凸関数 $\Phi(x)$ に対し

$$\int_0^T\frac{d}{dt}\int_\Omega[\Phi(v_t)+\Phi(z_t)]\,dxdt$$
$$=\int_{Q_T}\Phi'(v_t)\left[d_2\Delta v_t+\left(\frac{v}{\varepsilon\cdot\omega_N R^N}\int_{B(x,R)\cap\Omega}z\right)_t\right]dxdt$$
$$+\int_{Q_T}\Phi'(z_t)\left[d_1\Delta z_t-\left(\frac{z}{\varepsilon\cdot\omega_N R^N}\int_{B(x,R)\cap\Omega}v\right)_t\right]dxdt$$

$$= \int_{Q_T} -d_2\Phi''(v_t)|\nabla v_t|^2 - d_1\Phi''(z_t)|\nabla z_t|^2$$
$$+\Phi'(v_t)\left(\frac{v}{\omega_N R^N}\int_{B(x,R)\cap\Omega} z\right)_t - \Phi'(z_t)\left(\frac{z}{\omega_N R^N}\int_{B(x,R)\cap\Omega} v\right)_t dxdt$$

が成り立つ. 右辺に対して

$$\int_\Omega \Phi'(v_t)\left(\frac{v}{\omega_N R^N}\int_{B(x,R)\cap\Omega} z\right)_t dx$$
$$= \int_{\mathbf{R}^N\times\mathbf{R}^N} \Phi'(v_t(x,t))\frac{\chi_{|x-y|<R}(x,y)}{\omega_N R^N}\chi_\Omega(x)\chi_\Omega(y)\left[v(x,t)z(y,t)\right]_t dxdy$$
(6.104)

と

$$\int_\Omega \Phi'(z_t)\left(\frac{z}{\omega_N R^N}\int_{B(x,R)\cap\Omega} v\right)_t dx$$
$$= \int_{\mathbf{R}^N\times\mathbf{R}^N} \Phi'(z_t(x,t))\frac{\chi_{|x-y|<R}(x,y)}{\omega_N R^N}\chi_\Omega(x)\chi_\Omega(y)\left[v(y,t)z(x,t)\right]_t dxdy$$
$$= \int_{\mathbf{R}^N\times\mathbf{R}^N} \Phi'(z_t(y,t))\frac{\chi_{|x-y|<R}(x,y)}{\omega_N R^N}\chi_\Omega(x)\chi_\Omega(y)\left[v(x,t)z(y,t)\right]_t dxdy$$
(6.105)

を適用し, $\Phi''\geq 0$ を用いると

$$\int_\Omega \left[\Phi(v_t(x,T))+\Phi(z_t(x,T))\right]dx \leq \int_\Omega \left[\Phi(v_t(x,0))+\Phi(z_t(x,0))\right]dx$$
$$+\frac{1}{\varepsilon}\int_0^T dt\int_{\mathbf{R}^N\times\mathbf{R}^N} dxdy\cdot\frac{\chi_{|x-y|<R}(x,y)}{\omega_N R^N}\chi_\Omega(x)\chi_\Omega(y)$$
$$\cdot\left[\Phi'(v_t(x,t))-\Phi'(z_t(y,t))\right]\left[v(x,t)z(y,t)\right]_t \quad (6.106)$$

が得られる.

(6.106) の Φ を C^2-凸関数の $\Phi_n = \Phi_n(s)$ で

$$|\Phi'_n(s)|\leq 1, \qquad \Phi_n(s)\to |s| \qquad \text{locally uniformly in } s\in\mathbf{R}$$

6.5 相分離

$$\Phi_n'(s) \to \mathrm{sgn}(s) = \begin{cases} +1, \ s > 0 \\ -1, \ s < 0 \end{cases} \quad \forall s \in \mathbf{R} \setminus \{0\}$$

を満たすものに置き換える:

$$\int_\Omega [\Phi_n(v_t(x,T)) + \Phi_n(z_t(x,T))]\, dx \leq \int_\Omega [\Phi_n(v_t(x,0)) + \Phi_n(z_t(x,0))]\, dx$$

$$+ \frac{1}{\varepsilon} \int_0^T dt \int_{\mathbf{R}^N \times \mathbf{R}^N} dxdy \cdot \frac{\chi_{|x-y|<R}(x,y)}{\omega_N R^N} \chi_\Omega(x)\chi_\Omega(y)$$

$$\cdot \left[\Phi_n'(v_t(x,t)) - \Phi_n'(z_t(y,t))\right] [v_t(x,t)z(y,t) + v(x,t)z_t(y,t)] \quad (6.107)$$

(6.107) の右辺において，(z,v) は (6.96)-(6.97) の古典解である．従って $n \to \infty$ とすると

$$\int_0^T dt \int_{\mathbf{R}^N \times \mathbf{R}^N} dxdy \cdot \frac{\chi_{|x-y|<R}(x,y)}{\omega_N R^N} \chi_\Omega(x)\chi_\Omega(y)$$

$$\cdot \Phi_n'(v_t(x,t)) v_t(x,t) z(y,t) \to \int_0^T dt \int_{\mathbf{R}^N \times \mathbf{R}^N} dxdy$$

$$\cdot \frac{\chi_{|x-y|<R}(x,y)}{\omega_N R^N} \chi_\Omega(x)\chi_\Omega(y)) |v_t(x,t)| z(y,t) \quad (6.108)$$

一方 $z \leq 0$ と

$$\left[\Phi_n'(v_t(x,t)) - \Phi_n'(z_t(y,t))\right] v_t(x,t) \geq \Phi_n'(v_t(x,t)) v_t(x,t) - |v_t(x,t)|$$

より

$$\int_0^T dt \int_{\mathbf{R}^N \times \mathbf{R}^N} dxdy \cdot \frac{\chi_{|x-y|<R}(x,y)}{\omega_N R^N} \chi_\Omega(x)\chi_\Omega(y)$$

$$\cdot \left[\Phi_n'(v_t(x,t)) - \Phi_n'(z_t(y,t))\right] v_t(x,t) z(y,t)$$

$$\leq \int_0^T dt \int_{\mathbf{R}^N \times \mathbf{R}^N} dxdy \cdot \frac{\chi_{|x-y|<R}(x,y)}{\omega_N R^N} \chi_\Omega(x)\chi_\Omega(y)$$

$$\cdot [\Phi_n'(v_t(x,t)) v_t(x,t) - |v_t(x,t)|] z(y,t) \quad (6.109)$$

である. 従って, (6.108) により

$$\limsup_{n\to\infty} \int_0^T dt \int_{\mathbf{R}^N \times \mathbf{R}^N} dxdy \cdot \frac{\chi_{|x-y|<R}(x,y)}{\omega_N R^N}\chi_\Omega(x)\chi_\Omega(y)$$
$$\cdot \left[\Phi_n'(v_t(x,t)) - \Phi_n'(z_t(y,t))\right] v_t(x,t)z(y,t) \leq 0 \qquad (6.110)$$

が得られる.

同様に, Φ_n' の単調性と $v \geq 0$ によって

$$\limsup_{n\to\infty} \int_0^T dt \int_{\mathbf{R}^N \times \mathbf{R}^N} dxdy \cdot \frac{\chi_{|x-y|<R}(x,y)}{\omega_N R^N}\chi_\Omega(x)\chi_\Omega(y)$$
$$\cdot \left[\Phi_n'(v_t(x,t)) - \Phi_n'(z_t(y,t))\right] v(x,t)z_t(y,t) \leq 0 \qquad (6.111)$$

も成り立ち, (6.107) に対して (6.108), (6.110), (6.111) を適用すると

$$\int_\Omega |v_t(x,T)| + |z_t(x,T)| \, dx \leq \int_\Omega |v_{0t}(x)| + |z_{0t}(x)| \, dx$$

が得られる. □

定理 6.2 の証明　補題 6.3, 6.4 とコンパクトな埋め込み $W^{1,1}(Q_T) \hookrightarrow L^1(Q_T)$ から, $\varepsilon_j \downarrow 0$ の部分列 (簡単のため $\varepsilon \downarrow 0$ と書く) で

$$v^\varepsilon \to v, \ z^\varepsilon \to z \qquad \text{a.e., strongly in } L^1(Q_T)$$
$$\nabla v^\varepsilon \rightharpoonup \nabla v, \nabla z^\varepsilon \rightharpoonup \nabla z \qquad \text{weakly in } L^2(Q_T) \qquad (6.112)$$

を満たすものが存在する. $z^\varepsilon \leq 0 \leq v^\varepsilon$ より

$$z \leq 0 \leq v \quad \text{a.e. in } Q_T \qquad (6.113)$$

となる.

一方補題 6.3 より

$$\int_0^T dt \int_\Omega dx$$

$$\cdot \left[\frac{z^\varepsilon(x,t)^2}{\omega_N R^N} \int_{B(x,R)\cap\Omega} v^\varepsilon(\cdot,t) - \frac{v^\varepsilon(x,t)^2}{\omega_N R^N} \int_{B(x,R)\cap\Omega} z^\varepsilon(\cdot,t) \right] \leq C_1 d_0 \varepsilon$$

であり,極限移行をすると

$$\frac{z^2}{\omega_N R^N} \int_{B(\cdot,R)\cap\Omega} v = \frac{v^2}{\omega_N R^N} \int_{B(\cdot,R)\cap\Omega} z = 0 \qquad \text{a.e. in } Q_T$$

が得られる.このことは

$$z(x,t) \cdot v(y,t) = 0 \qquad \text{a.e. } x,y \in \Omega, \ |x-y| < R, \ t \geq 0 \qquad (6.114)$$

を意味する.(6.113),(6.114) から

$$w^+ = v, \quad w^- = -z$$

となる $w = w(x,t)$ が存在し,(6.98),(6.99) が得られる.□

問題 6.30 収束 (6.108) が成り立つことを証明せよ.

問題 6.31 等式 (6.104),(6.105) を確認せよ.

問題 6.32 (6.109) を示せ.

問題 6.33 (6.100) の下で

$$\|v_{0t}\|_1 \leq d_1 \|\Delta v_0\|_1, \quad \|z_{0t}\|_1 \leq d_2 \|\Delta z_0\|_1$$

が成り立つことを示せ.

6.6 減衰率

反応拡散系 (6.82),(6.77) に対する減衰評価 (6.88),(6.91) のいくつかは,非局所項をもつ (6.76)-(6.77) に対しても成り立つ.最も大きな違いは,後者では空間的一様部分 (6.87) が定義できないことである.実際 (6.76)-(6.77) については,等量の場合の減衰の下からの評価が不明で,定常解への移行が本質的に代数的な減衰率であるかどうかはわかっていない.

本書ではより基本的な,(6.76)-(6.77) において定常解への収束が成り立つことを示す.引き続き $C_i, i = 4, 5, \cdots, 10$ は t に依存しない定数である.

定理 6.5 一般性を失わず $\|u_0\|_1 \geq \|v_0\|_1$ とすると，(6.76)-(6.77) に対する解 (u,v) は

$$(u(\cdot,t), v(\cdot,t)) \to (u_\infty, 0) \quad \text{in } C(\overline{\Omega})^2, \quad t \uparrow +\infty \tag{6.115}$$

を満たす．ただし $u_\infty \geq 0$ は (6.90) で定義された定数である．

(6.76)-(6.77) における最も基本的な性質が，次の補題で示す全質量保存則である．証明から，この性質は相互作用の対称性が本質的な要因であることがわかる．

補題 6.6 $(u,v) = (u(\cdot,t), v(\cdot,t))$ は

$$\frac{1}{|\Omega|} \int_\Omega u(x,t) - v(x,t) \, dx = \overline{u}_0 - \overline{v}_0 = u_\infty \tag{6.116}$$

を満たす．

証明 方程式から得られる

$$\frac{d}{dt} \int_\Omega u - v \, dx = \frac{k}{\omega_N R^N} \int_\Omega \left[u \int_{B(\cdot, R) \cap \Omega} v - v \int_{B(\cdot, R) \cap \Omega} u \right] dx \tag{6.117}$$

において，フビニの定理と関数 $\chi_{|x-y|<R}(x,y)$ の (x,y) に対する対称性を適用する．すなわち (6.117) の右辺は

$$\frac{k}{\omega_N R^N} \int_{\mathbf{R}^N \times \mathbf{R}^N} \chi_\Omega(x) \chi_\Omega(y) \chi_{|x-y|<R}(x,y)$$
$$\cdot [u(x,t)v(y,t) - u(y,t)v(x,t)] \, dx \, dy = 0$$

となり，(6.116) が得られる．□

以下では $L^p(\Omega)$, $1 < p < \infty$ 上の極大単調作用素

$$\mathcal{B}_p(w) = (-d_2 \Delta + \alpha)w, \quad \alpha > 0$$
$$D(\mathcal{B}_p) = \left\{ w \in W^{2,p}(\Omega) \,\Big|\, \frac{\partial w}{\partial \nu}\Big|_{\partial \Omega} = 0 \right\}$$

に対する**半群評価** (6.118) を用いる[19]．すなわち，最初に $\mathcal{B}_p$ のスペクトルは実軸の正の部分に含まれ，**解析半群**の**生成作用素**が満たすべきリゾルベント**評価**が成り立ち，**分数べき** $\mathcal{B}_p^\gamma$, $0 \leq \gamma < 1$ が定義される．次に，解析半群 $\{e^{-t\mathcal{B}_p}\}_{t \geq 0}$ との間に作用素ノルムの評価

$$\left\| \mathcal{B}_p^\gamma e^{-t\mathcal{B}_p} w \right\|_p \leq C_4(\gamma) q^{-\gamma}(t) e^{-\alpha t} \|w\|_p, \quad t > 0 \tag{6.118}$$

が成り立つ．ただし $0 \leq \gamma < 1$, $0 < q(t) = \min\{t, 1\} \leq 1$ である．

以下は初等的である：

$$\int_0^t q^{-\gamma}(\sigma) e^{\delta \sigma} d\sigma \leq \begin{cases} C_5(\gamma, \delta) e^{\delta t}, & \delta > 0 \\ C_5(\gamma, \delta)(t+1), & \delta = 0 \\ C_5(\gamma, \delta), & \delta < 0 \end{cases} \tag{6.119}$$

また，L^p 空間における作用素 $\mathcal{B}_p$ の分数べきの定義域とモリーの定理から，条件

$$m < 2\beta - N/p, \quad \beta \in (0, 1)$$

を満たす $m \in [0, 2)$, $p \in (1, +\infty)$, $0 < \beta < 1$ に対して埋め込み

$$D(\mathcal{B}_p^\beta) \subset C^m(\overline{\Omega}) \tag{6.120}$$

が成り立つ．

定理 6.5 の証明　最初に，解の時間に対する依存性がある意味で安定であることを示す．実際 (6.76)-(6.77) の，v に関する式から

$$v(t) = e^{-t\mathcal{B}_p} v_0 + \alpha \int_0^t e^{-(t-s)\mathcal{B}_p} v(s) \, ds$$

$$- \frac{k}{\omega_N R^N} \int_0^t e^{-(t-s)\mathcal{B}_p} \left[v(s) \cdot \int_{B(\cdot, R) \cap \Omega} u(s) \right] ds \tag{6.121}$$

となり，これから

$$\mathcal{B}_p^\gamma v(t) = \mathcal{B}_p^\gamma e^{-t\mathcal{B}_p} v_0 + \alpha \int_0^t \mathcal{B}_p^\gamma e^{-(t-s)\mathcal{B}_p} v(s) \, ds$$

---

[19] 詳細は [10],[19]．

$$-\frac{k}{\omega_N R^N}\int_0^t \mathcal{B}_p^\gamma e^{-(t-s)\mathcal{B}_p}\left[v(s)\cdot\int_{B(\cdot,R)\cap\Omega}u(s)\right]ds \quad (6.122)$$

が得られる.

$\delta > 0$ を固定する. (6.118), (6.79) より, $t \geq \delta$ に対して

$$\left\|\mathcal{B}_p^\gamma e^{-t\mathcal{B}_p}v_0\right\|_p \leq C_6 q^{-\gamma}(t)e^{-\alpha t}\|v_0\|_p \leq C_7 \quad (6.123)$$

であり, 同様に

$$\int_0^t \left\|\mathcal{B}_p^\gamma e^{-(t-s)\mathcal{B}_p}v(s)\right\|_p ds \leq C_7 \int_0^t q^{-\gamma}(s)e^{-\alpha s}\,ds \leq C_8 \quad (6.124)$$

が成り立つ. (6.122) 右辺最後の項についても, (6.79) から得られる

$$\left\|v(\cdot,t)\cdot\frac{1}{\omega_N R^N}\int_{B(\cdot,R)\cap\Omega}u(t)\right\|_\infty \leq \|u_0\|_\infty\|v_0\|_\infty$$

を用いて

$$\int_0^t\left\|\mathcal{B}_p^\gamma e^{-(t-s)\mathcal{B}_p}v(s)\frac{1}{\omega_N R^N}\int_{B(\cdot,R)\cap\Omega}u(s)\right\|_p ds \leq C_9 \quad (6.125)$$

と評価できる. (6.123), (6.124), (6.125) をまとめると

$$\left\|\mathcal{B}_p^\gamma v(t)\right\|_p \leq C_{10}, \quad t \geq \delta \quad (6.126)$$

となり, (6.120) によって軌道 $\{v(t)\}_{t\geq\delta}$ は $C(\overline{\Omega})$ でコンパクトである. 特に, 任意の $t_j \uparrow +\infty$ に対して部分列（同じ記号で書く）が存在して $v(\cdot,t_j)$ は一様収束する.

$$v(\cdot,t_j) \to \exists v^* \quad \text{in } C(\overline{\Omega}), \quad j \to \infty \quad (6.127)$$

同じ方法により, $0 < \gamma < 1$ に対して

$$t \in [\delta, +\infty) \quad \mapsto \quad \mathcal{B}_p^\gamma v(\cdot,t) \in L^p(\Omega) \quad (6.128)$$

はヘルダー連続であり[20]，このことから

$$t \in [\delta, +\infty) \quad \mapsto \quad \|\nabla v(t)\|_2^2 \tag{6.129}$$

の一様連続性を示すことができる．

一方 (6.76)-(6.77) の v についての式から

$$\frac{1}{2}\|v(t)\|_2^2 + d_2 \int_0^t \|\nabla v(s)\|_2^2 \, ds + \frac{k}{\omega_N R^N} \int_0^t ds \int_\Omega dx$$
$$\cdot v^2(x,t) \left[\int_{B(x,R)\cap\Omega} u(y,t) \, dy \right] = \frac{1}{2}\|v_0\|_2^2 \tag{6.130}$$

となり

$$\int_0^\infty \|\nabla v(s)\|_2^2 \, ds < +\infty \tag{6.131}$$

が得られる．従って，写像 (6.129) が一様連続であることから

$$\lim_{t \uparrow +\infty} \|\nabla v(t)\|_2^2 = 0 \tag{6.132}$$

でなければならない．特に，ポアンカレ・ワーティンガーの不等式

$$\mu_2 \|v(t) - \overline{v}(t)\|_2^2 \leq \|\nabla v(t)\|_2^2, \quad \overline{v}(t) = \frac{1}{|\Omega|} \int_\Omega v(\cdot, t)$$

によって，(6.127) の v^* は定数となる．

同様の性質が u に対しても成り立つので，$\{t_j\}$ の部分列（同じ記号で書く）に対して，定数 u^* が存在して

$$u(\cdot, t_j) \to u^* \quad \text{in } C(\overline{\Omega}), \quad j \to \infty \tag{6.133}$$

が得られる．

(6.128) のヘルダー連続性から，(6.129) と同様に

$$t \in [\delta, +\infty) \quad \mapsto \quad \|v(t)\|_\infty^2, \ \|u(t)\|_\infty^2$$

---

[20] H. Hoshino and Y. Yamada, Funkcialaj Ekvacioj, **34** (1991), pp.475-494, 補題 3.1., K. Masuda, Hokkaido Math. J., **12** (1983), pp.360-370, 補題 8.

の一様連続性が得られるので,

$$t \in [\delta, +\infty) \quad \mapsto \quad \left\| \frac{v(\cdot, t)^2}{\omega_N R^N} \int_{B(\cdot, R) \cap \Omega} u(t) \right\|_1$$

も一様連続である. さらに (6.130) 左辺第 3 項から

$$\frac{v(\cdot, t)^2}{\omega_N R^N} \int_{B(\cdot, R) \cap \Omega} u(t) \in L^1(0, +\infty; L^1(\Omega)) \tag{6.134}$$

であるので, (6.132) と同様にして

$$\lim_{t \uparrow +\infty} \left\| \frac{v(\cdot, t)^2}{\omega_N R^N} \int_{B(\cdot, R) \cap \Omega} u(t) \right\|_1 = 0 \tag{6.135}$$

が得られる.

一方 (6.127), (6.133) より, $F(x, R) = |B(x, R) \cap \Omega|/|B(x, R)|$ に対して $j \to \infty$ において

$$\frac{v(\cdot, t_j)^2}{\omega_N R^N} \int_{B(\cdot, R) \cap \Omega} u(t_j) \to F(\cdot, R)(v^*)^2 u^* \quad \text{in } L^1(\Omega) \tag{6.136}$$

であるから, (6.135), (6.136) を合わせて

$$(v^*)^2 u^* = 0 \tag{6.137}$$

また (6.116), (6.127), (6.133) より

$$u^* - v^* = u_\infty \tag{6.138}$$

が成り立つ. (6.137), (6.138) より

$$\begin{aligned} u_\infty > 0 &\quad \Rightarrow \quad (u^*, v^*) = (u_\infty, 0) \\ u_\infty = 0 &\quad \Rightarrow \quad u^* = v^* = 0 \end{aligned} \tag{6.139}$$

が得られる.

(6.139) は $(u(\cdot, t_j), v(\cdot, t_j))$ の $j \to \infty$ での一様収束極限が部分列によらずに一意的に定まることを示している. 従って (6.115) が得られる. □

6.6 減衰率

問題 6.34 不等式 (6.119) を確認せよ．

問題 6.35 $v = v(\cdot, t)$ に関する積分方程式 (6.121) が成り立つことを示せ．

問題 6.36 (6.122) を用いて (6.128) がヘルダー連続であることを示し，(6.129) の一様連続性を証明せよ．

問題 6.37 等式 (6.130) を確認せよ．

問題 6.38 (6.131) と写像 (6.129) が一様連続であることから，(6.132) が成り立つことを示せ．

問題 6.39 (6.134) を示せ．

第7章 ◇ 熱動力学

　トップダウンモデリングが，現象を成り立たせる要因と本質を簡明に取り出したのに対し，ボトムアップモデリングでは粒子運動の規則を定式化した上で粗視化する手続きを取っていた．これまで様々に模索されてきた生命現象のモデリングは，もちろんこの2つの方向に納め切れるものではない．最後の章では，著者の経験と機会の中で純粋数学の立ち場から興味深かったいくつかのモデルを紹介する．限られたものから選ぶのであるが，それらは**メゾスケールモデル**と呼ぶべき共通の特徴をもっている．

7.1　状態量

　生体中では，多くの事柄が互いの関連性も明確でないままに同時に起こっている．熱力学は，これらの出来事を総体として理解しようとするときに役立つ理論である．本章では温度・質量・圧力・エネルギー・エントロピー・自由エネルギーなどに基づいた，生命動態のメゾスケールモデリングを扱う．とりわけエントロピー増大は理想気体に関する熱力学の第2法則として発見されたものであるが，ボルツマン，シュレディンガー，プリゴジンなどにより，生命現象との関連が繰り返し論じられてきた．

　統計力学では，定常的な状態において**小正準・正準・大正準集団**が同値であり，これらの集団を記述する基本量の間に熱力学的関係式が成り立つとする．以下で述べるように臨界現象を記述する簡明なモデルの多くが，熱力学的関係式を用いて**エントロピー・温度・自由エネルギー**を変換して得られたものである．その動力学は，とりわけ定常状態から近い場合に精密であると考えられている．

　熱力学で扱うのは**状態量**である．状態量は，その系がそれまで辿ってきた経路にはよらない物理量を表している．理想気体では（絶対）温度 T, 圧力 p, 体

積 V が基本的な状態量で,気体物理学では平衡状態において 3 者の間に**状態方程式**が成り立っているものと考える.

$$f(p, T, V) = 0 \tag{7.1}$$

関係 (7.1) によって p, T, V のうちの 2 つの変数 x, y が独立であり,理想気体の熱力学的状態量 A は x, y の変数となる.A は (x, y) に至る準静的な状態変化の仕方には依存しないので xy 平面上の任意の閉曲線 γ に対して

$$\int_\gamma dA = 0$$

を満たす.ここで

$$dA = \frac{\partial A}{\partial x}dx + \frac{\partial A}{\partial y}dy$$

は A の**全微分**である.

与えられた理想気体に対して,外部から熱エネルギー Q が供給され,それによって体積変化 dV と内部エネルギー変化 dE が誘発されたものとする.すると**熱力学の第 1 法則**であるエネルギーバランスは

$$dE = d'Q - pdV$$

と書くことができる.$d'Q$ は Q の変動量であるが,Q が状態量ではないのでこのような記号を用いて表す.

カルノーサイクルに従って,系を xy 平面上の閉曲線 γ に従って準静的に変動させると

$$\int_\gamma \frac{d'Q}{T} = 0$$

が成り立つことがわかり,このことから

$$dS = \frac{d'Q}{T} \tag{7.2}$$

を満たす状態量 S が存在することがわかる.これがエントロピーの最初の定義である(図 7.1).

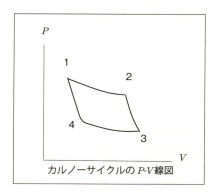
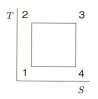

カルノーサイクルの T-S 線図

$$ds = \frac{d'Q}{T}$$

カルノーサイクルの P-V 線図

図 7.1 カルノーサイクル

熱力学の第2法則とは，(7.2) が成り立つのは可逆過程だけであり，不可逆過程では**クラウジウス・デューヘムの不等式**

$$dS > \frac{d'Q}{T} \tag{7.3}$$

が成り立つことを意味する．不可逆過程において，$d'Q$ を熱エネルギーの流入量 $d'Q_{ir}$ とそれに由来する内部**エネルギー輸送** $d'Q^*$ に分け，対応して dS を**エントロピー変動** d_eS と内部**エントロピー生成** d_iS に分解する．

$$d_eS = \frac{d'Q_{ir}}{T}, \quad d_iS = \frac{d'Q^*}{T}$$

(7.3) において $d'Q$ を $d'Q_{ir}$ に置き換え，準静的過程について定義していた dS を

$$dS = d_eS + d_iS$$

で再定義する．このときクラウジウス・デューヘムの不等式 (7.3) はエントロピー生成に関する不等式

$$d_iS \geq 0 \tag{7.4}$$

に置き換えられ，さらに (7.4) の等号は可逆過程でのみ起こることになる．以上で述べた熱力学の2つの法則は，まとめて

$$dE = d'Q - pdV, \quad dS = \frac{d'Q}{T} + d_iS \tag{7.5}$$

と書くことができる．

外部と，物質や熱エネルギーの出入りがない系を**孤立系**という．孤立系では $d'Q = 0$ で，そこでは内部エネルギー輸送によるエントロピー生成

$$dS = d_i S \geq 0$$

が引き起こされている．

外部と熱エネルギーのやり取りがある場合，定温・定積では**ヘルムホルツの自由エネルギー**が，定圧・定積では**ギブスの自由エネルギー**が減少する．ここでヘルムホルツの自由エネルギー F，ギブスの自由エネルギー G，**エンタルピー** H はそれぞれ

$$F = E - TS, \quad G = H - TS, \quad H = E + pV \tag{7.6}$$

で定義される．実際，定温・定積を表す T, V 一定のときは

$$dF = dE - TdS = -Td_i S \leq 0 \tag{7.7}$$

であり，定温・定圧を表す T, p 一定のときは

$$dG = dH - TdS = dE + pdV - TdS = -Td_i S \leq 0 \tag{7.8}$$

が成り立つ．

可逆過程では $d_i S = 0$ であり，(7.5) は

$$dE = TdS - pdV \tag{7.9}$$

となる．特に (7.6) から

$$dH = TdS + Vdp, \quad dF = -SdT - pdV, \quad dG = -SdT + Vdp \tag{7.10}$$

が得られる．

定圧・定積が実現されている化学反応系で，反応がどちらに進むかを決めるのがギブスの自由エネルギーの減少である．この場合，ギブスの自由エネルギーは反応に与る各物質の分子数にも依存する．

$$G = G(T, p, n_1, n_2, \ldots) \tag{7.11}$$

(7.11) の下で (7.10) の最後の式は

$$dG = -SdT + Vdp + \sum_i \mu_i dn_i$$

に変更される．ここで

$$\mu_i = \left(\frac{\partial G}{\partial n_i}\right)_{T,p,n_{j\neq i}} \tag{7.12}$$

は**化学ポテンシャル**と呼ばれる．(7.12) において右辺の添え字は微分が T, p, n_j, $j \neq i$ を固定して取られていることを明示したものである．

状態量であるエントロピー S，温度 T，内部エネルギー E は，熱平衡では同等であるとされる．熱平衡において，例えば $S = S(E)$ とすると，ヘルムホルツの自由エネルギーは平衡状態では最小となるので，F は温度 T の関数として

$$F(T) = \inf_E (E - TS(E)) \tag{7.13}$$

で与えられる．(7.13) を

$$\frac{F(T)}{T} = \inf_E \left(\frac{E}{T} - S(E)\right)$$

と書くと，T^{-1} の関数 $F(T)/T$ は $S = S(E)$ の**ルジャンドル変換**になっていることがわかる．従って $S(E)$ が E について連続凸関数であるとすれば，逆変換によって

$$S(E) = \inf_T \left(\frac{E}{T} - \frac{F(T)}{T}\right) \tag{7.14}$$

が得られる[1]．これらの関係式は，相転移や相分離などを伴う，多くの非平衡熱力学モデルで用いられている．

ボイル・シャルルの法則を適用すると，状態方程式 (7.1) は気体定数 R を用いて

$$pV = RT \tag{7.15}$$

---

[1] フェンシェル・モローの定理：[27], 節 2.3.3.

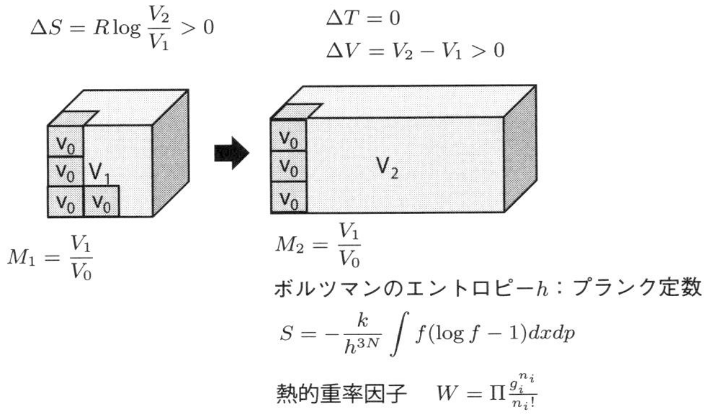

7.1 状態量

$$\Delta S = R \log \frac{V_2}{V_1} > 0 \qquad \Delta T = 0$$
$$\Delta V = V_2 - V_1 > 0$$

$M_1 = \dfrac{V_1}{V_0}$ $\qquad M_2 = \dfrac{V_1}{V_0}$

ボルツマンのエントロピー h：プランク定数
$$S = -\frac{k}{h^{3N}} \int f(\log f - 1) dx dp$$

熱的重率因子 $\qquad W = \Pi \dfrac{g_i^{n_i}}{n_i!}$

図 7.2 断熱膨張

で与えられる．c_v を比熱とすると，内部エネルギーと温度は関係

$$E = c_v T \tag{7.16}$$

をもつ．c_v が定数であるとすると，可逆過程では (7.5) は

$$dS = \frac{d'Q}{T} = \frac{dE + pdV}{T} = c_v \frac{dT}{T} + R \frac{dV}{V}$$

となり，付加定数を除いて

$$S(T, V) = c_v \log T + R \log V \tag{7.17}$$

と積分できる．(7.17) は，(7.15), (7.16) の下でエントロピー S を与える式である．特に，この場合，断熱膨張

$$\Delta T = 0, \quad \Delta V = V_2 - V_1 > 0$$

の下でエントロピー増大則

$$\Delta S = R \log \frac{V_2}{V_1} > 0 \tag{7.18}$$

が成り立っていることがわかる（図 7.2）．

ボルツマンは**熱的重率因子** (thermal weight factor) を用いてエントロピーを再定義した．すなわち，上述の気体の断熱膨張において，気体分子が入る体積一定の微小な入れ物 (boxrooms) を考える．その体積を v_0 とすると，この入れ物の個数は膨張の前後において，それぞれ

$$M_1 = \frac{V_1}{v_0}, \quad M_2 = \frac{V_2}{v_0}$$

である．

粒子数 N も，膨張の前後で変わらない．与えられた理想気体が1モルであるとすると，$N = N_a$ は §6.3 で用いたアボガドロ数である．全ての粒子をこれらの入れ物に配置していく場合の数はそれぞれ

$$W_1 = \frac{M_1^N}{N!} = \frac{1}{N!}\left(\frac{V_1}{v_0}\right)^N, \quad W_2 = \frac{M_2^N}{N!} = \frac{1}{N!}\left(\frac{V_2}{v_0}\right)^N \tag{7.19}$$

であり，(7.18) は

$$\Delta S = \frac{R}{N} \log \frac{W_2}{W_1} > 0 \tag{7.20}$$

と書ける．(7.20) と適合する形

$$S = k \log W \tag{7.21}$$

が，ボルツマンの定義したエントロピー S である．$k = R/N$，W をそれぞれ**ボルツマン定数**，**熱的重率因子** と呼ぶ．熱的重率因子 W は与えられたマクロ状態に配置するミクロな状態の場合の数を表している．

ここでさらに，全粒子が $i = 1, 2, \cdots$ でラベルされる，ミクロとマクロとの中間的な状態に分類されているものとする．粒子が状態 i に分類される過程で**等重率の仮定**が成り立つとする．(7.19) を参考にして，g_i, n_i を，それぞれ状態 i にあるミクロ状態数と粒子数とすれば，熱的重率因子 は

$$W = \prod_i \frac{g_i^{n_i}}{n_i!} \tag{7.22}$$

で与えられる．(7.22) において**スターリングの公式**

$$\log n! \sim n(\log n - 1), \quad n \to \infty \tag{7.23}$$

を用い，$n_i = f_i g_i$ とおくと

$$\begin{aligned} S &= k \sum_i (n_i \log g_i - \log n_i!) \\ &\sim k \sum_i (n_i \log g_i - n_i(\log n_i - 1)) \\ &= k \sum_i (f_i g_i \log g_i - f_i g_i (\log f_i + \log g_i - 1)) \\ &= -k \sum_i g_i f_i (\log f_i - 1) \end{aligned} \tag{7.24}$$

が得られる．f_i は i 種の粒子の密度を表している．

理想気体において各粒子の運動は位置 x と速度 v で規定される．m を粒子の質量としたとき，$p = mv$ は**運動量**であり，**波数**ともいう．また xp 平面を**相平面**といい，(x, p) を**相変数**という．$f(x, p)$ を位置 x，波数 p をもつ粒子の平均密度として

$$f_i = f(x_i, p_i) \tag{7.25}$$

とおき，**不確定性原理**を適用すれば

$$g_i = \frac{\Delta x_i \Delta p_i}{h} \tag{7.26}$$

となるであろう．ただし，h は**プランク定数**である．これらの関係式を極限移行すると，$\Delta x_i \Delta p_i$ は $dxdp$ となり，**ボルツマンエントロピー**

$$S = -\frac{k}{h} \int f(\log f - 1) dx dp \tag{7.27}$$

が導出される．

問題 7.1 (7.5) において T 一定，$dV = 0$ のときは (7.7)，T, p 一定のときは (7.8) が成り立つことを示せ．

問題 7.2 (7.9) と (7.6) から (7.10) が得られることを確認せよ．

問題 7.3 (7.18), (7.19) から (7.20) を導出せよ．

問題 7.4 (7.22), (7.23) から (7.24) が得られることを確認せよ．

問題 7.5 (7.24), (7.25), (7.26) において極限移行して (7.27) を導出せよ．

7.2 統計集団

 統計力学で使われる**統計集団**とは，ミクロ状態の集合を不変な状態量（基本量）によって分けた同値類を指すものと考えられる．**等重率の仮定**に従い，**平衡統計力学**ではそれぞれの基本量をパラメータとする**統計的測度**を導入する．統計集団は**小正準**，**正準**，**大正準**などがあり，それぞれ**孤立系**，**閉じた系**，**開放系**で適用する．小正準統計集団は与えられた粒子数 N，体積 V に対し，エネルギー E で規定され，正準集団では与えられた N, V に対し，温度 T が，大正準集団では V, T の他に，化学ポテンシャル μ が決められている（図7.3）．本書では小正準集団と正準集団との熱平衡における同等性に重点をおいて説明する．

 もともと小正準集団はエネルギーで規定されているので，特にハミルトン系

$$\frac{dq_i}{dt} = \frac{\partial H}{\partial p_i}, \quad \frac{dp_i}{dt} = -\frac{\partial H}{\partial q_i}, \quad 1 \leq i \leq N \tag{7.28}$$

に従う多粒子系の統計的性質を論ずるときに用いられる．ただし

$$(q_1, \ldots, q_N) \in \mathbf{R}^{3N}, \quad (p_1, \ldots, p_N) \in \mathbf{R}^{3N}$$

はそれぞれ一般位置座標，一般モーメント座標で

$$H = H(q_1, \ldots, q_N, p_1, \ldots, p_N)$$

がハミルトニアンである．(7.28) では

$$\frac{d}{dt}H(q(t), p(t)) = 0$$

が導出され，全エネルギー H が保存されることに着目する．以下このエネルギーを E とおく．

 小正準統計では，相空間 $(p_1, \ldots, p_N, q_1, \ldots, q_N) \in \Gamma = \mathbf{R}^{6N}$ 上の各点をミクロ状態とみなし，マクロ状態はエネルギー E によって規定されていると考える．**共面積公式**によると，$dx = dq_1 \ldots dq_N dp_1 \ldots dp_N$ はエネルギー等高面

$$\{x \in \Gamma \mid H(x) = E\}, \quad x = (p_1, \cdots, p_N; q_1, \cdots, q_N)$$

系	保存量	ダイナミクス	統計集団
孤立系	エネルギー E：一定	エントロピー $S = k \log W$	小正準集団（ミクロカノニカル） E で規定．等重率の成り立っている孤立系 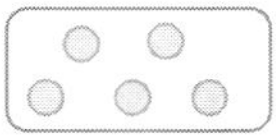 $\Gamma = \mathrm{R}^{6N}$, T,E:一定 外部から完全に独立
閉じた系	温度 T：一定	ヘルムホルツの自由エネルギー $F = E - TS$	正準集団 閉鎖系 Γ_1 E_1 ／熱浴 Γ_2 $E_2 = E - E_1$ 物質の出入りはない．熱エネルギーのやりとりあり（熱浴など）．
開放系	圧力:一定	ギブスの自由エネルギー $G = H - TS$	大正準集団 物質の出入り，熱エネルギーのやりとりあり．

図 **7.3** 統計集団

の面積要素 $d\Sigma(E)$ を用いて

$$dx = dE \cdot \frac{d\Sigma(E)}{|\nabla H|}$$

と分解される．このことと等重率の仮定から，小正準（ギブス）測度は各 $E \in \mathbf{R}$ に対して**重率因子** $\Omega(E)$ を用いて

$$\mu^{E,N}(dx) = \frac{1}{\Omega(E)} \cdot \frac{d\Sigma(E)}{|\nabla H|}, \quad \Omega(E) = \int_{\{H=E\}} \frac{d\Sigma(E)}{|\nabla H|} \qquad (7.29)$$

で与えられる．

小正準統計は，与えられた物理量 f に対し，上記のギブス測度 (7.29) を用いた，各エネルギー等高面 $\{H = E\}$ 上でのその**相平均**

$$\langle f \rangle = \langle f \rangle_{E,N} = \int_{\{H=E\}} f(x) \mu^{E,N}(dx)$$

を論ずるものである．例えば**エルゴード仮説**は $\langle f \rangle$ が，この平均が，$d\Sigma(E)$ でみて，ほとんどいたるところの $x \in \{H = E\}$ で，軌道の時間平均

$$\overline{f}(x) = \lim_{T \to \infty} \frac{1}{T} \int_0^T f(T_t x) dt \qquad (7.30)$$

に等しいことを主張する．ただし $\{T_t\}$ は，(7.28) が生成する**群**である．

一方，正準統計集団は温度 T で規定される．ギブス測度から**正準測度**を導出するために，**熱浴**という概念を用いる．

最初に粒子数 n のハミルトン系を考え，H をそのハミルトニアンとする．簡単のため，相変数 $(p_1,\ldots,p_n,q_1,\ldots q_n)$ を

$$(x_1,\ldots,x_{2n}) \in \Gamma = \mathbf{R}^{6n}$$

と書き，変数 $(x_1,\ldots,x_{2N}) \in \mathbf{R}^{6N}$, $(x_{2N+1},\ldots,x_{2n}) \in \mathbf{R}^{6n-6N}$ を用いて相空間 Γ をさらに $\Gamma = \Gamma_1 \oplus \Gamma_2$ と分ける．すなわち孤立系 Γ の中で，閉鎖系 Γ_1 を考える．

Γ 全体のエネルギーを $H = E$ で規定することに対応して，Γ_1, Γ_2 のそれぞれで，エネルギーが $H = E_1, H = E_2$ で規定された状態 G_1, G_2 を考える．等重率の仮定から，G_1 でエネルギー E_1 である状態の確率 $\mu_1(E_1)$ は，$\Gamma, \Gamma_1, \Gamma_2$ のそれぞれにおいて，全エネルギー E, E_1, E_2 をもつミクロ状態の数 $\Omega(E)$, $\Omega_1(E_1), \Omega_2(E_2)$ によって

$$\mu_1(E_1) = \frac{\Omega_1(E_1)\Omega_2(E-E_1)}{\Omega(E)} \tag{7.31}$$

で与えられる．

$N \ll n$ とし，G_1 は外部と物質のやりとりはないが熱エネルギーの出入りのある閉鎖系，G_2 は温度 T が一定の熱浴であるとする．この場合 Γ_1 のエネルギー E_1 は，状態確率 $\mu_1(E_1)$ を最小にする．(7.31) から

$$0 = \frac{\partial \Omega_1(E_1)}{\partial E_1} \cdot \frac{\Omega_2(E-E_1)}{\Omega(E)} + \frac{\Omega_1(E_1)}{\Omega(E)} \cdot \frac{\partial \Omega_2(E-E_1)}{\partial E_1}$$

すなわち $E_2 = E - E_1$ に対して

$$\frac{\partial}{\partial E_1} \log \Omega_1(E_1) = \frac{\partial}{\partial E_2} \log \Omega_2(E_2) \tag{7.32}$$

となる．(7.32) の左辺において E_1 は与えられ，一方熱平衡にあるので G_1, G_2 の温度は等しい．従って

$$\frac{\partial}{\partial E_2} \log \Omega_2(E_2)$$

7.2 統計集団

は温度 T で定まる定数である．

では T はどのようにして定めたら良いであろうか．定積・定温での熱平衡の関係式は (7.7) で等号が成り立つこと，すなわち

$$\frac{\partial S}{\partial E} = \frac{1}{T} \tag{7.33}$$

である．そこでボルツマンの関係式

$$S = k \log W \tag{7.34}$$

を用い，S を介して T を

$$S_2 = k \log \Omega_2, \quad \left(\frac{\partial S_2}{\partial E}\right)_V = \frac{1}{T} \tag{7.35}$$

で定める．(7.35) の第 2 式の添え字は，E 微分をとるときに V が定数として扱われていることを強調している．

(7.35) は逆温度 $\beta = 1/(kT)$ を用いると

$$\frac{\partial}{\partial E_2} \log \Omega_2(E_2) = \beta$$

と書ける．従って

$$\Omega_2(E_2) = 定数 \times e^{\beta E_2} \tag{7.36}$$

となるが，(7.31) を (7.36) に代入すると $\mu_1(E_1)$ が $e^{-\beta E_1}$ の定数倍となることがわかる．E_1, Γ_1 を H, Γ とおき，$\mu_1(E_1)$ を正準測度 $\mu^{\beta,N}(dx)$ と書けば

$$\mu^{\beta,N}(dx) = \frac{e^{-\beta H} dx}{Z(\beta, N)}, \quad Z(\beta, N) = \int_\Gamma e^{-\beta H} dx \tag{7.37}$$

が得られる．

平衡正準統計力学では，関係式 (7.6), (7.27) に注目する．状態空間 Γ 上の確率測度 $\mu(dx)$ が与えられたとき，関連する（ボルツマン）エントロピー S，内部エネルギー E，（ヘルムホルツ）自由エネルギー F を，ハミルトニアン H を用いて

$$S = -k \int_\Gamma (\log \mu - 1) \mu(dx), \quad E = \int_\Gamma H \mu(dx), \quad F = -TS + E \tag{7.38}$$

で定める.ただし $h=1$ とした. (7.37) で定めた正準測度 $\mu^{\beta,N}(dx)$ は,(7.38) で定めた $F=F(\mu)$ を最小にする確率測度 $\mu(dx)$ であると考えられる.

実際 (7.38) で定めた $F(\mu)$ の,$\mu(dx) = \mu(x)dx$ に関する最小化問題の**オイラー・ラグランジュ方程式**は

$$\log \mu + \beta H = 定数 \tag{7.39}$$

であり

$$\mu(\Gamma) = 1 \tag{7.40}$$

より,この最小化問題の解が (7.37) で与えた $\mu = \mu^{\beta,N}(dx)$ であることがわかる.

次節で述べるように,(7.39) の未定定数が (7.37) の形で書けること,また平衡状態が (7.39), (7.40) で与えられることは,熱力学的法則の下での物質輸送の基礎方程式であるスモルコフスキー・ポアソン方程式で実現されている.

問題 7.6 $\mu(dx) = \mu(x)dx$ と仮定し,(7.40) の下で (7.38) を最小化する $\mu(dx)$ を求める変分問題のオイラー・ラグランジュ方程式が (7.39) であること,また (7.40) によってその解が (7.37) で与えられることを確認せよ.

7.3 メゾスケールモデリング

細胞性粘菌の動態に関するケラー・ジーゲルモデル (5.3) において,その ODE 部分 (5.8) は化学反応 (5.9) に関する質量作用の法則を記述していた.この反応は**触媒反応**であり,比較的早く定常状態に移行することから,原論文においては準静的近似を用いた簡略化モデルも提案されている.

この簡略化はミカエリス・メンテンの式として古くから使われているもので,質量保存則

$$(w + p)_t = 0$$

に着目し,$w_t = 0$ とおいて w, p を v の関数とするものである.この場合,c を定数として

$$k_1 vw - (k_{-1} + k_2)p = 0, \quad w + p = c$$

であり，これから

$$w = \frac{(k_{-1}+k_2)c}{k_1 v + k_{-1}+k_2}, \quad p = \frac{ck_1 v}{k_1 v + k_{-1}+k_2} \tag{7.41}$$

となる．従って (5.8) は

$$v_t = -k(v)v, \quad k(v) = \frac{ck_1 k_2}{k_{-1}+k_2+k_1 v} \tag{7.42}$$

に帰着され，(5.3)-(5.4) の簡略形

$$\begin{aligned} u_t &= \nabla \cdot (d_1(u,v)\nabla u) - \nabla \cdot (d_2(u,v)\nabla v) \\ v_t &= d_v \Delta v - k(v)v + f(v)u \quad \text{in } \Omega \times (0,T) \end{aligned} \tag{7.43}$$

および

$$\left.\frac{\partial}{\partial \nu}(u,v)\right|_{\partial \Omega} = 0 \tag{7.44}$$

を得る．

次に v は u に比べて小さいので，$d_1(u,v)$, $k(v)$, $f(v)$ は定数としてよく，一方走化性 $d_2(u,v)\nabla v$ は鋭敏で，流束に関する**現象論的関係式**，すなわち u と知覚関数 $\chi(v)$ の勾配 $\nabla \chi(v)$ との積を適用するのが妥当であるとする[2]：

$$d_2(u,v) = u\chi'(v)$$

こうして (7.43)-(7.44) は，さらに d_u, d_v, b_1, b_2 を正定数とした

$$\begin{aligned} u_t &= d_u \Delta u - \nabla \cdot (u\nabla \chi(v)) \\ v_t &= d_v \Delta v - b_1 v + b_2 u \quad \text{in } \Omega \times (0,T) \end{aligned} \tag{7.45}$$

と

$$\left.\frac{\partial}{\partial \nu}(u,v)\right|_{\partial \Omega} = 0 \tag{7.46}$$

に帰着される．

---

[2] V. Nanjundiah, J. Theor. Biol., **42** (1973), pp.63-105.

マルチスケール性から化学物質 v の動態に関する (7.45) は線形方程式となった．ここでさらに拡散と減衰を無視するとスモルコフスキー・ODE 系 (5.30) が現れる．

$$q_t = \nabla \cdot (\nabla q - q\nabla \varphi(v)), \quad v_t = q \quad \text{in } \Omega \times (0,T)$$

$$\left. \frac{\partial q}{\partial \nu} - q\frac{\partial \varphi(v)}{\partial \nu} \right|_{\partial \Omega} = 0 \tag{7.47}$$

一方，同じ方程式で逆に拡散が非常に大きいとして得られるのが**スモルコフスキー・ポアソン系**である．ポアソン方程式の形はいくつかが考えられる．Childress-Percus[3)] は知覚が v について線形，すなわち $\chi > 0$ を定数として

$$\chi(v) = \chi v$$

であるものとし，さらに Jäger-Luckhaus[4)] はスケーリングを用いた漸近展開によって次の形を得た．

$$u_t = \nabla \cdot (\nabla u - u\nabla v), \quad -\Delta v = u - \frac{1}{|\Omega|}\int_\Omega u \quad \text{in } \Omega \times (0,T)$$

$$\int_\Omega v = 0, \quad \left. \left(\frac{\partial u}{\partial \nu} - u\frac{\partial v}{\partial \nu}, \frac{\partial v}{\partial \nu} \right) \right|_{\partial \Omega} = 0 \tag{7.48}$$

§6.1 で見たように，スモルコフスキー方程式は，粒子の運動が出発点と跳躍先との中間にある制御種の状態によって制御されている場合の平均場極限である．一方で**ポアソン方程式**は古典力学の中で，粒子によって作られる力の場を記述するものとして導入される．古典的な意味での重力，すなわち**万有引力**や，電気的な**クーロン力**が代表的なものである．このとき粒子は逆に，形成された場の勾配に由来する力を受ける．この間の機微は走化性とよく似ているが，化学反応を経由しない物理的な場の形成はこの間の時間的な経緯によらないで瞬時のものとされる．言い換えると，物理モデルでは場と粒子が一体

[3)] S. Childress and J.K. Percus, Math. Biosci., **56** (1981), pp.217-237., T. Nagai, Adv. Math. Sci. Appl., **5** (1995), pp.581-601.

[4)] W. Jäger and S. Luckhaus, Trans. Amer. Math. Soc., **329** (1992), pp.819-824.

である．従って，知覚関数の線形化とともに，場と粒子の一体性が (7.45) から (7.48) への移行の要点である．

古典力学において粒子による場の形成は 2 つの特性をもっている．それは**遠隔作用**と**作用反作用の法則**である．実際，ポアソン方程式において前者は**グリーン関数**による解の表示，後者はそのグリーン関数の**対称性**，あるいは L^2 空間の中でポアソン方程式を記述するときの作用素の**自己共役性**として実現されている．

しかしスモルコフスキー・ポアソン系 (7.48) は，熱力学的なメゾスケールモデルであるという側面ももち，第 1 法則と第 2 法則に対応する保存則と散逸則を実現している．この場合保存されるのは全質量であり，減少するのはヘルムホルツの自由エネルギーになる．すなわち，この系は正準集団動態を平均場極限で記述した**非平衡熱力学**の基礎方程式で，ヘルムホルツの自由エネルギーから導出される**モデル B 方程式**である．以下このことを説明していく．

最初に，§5.2 で見たように (7.48) のスモルコフスキー部分は保存則の方程式 (5.1) である．実際，(7.48) において $u = u(x,t) \geq 0$ は粒子密度であり，その第 1 方程式と境界条件は

$$j = -\nabla u + u\nabla v \tag{7.49}$$

を流束として

$$u_t = -\nabla \cdot j, \quad j \cdot \nu|_{\partial\Omega} = 0 \tag{7.50}$$

の形をとっている．(7.50) から u の全質量保存

$$\frac{d}{dt}\int_\Omega u = 0 \tag{7.51}$$

が得られる．(7.49) の右辺は拡散による勾配 $-\nabla u$ と走化性による勾配 $u\nabla v$ から成り立っていることも思い起こしておく．

(7.48) のポアソン部分

$$-\Delta v = u - \frac{1}{|\Omega|}\int_\Omega u \quad \text{in } \Omega, \qquad \left.\frac{\partial v}{\partial \nu}\right|_{\partial\Omega} = 0, \qquad \int_\Omega v = 0 \tag{7.52}$$

は与えられた u に対して v を解く線形**楕円型境界値問題**で，一意可解であり，このことを

$$v = (-\Delta)^{-1} u \tag{7.53}$$

と書く．より正確には

$$L_0^2(\Omega) = \left\{ f \in L^2(\Omega) \,\middle|\, \int_\Omega f = 0 \right\}$$

に対し，$-\Delta$ は

$$D(-\Delta) = \left\{ v \in H^2(\Omega) \cap L_0^2(\Omega) \,\middle|\, \left.\frac{\partial v}{\partial \nu}\right|_{\partial\Omega} = 0 \right\}$$

を定義域とする $L_0^2(\Omega)$ 上の**自己共役作用素**で，積分核（グリーン関数）$G = G(x, x')$ をもつ：

$$(-\Delta)^{-1} u = \int_\Omega G(\cdot, x') u(x') \, dx'$$

また $-\Delta$ の自己共役性は $G(x, x')$ の対称性を導出する：

$$G(x, x') = G(x', x) \tag{7.54}$$

実際 (7.52) は汎関数

$$J(v) = \frac{1}{2} \int_\Omega |\nabla v|^2, \quad v \in H^1(\Omega) \cap L_0^2(\Omega) \tag{7.55}$$

に関するオイラー・ラグランジュ方程式で，第 1 式右辺第 2 項は**ラグランジュ乗数**として，ノイマン条件は**自然境界条件**として現れる．

(7.48) のスモルコフスキー部分は，$v = v(x)$ を与えられた関数と見なせば，線形放物型方程式である．その強最大原理から初期値 $u_0 \geq 0$ が恒等的にゼロでなければ，$t > 0$ において解 (u, v) が存在する限り $\overline{\Omega}$ 上 $u > 0$ となる．以下この条件を仮定して，スモルコフスキー部分を

$$u_t = \nabla \cdot u \nabla (\log u - v), \quad \left.\frac{\partial u}{\partial \nu} - u \frac{\partial v}{\partial \nu}\right|_{\partial\Omega} = 0 \tag{7.56}$$

と書き直す．

(7.56) より

$$\int_\Omega u_t(\log u - v) = -\int_\Omega u|\nabla(\log u - v)|^2 \qquad (7.57)$$

が得られる．L^2 内積 $\langle\ ,\ \rangle$ を用いて左辺の各項を

$$\int_\Omega u_t \log u = \frac{d}{dt}\int_\Omega u(\log u - 1)$$

$$\int_\Omega u_t v = \int_\Omega u_t(-\Delta)^{-1}u = \frac{1}{2}\frac{d}{dt}\langle(-\Delta)^{-1}u, u\rangle$$

で書き直す．すると (7.57) は

$$\frac{d}{dt}\left(\int_\Omega u(\log u - 1) - \frac{1}{2}\left\langle(-\Delta)^{-1}u, u\right\rangle\right)$$
$$= -\int_\Omega u|\nabla(\log u - v)|^2 \leq 0 \qquad (7.58)$$

を意味する．ボルツマン定数や絶対温度などの物理定数が 1 に正規化されていると考えると，(7.58) の両辺は次のような物理的な背景をもっている．

最初に

$$\mathcal{F}(u) = \int_\Omega u(\log u - 1) - \frac{1}{2}\left\langle(-\Delta)^{-1}u, u\right\rangle \qquad (7.59)$$

の右辺第 1 項はボルツマンエントロピーに -1 を掛けたものである．一方 u は粒子密度で，v は u がポアソン方程式を介して作る場であるので，第 2 項は系の内部に発生する（ポテンシャル）エネルギーを表している．実際，マイナスの符号はポテンシャル力が引力であること，また $1/2$ は作用反作用の法則が働いていることを示している．こうして見ると (7.59) で定められる $\mathcal{F}(u)$ はヘルムホルツの自由エネルギー $F = E - TS$ であることがわかる．

熱力学では物質，熱の出入りのない系を**孤立系**，物質の出入りのない系を**閉じた系**という．また非平衡熱力学モデルにおいて解が時間に依存しない状態は通常，孤立系では平衡状態，閉じた系では**定常状態**と呼ばれている．以下では，(7.48) の定常状態をその 2 つの基本法則 (7.51) と (7.58) によって定式化する．その導出過程は，平衡統計力学において，正準統計的測度 (7.37) が (7.39) と (7.40) で定まるのと同じプロセスをとる．

すなわち，定常状態を (7.58) の右辺ゼロと考えると

$$\log u - v = 定数 \tag{7.60}$$

が得られる．(7.60) の未定定数は，(7.51) によって

$$\|u\|_1 = \lambda \tag{7.61}$$

指定することで与えられる．(7.60), (7.61) は (7.39), (7.40) に対応するものであり，(7.48) の定常状態では，(7.37) に対応する

$$u = \frac{\lambda e^v}{\int_\Omega e^v} \tag{7.62}$$

が成り立つことがわかる．

(7.62) を (7.52) に代入して得られる

$$-\Delta v = \lambda \left(\frac{e^v}{\int_\Omega e^v} - \frac{1}{|\Omega|} \right) \quad \text{in } \Omega, \qquad \left.\frac{\partial v}{\partial \nu}\right|_{\partial \Omega} = 0, \qquad \int_\Omega v = 0 \tag{7.63}$$

は点渦系の平衡統計力学で現れるモデルである．一般に，粒子数の増大に伴って正準測度が基本的な測度の直積に分解されていくことを**因子分解** (factorization) という．因子分解は**カオスの伝播** (propagation of chaos) と呼ばれる現象に対応している．点渦系はハミルトン系で記述されるので，ギブス測度が導入される．この測度を熱力学的関係式を用いて正準測度 (7.37) に変換し，カオスの伝播を仮定して粒子数無限大の極限をとるとき，基準測度の密度関数が満たすのが (7.63) である．(7.63) は狭義の**平均場方程式**とも呼ばれ，その解の一意性が逆にカオスの伝播を保証する[5]．

非平衡熱力学では自由エネルギーを用いたメゾスケールモデルがよく用いられる．このモデリングでは，あらかじめ自由エネルギー $\mathcal{F}(\varphi)$ が状態量 φ の関数として導入され，モデルは時間とともに $\mathcal{F}(\varphi)$ が減少するように設計されている．**モデル A, B, C** に分類されるいくつかのテンプレートがある[6]．

---

[5] E. Caglioti, P.-L. Lions, C. Marchioro, and M. Pulvirenti, Comm. Math. Phys., **143** (1992), pp.501-525., ibid, **174** (1995), pp.229-260. 点渦系の平衡統計はオンサーガーに由来する．

[6] B.I. Halperin, P.C. Hohenberg, and S.-k. Ma, Phys. Rev., B **10** (1974), pp.139-153., P.C. Hohenberg and B.I. Halperin, Rev. Mod. Phys., **49** (1977), pp.435-479.

相転移・相分離・記憶形状など対象とする物質が相をもつ場合は，その状態を**オーダーパラメータ**と呼ばれるスカラー量 φ で表すことが多い．このとき $\varphi = \varphi(x,t)$ は時空 $(x,t) \in \Omega \times (0,T)$ の関数であり，自由エネルギー $\mathcal{F} = \mathcal{F}(\varphi)$ は φ の汎関数と見なされる．

一般に自由エネルギー $\mathcal{F}$ の偏導関数

$$\mu = \delta\mathcal{F}(\varphi) \tag{7.64}$$

を**化学ポテンシャル**といい，双対ペアリング $\langle\,,\,\rangle$ を L^2 内積として

$$\langle \psi, \delta\mathcal{F}(\varphi) \rangle = \left.\frac{d}{ds}\mathcal{F}(\varphi + s\psi)\right|_{s=0} \tag{7.65}$$

によって定める．従って，通常 $\delta\mathcal{F}(\varphi)$ は $L^2(\Omega)$ 上の自己共役作用素として実現される．

モデル A 方程式は，K を正の定数または状態量（φ に依存してもよい）として

$$\varphi_t = -K\delta\mathcal{F}(\varphi) \quad \text{in } \Omega \times (0,T) \tag{7.66}$$

で与えられる．数学的には (7.66) は $\mathcal{F}$ の**勾配系**で，$\mathcal{F}$ はリヤプノフ関数として働く．すなわち

$$\frac{d}{dt}\mathcal{F}(\varphi) = -\int_\Omega K\delta\mathcal{F}(\varphi)^2 \leq 0$$

が成り立つ．また，時間に依存しない状態は

$$\left.\frac{d}{ds}\mathcal{F}(\varphi + s\psi)\right|_{s=0} = 0, \quad \forall \psi \tag{7.67}$$

であるとし，それを平衡状態と呼ぶのが適切であろう．この場合，平衡状態 φ の**線形化安定性**は，条件

$$Q(\psi,\psi) \equiv \left.\frac{1}{2}\frac{d^2}{ds^2}\mathcal{F}(\varphi + s\psi)\right|_{s=0} > 0, \quad \forall \psi \neq 0 \tag{7.68}$$

で与えられることになる．

これに対してモデル B 方程式は

$$\varphi_t = \nabla \cdot (K\nabla \delta \mathcal{F}(\varphi)) \quad \text{in } \Omega \times (0,T), \qquad K\frac{\partial}{\partial \nu}\delta\mathcal{F}(\varphi)\Big|_{\partial\Omega} = 0 \qquad (7.69)$$

の形をとる．(7.69) は保存則と散逸則

$$\frac{d}{dt}\int_\Omega \varphi = \int_{\partial\Omega} K\frac{\partial}{\partial\nu}\delta\mathcal{F}(\varphi) = 0$$
$$\frac{d}{dt}\mathcal{F}(\varphi) = -\int_\Omega K\left|\nabla\delta\mathcal{F}(\varphi)\right|^2 \leq 0 \qquad (7.70)$$

を満たす．(7.70) のそれぞれの式は第 1 法則，第 2 法則と見なされる．また (7.56) に注意して，スモルコフスキー・ポアソン方程式 (7.48) を

$$u_t = \nabla \cdot u\nabla(\log u - (-\Delta)^{-1}u)$$
$$u\,\frac{\partial}{\partial\nu}(\log u - (-\Delta)^{-1}u)\Big|_{\partial\Omega} = 0 \qquad (7.71)$$

と書けば，この方程式がヘルムホルツの自由エネルギー (7.59) に関するモデル B 方程式

$$u_t = \nabla \cdot (u\nabla\delta\mathcal{F}(u)) \quad \text{in } \Omega \times (0,T), \qquad u\frac{\partial}{\partial\nu}\delta\mathcal{F}(u)\Big|_{\partial\Omega} = 0 \qquad (7.72)$$

であることがわかる．

保存則と散逸則 (7.70) から，モデル B 方程式 (7.69) は，なんらかの正準統計集団動態を平均場極限で記述したものと見なすことができる．従って，散逸則が時間に依存しない状態を定常状態と呼ぶのが適切であろう．すなわち定常状態 φ は，全質量 λ が一定の制約の下で，自由エネルギー散逸がゼロである条件

$$\frac{d}{ds}\mathcal{F}(\varphi + s\psi)\Big|_{s=0} = 0, \quad \forall \psi, \int_\Omega \psi = 0, \quad \int_\Omega \varphi = \lambda \qquad (7.73)$$

であり，その線形化安定性は

$$Q(\psi,\psi) > 0 \qquad \forall \psi \neq 0,\ \int_\Omega \psi = 0$$

で与えられる．

ギンツブルグ・ランダウの自由エネルギー

$$\mathcal{F}(\varphi) = \int_\Omega \frac{\xi^2}{2} |\nabla \varphi|^2 + W(\varphi) \, dx \tag{7.74}$$

は，相転移や相分離などの臨界現象を記述するメゾスケールモデリングで用いられる．$\xi > 0$ を**分子間距離**，

$$W(\varphi) = \frac{1}{4} \left(\varphi^2 - 1 \right)^2$$

を **2 重井戸ポテンシャル**という．化学ポテンシャル (7.64) の計算 (7.65) において，試験関数をすべての $\psi \in H^1(\Omega)$ でとれば，ノイマン条件が自然境界条件として発生する．従ってモデル A 方程式は，**アレン・カーン方程式**

$$\varphi_t = K(\xi^2 \Delta \varphi - W'(\varphi)) \quad \text{in } \Omega \times (0, T), \qquad \left.\frac{\partial \varphi}{\partial \nu}\right|_{\partial \Omega} = 0 \tag{7.75}$$

モデル B 方程式は**カーン・ヒリアード方程式**

$$\varphi_t = -K\Delta(\xi^2 \Delta \varphi - W'(\varphi)) \quad \text{in } \Omega \times (0, T), \qquad \left.\frac{\partial}{\partial \nu} (\Delta \varphi, \varphi)\right|_{\partial \Omega} = 0 \tag{7.76}$$

である．

問題 7.7 (7.41) から

$$-k_1 vw + k_{-1} p = -\frac{c k_1 k_2}{k_1 v + k_{-1} + k_2} v$$

を導き，(5.8) 第 1 式を (7.42) に変更せよ．

問題 7.8 滑らかな境界 $\partial \Omega$ をもつ有界領域 Ω 上で与えられた f に対するポアソン方程式

$$-\Delta v = f \ \text{in } \Omega, \qquad \left.\frac{\partial v}{\partial \nu}\right|_{\partial \Omega} = 0$$

について以下のことを確認せよ．ただし解 v は $\overline{\Omega}$ 上で C^2 としてよい．

1. 解が存在するためには
$$\int_\Omega f = 0$$
でなければならない.
2. v が解であるとき, 任意の定数 c に対して $v+c$ も解である.

問題 7.9 (7.52) が汎関数 (7.55) に対する変分問題のオイラー・ラグランジュ方程式であることを示せ.

問題 7.10 (7.65) を用いて, ヘルムホルツの自由エネルギー (7.59) に対し
$$\delta \mathcal{F}(u) = \log u - (-\Delta)^{-1} u$$
を示し, (7.53) に注意して (7.72) がスモルコフスキー・ポアソン方程式 (7.48) であることを確認せよ.

問題 7.11 ギンツブルグ・ランダウの自由エネルギー (7.74) を, すべての $\varphi \in H^1(\Omega)$ に対して定義されているものとして化学ポテンシャル $\delta \mathcal{F}(\varphi)$ を計算したとき, モデル A 方程式 (7.66), モデル B 方程式 (7.69) はそれぞれアレン・カーン方程式 (7.75), アレン・カーン方程式 (7.76) となることを示せ. また平衡状態, 定常状態とその線形化安定性を定義せよ.

7.4 スモルコフスキー・ポアソン系

これまで述べたように, スモルコフスキー・ポアソン系は自己誘引的な場を形成する粒子運動について, いくつかの本質的な要因を押さえた基礎方程式である一方, 拡散幾何学, 点渦乱流など, 純粋数学や流体物理学とも顕著な関係をもっている. そこで本節ではポアソン部分をディリクレ条件に置き換えてその数理構造の一端を述べる.

すなわち, 本節ではスモルコフスキー部分

$$u_t = \Delta u - \nabla \cdot u \nabla v \quad \text{in } \Omega \times (0,T), \qquad \left. \frac{\partial u}{\partial \nu} - u \frac{\partial v}{\partial \nu} \right|_{\partial \Omega} = 0 \qquad (7.77)$$

とポアソン部分

$$-\Delta v = u, \quad v|_{\partial \Omega} = 0 \qquad (7.78)$$

7.4 スモルコフスキー・ポアソン系

から成り立つモデルで，数理的にも生物的にも興味深い空間次元 2 の場合を取り上げる．すなわち $\Omega \subset \mathbf{R}^2$ は有界領域で境界 $\partial \Omega$ は滑らか，ν はその単位外法ベクトルである．放物型方程式・楕円型方程式の連立系であるので，初期値は u 成分のみに与える．強最大原理を考慮して，初期値はいたるところ正で滑らかであるとしておこう．

$$u|_{t=0} = u_0(x) > 0 \quad \text{on } \overline{\Omega} \tag{7.79}$$

半導体物理学では (7.77)-(7.79) と類似のモデルが使われる．**DD モデル**といわれるもので，ポテンシャル力が自己排斥的（負の方向）に働く．

$$\Delta v = u, \quad v|_{\partial \Omega} = 0 \tag{7.80}$$

(7.77)-(7.79) は自己誘引的（正の方向）に働くポテンシャル下にある点渦ブラウン粒子運動の平均場極限としても導出されている[7]．

方程式として見たときの (7.77)-(7.79) の著しい特徴は，解が有限時刻を越えて延長できなくなることである．このことを**有限時間爆発**という．実際に $T < +\infty$ が爆発時刻であるとすると，解 $(u,v) = (u(\cdot,t), v(\cdot,t))$ は

$$\lim_{t \uparrow T} \|u(\cdot,t)\|_\infty = +\infty \tag{7.81}$$

を満たす．そこで

$$\mathcal{S} = \{x_0 \in \overline{\Omega} \mid \exists x_k \to x_0, \exists t_k \uparrow T \text{ に対して } u(x_k, t_k) \to +\infty\} \tag{7.82}$$

を**爆発集合**といい，$\mathcal{S}$ の元を**爆発点**という．$T < +\infty$ であれば $\mathcal{S} \neq \emptyset$ である．解の爆発機構は生命動態を反映している．

常微分の非線形方程式では解の爆発は容易に起こる．例えば $p > 1$ を指数とする

$$\frac{du}{dt} = u^p, \quad u(0) = u_0 > 0 \tag{7.83}$$

---

[7] C. Sire and P.-H. Chavanis, Phys. Rev., E **66** (2002), 046133.

では，解は

$$u(t) = \left(\frac{1}{p-1}\right)^{\frac{1}{p-1}} \left(\frac{u_0^{-p+1}}{p-1} - t\right)^{-\frac{1}{p-1}} \tag{7.84}$$

と表示される．従ってこの解は時刻 $T = u_0^{-p+1}/(p-1)$ で爆発し，

$$\lim_{t \uparrow T} u(t) = +\infty$$

を満たす．

拡散は粒子分布を平均化する働きをもつので，例えば (7.83) に拡散項を加えた偏微分方程式

$$u_t = \Delta u + u^p \tag{7.85}$$

では爆発は起こりにくくなる．(7.85) は主部が線形 $u_t = \Delta u$ で，これに u で定まる非線形項 u^p が外力として加わっている．一般に**半線形放物型方程式**と呼ばれるものの1つである．(7.85) の解の爆発については，様々に論じられてきた．特に正の解について良く調べられている．考えている領域が有界か非有界かは爆発が起こるかどうかの大きな要因となる．後者の場合では拡散の影響は次元とともに弱くなる．その度合いは非線形性を示す指数 p と関連している．常微分が支配的な部分，定常解が支配的な部分など，いくつかの臨界的な p が存在し，これらは**臨界指数**といわれている[8]．

有界領域の場合，境界条件の影響も考慮に入れる必要がある．ノイマン条件の場合には，特に解として対応する常微分方程式の解が含まれるので，その常微分方程式が制御している時間の範囲を見定めないといけない．一方，定常解はどのような境界条件でも重要であるが，ディリクレ条件では特に解構造が豊かになると考えられている．この場合の定常状態は非線形楕円型境界値問題であり，その解の構造は非線形性とともに領域の形状によって定まっている．非線形楕円型境界値問題の解の存在性・一意性が非線形性と次元・位相・幾何という領域の形状と関連付けられて解明されてきたことは，近年の非線形解析学の顕著な動向の1つである[9]．

---

[8] T. Suzuki and T. Senba [27], 第8章．
[9] 鈴木貴・上岡友紀 [28]．

(7.85) はナビエ・ストークス方程式のモデルとして導入された．後者とは異なり (7.85) は単独方程式で，**比較定理**が適用できる．しかし共通の構造ももっている．1 つは変分構造，すなわちリヤプノフ関数の存在であり，もう 1 つは**スケール不変性**である．スケール不変性は例えば (7.85) でいうと，$u = u(x,t)$ が解であれば $\mu > 0$ を正数として

$$u_\mu(x,t) = \mu^{\frac{2}{p-1}} u(\mu x, \mu^2 t) \tag{7.86}$$

も同形の方程式の解となることをいう．幾何学的計量や物理量はこの性質をもち，**次元解析**の根拠にもなっている．

スモルコフスキー・ポアソン方程式でも解の爆発は起こる．生物モデルとして見た場合，解の爆発は**自己組織化**という生命現象を表すものと考えられている．スモルコフスキー・ポアソン方程式についてはこれを走化性方程式ととらえ，解の爆発は細胞性粘菌による胞子の生成であるという解釈もされている．

(7.48) のタイプのモデルに対しては，空間 2 次元で解の爆発時刻において測度 $u(x,t)dx$ がデルタ関数を形成すること，また解の爆発の対しては全質量の閾値が存在することが予測され[10]，数学的には爆発機構の量子化としてまとめられている[11]．

(7.48) では境界条件は

$$\left.\frac{\partial}{\partial \nu}(u,v)\right|_{\partial \Omega} = 0$$

に帰着され，様々な境界積分が消えるので解析はほぼ境界のないコンパクトリーマン面で行うのと同じであるが，(7.77), (7.78) の場合には境界の近くの解析が困難になる．しかしポアソン部分のグリーン関数の境界挙動から境界では爆発しないことがわかる．内部爆発点については (7.48) と同じように解析でき，次の結果が得られている[12]．

---

[10] V. Nanjunidiah J. Theor. Biol., (1973), 前掲論文（第 7 章，脚注 2）．, S. Childress and J.K. Percus, Math. Bios., (1981), 前掲論文（第 7 章，脚注 3 の 1 番目）．
[11] T. Nagai, Adv. Math. Sic. Appl., (1995), 前掲論文（第 7 章，脚注 3 の 2 番目）．, T. Senba and T. Suzuki, Adv. Differential Equations, **6** (2001), pp.21-50. など多くの研究を経て，T. Suzuki [24]., T. Suzuki and T. Senba [27] で大枠が提示された．
[12] T. Suzuki, J. Math. Pure Appl., **100** (2013), pp.347-367 および arXiv:1311.5679.

定理 7.1　(7.77), (7.78), (7.79) において Ω は滑らかな境界 $\partial\Omega$ をもつ有界領域であり,解 $u = u(x,t)$ は時刻 $T < +\infty$ で爆発するものとする.このとき境界上の爆発点は存在せず,(7.82) で定めた爆発集合 $\mathcal{S}$ は $\mathcal{S} \subset \Omega$ を満たす.爆発点は有限個,すなわち $\sharp\mathcal{S} < +\infty$ であり,$t \uparrow T$ において

$$u(x,t)dx \rightharpoonup \sum_{x_0 \in \mathcal{S}} m(x_0)\delta_{x_0}(dx) + f(x)dx \quad \text{in } \mathcal{M}(\overline{\Omega}) \tag{7.87}$$

が成り立つ.ただし

$$m(x_0) \geq 8\pi, \quad 0 < f = f(x) \in L^1(\Omega) \cap C(\overline{\Omega} \setminus \mathcal{S})$$

であり,各 $x_0 \in \Omega$ に対して

$$\lim_{b \uparrow +\infty} \lim_{t \uparrow T} \left| \|u(\cdot,t)\|_{L^1(B(x_0,bR(t)))} - m(x_0) \right| = 0, \quad R(t) = (T-t)^{1/2} \tag{7.88}$$

が成り立つ.また $t_k \uparrow T$ に対して部分列と $m \in \mathbf{N}$, $b > 0$ が存在し,与えられた $0 < \varepsilon \ll 1$ に対して $\tilde{s} > 1$ が存在して $R(t'_k) = \tilde{s}R(t_k)$ で定める $t'_k \uparrow T$ は適当な $x_k^j \in B(x_0, bR(t'_k))$, $0 < b_j \leq b$, $1 \leq j \leq m$ に対して

$$B(x_k^j, b_j R(t'_k)) \cap B(x_k^i, b_i R(t'_k)) = \emptyset, \quad i \neq j, \ k \gg 1$$

$$\limsup_{k \to \infty} \left| \|u(\cdot, t'_k)\|_{L^1(B(x_k^j, b_j R(t'_k)))} - 8\pi \right| < \varepsilon, \quad 1 \leq j \leq m$$

$$\limsup_{b \uparrow +\infty} \limsup_{k \to \infty} R(t'_k) \|u(\cdot, t'_k)\|_{L^\infty(B(x_0, bR(t'_k)) \setminus \bigcup_{j=1}^m B(x_k^j, b_j R(t'_k)))}$$

$$\leq \tilde{s}\varepsilon \tag{7.89}$$

を満たす.

§2.4 で述べたように,(7.87) において $\mathcal{M}(\overline{\Omega}) = C(\overline{\Omega})'$ は**コンパクト空間** $\overline{\Omega}$ 上の**測度**の空間,$\delta_{x_0}(dx)$ は x_0 に台をもつデルタ関数である.従って (7.87) は

$$\lim_{t \uparrow T} \langle \varphi, u(x,t)dx \rangle = \sum_{x_0 \in \mathcal{S}} m(x_0)\varphi(x_0) + \int_\Omega f\varphi, \quad \forall \varphi \in C(\overline{\Omega})$$

7.4 スモルコフスキー・ポアソン系

を意味する．走化性の文脈でいうと $u(x,t)dx$ は細胞性粘菌の密度であり，(7.87) 右辺のデルタ関数は 1 つ 1 つの**胞子**，$f(x)dx$ は残りの自己組織化できなかった部分と見てもよいだろう．胞子の部分はまとめて**コラプス**ともいい，関係式 (7.87) を**コラプスの生成**と呼ぶ．

定理 7.1 で $m(x_0) = 8\pi$ が成り立つときは

$$z(y,s) = (T-t)u(x,t)$$
$$y = \frac{x-x_0}{T-t^{1/2}}, \quad s = -\log(T-t) \tag{7.90}$$

と変数変換すると $s \uparrow +\infty$ において

$$z(y,s)dy \rightharpoonup 8\pi\delta_0(dy) \quad \text{in } \mathcal{M}(\mathbf{R}^2) \tag{7.91}$$

が成り立ち，特に各 $b > 0$ に対して

$$\lim_{t \uparrow T}(T-t)\|u(\cdot,t)\|_{L^\infty(B(x_0, b(T-t)^{1/2}))} = +\infty \tag{7.92}$$

となる．ただし (7.91) において $\mathcal{M}(\mathbf{R}^2) = C_\infty(\mathbf{R}^2)'$ は**局所コンパクト空間** $\mathbf{R}^2$ の**ラドン測度**の空間である．ただし

$$C_\infty(\mathbf{R}^2) = \{f \in C(\mathbf{R}^2 \cup \{\infty\}) \mid f(\infty) = 0\}$$

であり，$\mathbf{R}^2 \cup \{\infty\}$ は $\mathbf{R}^2$ の **1 点コンパクト化**である．上記ではいずれも実バナッハ空間 X に対し，その双対空間を X' で表している．

(7.90) は**後方自己相似変換**と呼ばれるものである．これはスモルコフスキー・ポアソン系がスケール不変性をもつことに由来する．(7.85) についていうと

$$v(y,s) = (t+1)^{\frac{1}{p-1}}u(x,t)$$
$$y = \frac{x}{(t+1)^{1/2}}, \quad s = \log(t+1) \tag{7.93}$$

としたものが**前方自己相似変換**，また

$$v(y,s) = (T-t)^{\frac{1}{p-1}}u(x,t)$$

$$y = \frac{x}{(T-t)^{1/2}}, \quad s = -\log(T-t) \tag{7.94}$$

としたものが後方自己相似変換である．これらの変換により (7.85) からそれぞれ

$$v_s - \Delta v - \frac{y}{2} \cdot \nabla v = \frac{v}{p-1} + v^p$$
$$v_s - \Delta v + \frac{y}{2} \cdot \nabla v = -\frac{v}{p-1} + v^p \tag{7.95}$$

が導出される．

後方自己相似変換 (7.90) の基礎となる (7.77)-(7.79) のスケール不変性は

$$u_\mu(x,t) = \mu^2 u(\mu x, \mu^2 t), \quad v_\mu(x,t) = v(\mu x, \mu^2 t) \tag{7.96}$$

である．実際，変換 (7.96) の下で

$$u_t = \Delta u - \nabla \cdot u \nabla v, \quad -\Delta v = u \tag{7.97}$$

は不変である．(7.91) は，後方自己相似変換によって爆発点周りで $u(x,t)$ の様子を見ようとしても，さらにデルタ関数が出現し，爆発形状（**プロファイル**）がつかめないことを表している[13]．(7.91) を**サブコラプスの形成**という．

空間次元 2 のとき，変換 (7.96) は L^1 ノルムを保存する．

$$\|u_\mu(\cdot,t)\|_1 = \|u(\cdot,\mu^2 t)\|_1 \tag{7.98}$$

一方 (7.90) の変換 $y = (x-x_0)/(T-t)^{1/2}$ はモデルの主要部，すなわち放物型作用素 $\partial_t - \Delta$ のスケール不変性に由来する．(7.92) は，時空の爆発地点 (x_0, T) の周りの任意の放物型領域

$$\left\{(x,t) \mid |x-x_0| \leq b(T-t)^{1/2}\right\} \tag{7.99}$$

において，局所的な質量保存が成り立つように $u(x,t)$ を変換するとき，L^∞ ノルムはスケール変換から導出されるレート $(T-t)^{-1}$ よりも早く発散すること

---

[13] M.A. Herrero and J.J.L. Velázquez, Math. Ann., **306** (1996), pp.583-623.

を表している.このようなときは,集中の速度が早いと考え,**タイプIIの爆発レート**という.また (7.99) で仮想的に $b=0$ とおいたものを**ハイパーパラボラ**という.(7.92) によって $m(x_0)=8\pi$ ではコラプスはハイパーパラボラに捕捉される.実際,解が回転対称の場合には $m(x_0)=8\pi$ であることが知られている.

一般の場合,(7.89), (7.87) でも $u(x,t)dx$ の $t\uparrow T$ における特異部分は集中の遅いタイプIの爆発レートの部分(雲)に浮かぶ m 個のデルタ関数の衝突で成り立ち,これらのデルタ関数の係数はすべて 8π で**量子化**されている.そこで,改めてこのデルタ関数の部分を(一般の場合の)サブコラプスということにする.サブコラプスの質量量子化は爆発点の近傍での解の状態が基底状態のコピーから成り立っているということを表している[14].これは前節で点渦系について述べたカオスの伝播と近い現象で,階層や動力学の方向を越え,数式の中で実現されている原理である.サブコラプス質量量子化に着目して (7.89) を**量子化する爆発機構**ということもある.量子化する爆発機構はいくつかの非線形モデルで知られている.スモルコフスキー・ポアソン系について以下で述べるように,そこにはスケール変換と変分構造がマッチするという共通の構造がある.

今 (7.97) を $\mathbf{R}^n\times(0,T)$ で考え,ポアソン部分を $-\Delta$ の基本解

$$\Gamma(x)=\begin{cases}\frac{1}{2\pi}\log\frac{1}{|x|}, & n=2\\ \frac{1}{\omega_n(n-2)}|x|^{2-n}, & n\geq 3\end{cases} \quad (7.100)$$

を用いて形式的に

$$v=\Gamma*u \quad (7.101)$$

と表す.ただし $*$ は**畳み込み**

$$(f*g)(x)=\int_{\mathbf{R}^n}f(x-x')g(x')dx'$$

で,ω_n は今回は n 次元単位球の表面積とする.このとき,全質量保存と自由エネルギー減衰も成り立つものと考える:

---
[14] 雲の消滅を爆発点の単純性については [29].

$$\frac{d}{dt}\|u(\cdot,t)\|_1 = 0, \quad \frac{d}{dt}\mathcal{F}(u(\cdot,t)) \leq 0$$

ただしこの場合

$$\mathcal{F}(u) = \int_{\mathbf{R}^n} u(\log u - 1) - \frac{1}{2}\langle \Gamma * u, u \rangle$$

である.

上で述べたように，(7.96) の下で (7.98) が成り立つという条件から $n=2$ が選択されるが，自由エネルギーとの関係で考えると $\lambda = 8\pi$ が特別な量であることがわかる．実際，$u = u(x) > 0$ に対し $u_\mu(x) = \mu^2 u(\mu x)$ とおけば $n=2$ のとき

$$\int_{\mathbf{R}^2} u_\mu = \int_{\mathbf{R}^2} u \equiv \lambda$$

に対して

$$\mathcal{F}(u_\mu) = \left(2\lambda - \frac{\lambda^2}{4\pi}\right)\log\mu + \mathcal{F}(u) \tag{7.102}$$

が得られる.

(7.87) で 8π が出てくる理由は，動的な変分構造とスケール不変性の他に，定常解の構造にも求めることができる．実際 (7.77)-(7.79) の定常状態は $\lambda = \|u_0\|_1$ に対して

$$-\Delta v = \frac{\lambda e^v}{\int_\Omega e^v}, \quad v|_{\partial\Omega} = 0 \tag{7.103}$$

であり，(7.103) の解の族 $\{(\lambda_k, v_k)\}$ に対しても質量 8π で量子化する爆発機構が実現されていることが知られている[15]．定常状態の爆発機構が，非定常解の爆発機構を誘導していることは非線形科学の新しい視点で，**非線形スペクトル理論**とも呼ばれている.

(7.103) は，点渦系をハミルトン系に変換して，平衡統計力学を展開したオンサーガーに由来するものであり，解の爆発機構も同じハミルトニアンで規定されることもわかっている．ハミルトニアンが物質階層を越えて臨界状態を制

---

[15] K. Nagasaki and T. Suzuki, Asymptotic Analysis, **3** (1990), pp.173-188.

御していることを**循環的階層**と呼ぶ．循環的階層は定常状態に限るものではなく，スモルコフスキー・ポアソン系の**無限時間爆発**でも，動的な形で現れることが明らかにされている．

爆発機構の量子化，循環的階層，非線形スペクトル力学の諸原理，さらにその証明方法である**スケール弱極限**や，確率測度の集積に関する **concentration compactness** の方法は現代の非線形解析学が到達した深いものの 1 つである[16]．しかし本書の対象からは離れるのでここでは触れず，次節では細胞間の相互作用に動機付けられた多成分系モデルを考える．

問題 7.12 (7.81) であれば (7.82) の $\mathcal{S} \neq \emptyset$ であることを示せ．

問題 7.13 (7.83) の解が (7.84) で与えられることを示せ．

問題 7.14 $u = u(x,t)$ が (7.85) を満たす時，(7.86) で定められる $u_\mu(x,t)$ も同様であることを示せ．ただし $\mu > 0$ は正定数である．

問題 7.15 (7.85) に対して変換 (7.93), (7.94) を行うと，(7.95) の第 1, 第 2 式が得られることを示せ．

問題 7.16 (7.96) の下で (7.97) が不変であることを確認せよ．

問題 7.17 空間次元 2 のとき，(7.96) の下で (7.98) が成り立つことを確認せよ．

問題 7.18 (7.100) が $-\Delta$ の基本解であること，すなわち $u \in C_0^\infty(\mathbf{R}^n)$ に対して (7.101) で定めた v が
$$-\Delta v = u$$
を満たすことを示せ．

問題 7.19 (7.102) を示せ．

問題 7.20 (7.77), (7.78), (7.79) の定常状態が (7.103) で表されることを示せ．ただし $\lambda = \|u_0\|_1$ とする．

問題 7.21 (7.77), (7.78), (7.79) の解 (u,v) に対し，(7.90) に適合する $v(x,t)$ の変換を用意して，その後方自己相似変換が満たす方程式を与えよ．

---

[16] 鈴木貴・大塚浩史 [29] 参照．

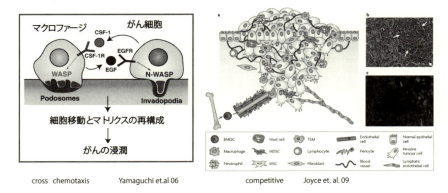

図 7.4　腫瘍微小環境

7.5　多成分の相互作用

がん細胞の浸潤が進み，血管内に侵入を始めるようになるころには周りの環境は大きく変わっている．例えば，**マクロファージ**は免疫に関わる細胞であるが，がん細胞に引き寄せられ，互いに化学物質をやり取りしてその性質を変える．このようにして，がん細胞のまわりにはやがて**腫瘍微小環境**というものが形成されていく（図7.4）．

拡散や走化性が異なる多種の細胞が，同一と考えられる化学物質を分泌しているのであれば，それぞれの種にとって競合的な環境におかれていることになる．**競合的**な環境の中で選ばれた種のみが自己組織化することはあるだろうか．また異種間で異なる種類の化学物質が分泌されて誘引し合っているのであれば，その相互作用は**補完的**であるがその場合，種間の相互作用は自己組織化にどのような効果をもたらしているのであろうか．多種スモルコフスキー・ポアソン方程式は，このような興味から導入されたものである．これまでに2種以上の成分が同時に爆発する場合（**同時爆発**）や，1種類のみがコラプス（デルタ関数）形成する場合（**質量分離**）があることが知られている．

2種競合系は次のように記述される．以下 $\Omega \subset \mathbf{R}^2$ は有界領域，$\partial\Omega$ はその滑らかな境界とする．まずスモルコフスキー部分は d_1, d_2, χ_1, χ_2 を正定数として

7.5 多成分の相互作用

$$\partial_t u_1 = d_1 \Delta u_1 - \chi_1 \nabla \cdot u_1 \nabla v$$
$$\partial_t u_2 = d_2 \Delta u_2 - \chi_2 \nabla \cdot u_2 \nabla v \quad \text{in } \Omega \times (0, T) \quad (7.104)$$

であり,初期・境界条件を

$$\left(d_1 \frac{\partial u_1}{\partial \nu} - \chi_1 u_1 \frac{\partial v}{\partial \nu}, d_2 \frac{\partial u_2}{\partial \nu} - \chi_2 u_2 \frac{\partial v}{\partial \nu} \right)\bigg|_{\partial \Omega} = 0$$
$$(u_1, u_2)|_{t=0} = (u_{10}(x), u_{20}(x)) \geq 0 \quad (7.105)$$

とする.一方ポアソン部分は

$$u = u_1 + u_2 \quad (7.106)$$

に対して

$$-\Delta v = u - \frac{1}{|\Omega|} \int_\Omega u \, dx, \quad \frac{\partial v}{\partial \nu}\bigg|_{\partial \Omega} = 0, \quad \int_\Omega v \, dx = 0 \quad (7.107)$$

である. (7.106) で u_1, u_2 がそのまま加えられているのは正規化の 1 つであり,何倍かして加えても一般性は失われない. (7.104)-(7.105), (7.106)-(7.107) は,正の(誘引的な)走化性の下で物理特性の異なる 2 種が競合しているモデルである.

このモデルはもちろん適切であり,初期値が十分に正則であれば時間局所解は一意的に存在する. 以下, $T = T_{\max} \in (0, +\infty]$ はこの時間局所解の最大存在時間とする. 初期値 u_{10}, u_{20} が恒等的にゼロでなければ

$$u_i(\cdot, t) > 0 \ \text{on } \overline{\Omega}, \quad 0 < t < T, \ i = 1, 2 \quad (7.108)$$

となるので,最初から $(u_1, u_2)|_{t=0} > 0$ on $\overline{\Omega}$ とする. スモルコフスキー方程式の基本性質から,全質量は各成分で保存されている.

$$\frac{d}{dt} \int_\Omega u_i dx = 0, \quad i = 1, 2 \quad (7.109)$$

時間局所解は線形部分からの摂動と見て, (7.104)-(7.105) を積分方程式に変換することで得られる. 放物型正則性から,存在時間 T は下から $\sum_{i=1}^{2} \|u_{i0}\|_\infty$

で評価されるので

$$T < +\infty \quad \Rightarrow \quad \lim_{t\uparrow T} \sum_{i=1}^{2} \|u_i(\cdot,t)\|_{\infty} = +\infty \qquad (7.110)$$

が成り立つ[17]. 同時爆発とは

$$\limsup_{t\uparrow T} \|u_i(\cdot,t)\|_{\infty} = +\infty, \quad i=1,2 \qquad (7.111)$$

を指す現象で，回転対称の場合は常に成り立つ[18]. 回転対称であるから，2 種が同一の爆発時刻，爆発点をもつといってもよい．パラメータ領域によっては，回転対称でなくても同時爆発が証明できる．この場合は異なる点で爆発していることも考えられる[19].

以下では

$$\xi_i = \frac{d_i}{\chi_i}, \quad \|u_{i0}\|_1 = \lambda_i, \quad i=1,2 \qquad (7.112)$$

を用いる．

定理 7.2 パラメータが

$$\lambda_i < 4\pi\xi_i, \quad i=1,2 \qquad (7.113)$$

にあるときは，同時爆発する．より精密に

$$T < +\infty \quad \Rightarrow \quad \lim_{t\uparrow T} \|u_1(\cdot,t)\|_{\infty} = \lim_{t\uparrow T} \|u_2(\cdot,t)\|_{\infty} = +\infty \qquad (7.114)$$

が成り立つ．

条件 (7.113) と仮定 $T < +\infty$ は両立する．より詳しくは

$$\left(\sum_{i=1}^{2} \lambda_i\right)^2 < 4\pi \sum_{i=1}^{2} \xi_i \lambda_i, \quad \lambda_i < 4\pi\xi_i,\ i=1,2$$

---

[17] T. Suzuki and T. Senba [27], p.404.
[18] E.E. Espejo, A. Stevens, and J.J.L. Velázquez, Analysis, **29** (2009), pp.317-338.
[19] 定理 7.2 は E.E. Espejo, A. Stevens, and T. Suzuki, Differential and Integral Equations, **23** (2012), pp.251-288.

のときは常に $T = +\infty$ であるが,逆に

$$\left(\sum_{i=1}^{2} \lambda_i\right)^2 > 4\pi \sum_{i=1}^{2} \xi_i \lambda_i \tag{7.115}$$

では初期値の状態によって $T < +\infty$ が発生する[20]. $\lambda_1\lambda_2$ 平面上, (7.113) と (7.115) は $\lambda_i > 0$, $i = 1, 2$, で共通部分をもつ.

(7.106) の $u = u_1 + u_2$ を用いると,性質 (7.110) は

$$T < +\infty \quad \Rightarrow \quad \lim_{t \uparrow T} \|u(\cdot, t)\|_\infty = +\infty \tag{7.116}$$

を意味するので,(u_1, u_2) の爆発集合を

$$\mathcal{S} = \{x_0 \in \overline{\Omega} \mid \exists (x_k, t_k) \to (x_0, T) \text{ に対して } u(x_k, t_k) \to +\infty\} \tag{7.117}$$

で定めることができる.前節で述べた単独方程式の場合と同様にして,$u(x, t)dx$ に対するコラプスの形成が証明でき,そのことから爆発時刻において各成分ごとに $m_i(x_0)\delta_{x_0}(dx)$ が定まることもわかる.

定理 7.3 有限時間で爆発するときは,(7.117) で定める爆発集合は有限で,$t \uparrow T = T_{\max} < +\infty$ のとき,$\mathcal{M}(\overline{\Omega}) = C(\overline{\Omega})'$ において

$$u_i(x, t)dx \rightharpoonup \sum_{x_0 \in \mathcal{S}} m_i(x_0)\delta_{x_0}(dx) + f_i(x)dx, \quad i = 1, 2 \tag{7.118}$$

である.各 $x_0 \in \mathcal{S}$ に対して定数 $m_i(x_0) \geq 0$, $i = 1, 2$ は

$$m_1(x_0) + m_2(x_0) > 0 \tag{7.119}$$

を満たし

$$0 < f_i = f_i(x) \in L^1(\Omega) \cap C(\overline{\Omega} \setminus \mathcal{S}), \quad i = 1, 2$$

---

[20] 前者については G. Wolansky, Euro. J. Appl. Math., **13** (2002), pp.641-661. 後者については E.E. Espejo, A. Stvens, and T. Suzuki, Differential Integral Equations, (2012), 前掲論文(第 7 章,脚注 19).

である．さらに $m \in \mathbf{N}$ が存在し

$$m_*(x_0) = \begin{cases} 8\pi, & x_0 \in \Omega \\ 4\pi, & x_0 \in \partial\Omega \end{cases} \tag{7.120}$$

に対して

$$m_i(x_0) \geq \sum_{j=1}^{m} m_i^j$$

$$\left(\sum_{i=1}^{2} m_i^j\right)^2 = m_*(x_0) \sum_{i=1}^{2} \xi_i m_i^j, \quad j = 1, \cdots, m \tag{7.121}$$

が成り立つ．

各 $u_i(x,t)dx$ の $t \uparrow T$ での特異部分，すなわち (7.118) 右辺第1項がタイプIの爆発レートで表される「雲」と (7.121) の第2式を満たす質量 $m_i^j, j = 1, \cdots, m$ をもつコラプスの衝突から成り立つのは，前節で述べた単独のスモルコフスキー・ポアソン方程式の場合と同じである．ただし前節の問題とは異なり，ポアソン部分にノイマン条件が課されているので境界上の爆発は起こり得る．(7.120) はこのとき，コラプス質量が半分になることを示している．(7.113) の 4π も同様で，ポアソン部分を (7.107) から (7.78) に変更すると，この数は 8π となる．

(7.119) にもかかわらず，$i = 1, 2$ のいずれかに対して $m_i(x_0) = 0$ となることも起こり得る．このとき (7.121) によって $j \neq i$ に対して $m_j(x_0) = \xi_j m_*(x_0)$ となる．質量分離はこのような状態を指し，実際に起こる場合がある．

質量分離が回転対称解の場合のみ証明されている技術的な理由は，次の定理の後半がその場合以外では知られていないことにある．

定理 7.4 Ω が原点を中心とする円板であり，$u_i = u_i(|x|, t), i = 1, 2$ とすると，$T < +\infty$ のとき $\mathcal{S} = \{0\}$ となる．さらに $m_i = m_i(0)$ は $x_0 = 0$ に対する (7.121) の他に

$$m_i \leq 8\pi\xi_i, \quad i = 1, 2 \tag{7.122}$$

も満たす.

さて2種の物理特性があまり変わらない場合,正確には

$$\frac{1}{2} \leq \frac{\xi_i}{\xi_j} \leq 2, \quad i,j = 1,2 \tag{7.123}$$

のときは $m_1 m_2$ 平面上の曲線

$$\left(\sum_{i=1}^{2} m_i\right)^2 = m_* \sum_{i=1}^{2} \xi_i m_i, \quad m_* = m_*(x_0), \quad m_1, m_2 > 0 \tag{7.124}$$

は $m_i = \xi_i m_*$, $i = 1,2$ とは交わらない. そうでない場合, $\xi_i/\xi_j > 2$ または $\xi_i/\xi_j < 1/2$, $i \neq j$, では $(m_1, m_2) = (8\pi\xi_1, 0)$ または $(m_1, m_2) = (0, 8\pi\xi_2)$ は (7.124) で孤立点となる. 各成分ごとの質量保存 (7.109) に注目すると次の定理が証明できる.

定理 7.5 定理 7.4 の仮定の下で, さらに $\xi_i/\xi_j > 2$, $i \neq j$ かつ

$$\|u_{i0}\|_1 < 8\pi(\xi_i - 2\xi_j)$$

であるとすると, $m_i = 0$, 従って $m_j = 8\pi\xi_j$ となる.

上の定理で $T < +\infty$ となるための十分条件として,

$$\|u_{j0}\|_1 > 8\pi\xi_j, \quad \||x|^2 u_{j0}\|_1 \ll 1$$

がある[21]. 従ってこの場合, 同時爆発も質量分離も共に成り立っていることがわかる. このことは, $u_i(\cdot, t)$ の爆発は (7.118) の残余項が寄与することを示している.

$$f_i \notin L^{\infty}(\Omega \cap B(x_0, R)), \quad 0 < R \ll 1$$

ただし $B(x_0, R) = \{x \mid |x - x_0| < R\}$ である.

---

[21] E.E. Espejo, A. Stevens, and J.J.L. Velázquez, Analysis, (2009), 前掲論文 (第7章, 脚注18).

これまで述べた理論解析により，走化性が紡ぎだす場を介して異種間が相互作用する状況の下で，両種とも同一時刻・場所で爆発することが多々ある一方，そのうちの1種のみがコラプスを生成する場合もあることが明らかになった．とりわけ定理 7.5 は，物理特性に劣る種が走化性のゲームに物理特性の優れた相手を巻き込むことで自己組織化を実現するという戦略があること，またその戦略にはコラプスの形成を巡って成功の度合いに段階があることを表しているのである．

曲線 (7.121) は，(7.104)-(7.105), (7.106)-(7.107) の**弱形式**に由来する．前節において，単独方程式 (7.77), (7.78) のコラプス質量 (7.87) が 8π に量子化する理由を，スケーリング則と自由エネルギーとの関係 (7.103) で示したが，もう1つの説明に**2次モーメント**と弱形式を用いるものがある．

このことを説明するために一端 (7.77)-(7.78) に戻り，$G = G(x, x')$ をそのポアソン部分のグリーン関数とする．試験関数 $\varphi = \varphi(x)$ を

$$\varphi \in C^2(\overline{\Omega}), \quad \left.\frac{\partial \varphi}{\partial \nu}\right|_{\partial \Omega} = 0 \qquad (7.125)$$

を満たすようにとると，最初に

$$\begin{aligned}
\frac{d}{dt}\int_\Omega u\varphi &= -\int_\Omega (\nabla u - u\nabla v) \cdot \nabla \varphi \\
&= \int_\Omega u\Delta\varphi + \int_\Omega\int_\Omega u(x,t)[\nabla_x G(x,x') \cdot \varphi(x)]u(x',t)\ dxdx'
\end{aligned}$$

が得られる．ここで右辺第2項に対してグリーン関数の対称性 (7.54) を用いると

$$\begin{aligned}
\frac{d}{dt}\int_\Omega u\varphi &= \int_\Omega u\Delta\varphi + \frac{1}{2}\int_\Omega\int_\Omega \rho_\varphi(x,x')u(x,t)u(x',t)\ dxdx' \\
\rho_\varphi(x,x') &= \nabla\varphi(x) \cdot \nabla_x G(x,x') + \nabla\varphi(x') \cdot \nabla_{x'} G(x,x') \qquad (7.126)
\end{aligned}$$

が得られる．2重積分に対するこの計算法を**対称化**，得られた (7.126) を弱形式という．

グリーン関数の挙動は対角 $x = x'$ と境界 $\partial\Omega$ のところで複雑であるが，前者については基本解

$$\Gamma(x) = \frac{1}{2\pi} \log \frac{1}{|x|}$$

が制御する．構造を理解するため (7.126) において

$$\Omega = \mathbf{R}^2, \quad G(x,x') = \Gamma(x-x'), \quad \varphi(x) = |x|^2 \tag{7.127}$$

とおくことができ，積分はすべて収束するものとすると，$\lambda = \|u\|_1$ に対して

$$\frac{d}{dt} \int_{\mathbf{R}^2} u(x,t) |x|^2 = 4\lambda - \frac{\lambda^2}{2\pi} \tag{7.128}$$

が成り立つことがわかる．(7.128) は $\lambda = 8\pi$ が特別な値であることを示しているが，実際，コラプス質量が 8π になることは全空間の解に対するこの性質を，弱スケール極限の方法で反映させることで証明できる．そこでは後方自己相似変換で，無限に大きい放物型領域がコラプス質量を保存するという性質を用いる．ここで用いる「無限に大きい放物型領域」は仮想的なもので，**放物型爆発包**という．$m(x_0) = 8\pi$ のときは (7.91) によってコラプス質量はハイパーパラボラに押し込められるので，この結果は証明の途上で現れる中間的なものになるが，一端放物型包を確立すると弱スケール極限が正当化され，その解析からより精密なサブコラプスの性質が示される．

さて空間 2 次元を使うと，$G(x,x')$ の境界近くの挙動は等角写像 $X = X(x)$ を通して半空間に移り，境界条件に従って $\Gamma(X - X')$ を反転させることで主要部が得られる．より詳しくは Γ をディリクレ条件であれば奇関数，ノイマン条件であれば偶関数に反転させる．この操作をすると (7.77), (7.78) では境界上の爆発が排除され，一方 (7.48) ではコラプス質量が半分の 4π になる形で境界上での爆発が起こりうることがわかる．

競合系 (7.104)-(7.105), (7.106)-(7.107) に戻ると，その弱形式は (7.125) を満たす $\varphi = \varphi(x)$ に対して

$$\frac{d}{dt} \int_\Omega \left[\sum_{i=1}^2 \chi_i^{-1} u_i \right] \varphi \, dx - \int_\Omega \left[\sum_{i=1}^2 \xi_i u_i \right] \Delta\varphi \, dx$$
$$= \frac{1}{2} \int_\Omega \int_\Omega \rho_\varphi(x,x') u(x,t) u(x',t) \, dx dx' \tag{7.129}$$

である．コラプスの形成 (7.118) の下で，コラプスの単位質量 m_i^j, $i = 1, 2$, $j = 1, \cdots, m$ が満たす関係式は，(7.129) において $\varphi(x)$ を局所 2 次モーメントにとり，その台を絞り込むと得られる．具体的には $m_* = m_*(x_0)$ に対して

$$4 \sum_{i=1}^{2} \xi_i m_i^j = \frac{4}{m_*} \left(\sum_{i=1}^{2} m_i^j \right)^2$$

であり，これから (7.121) が導出される．

腫瘍細胞とマクロファージのような補完的な走化性では，ポアソン部分を

$$-\Delta v_1 = u_2 - \frac{1}{|\Omega|} \int_\Omega u_2, \quad \left.\frac{\partial v_1}{\partial \nu}\right|_{\partial\Omega} = 0, \quad \int_\Omega v_1 = 0$$
$$-\Delta v_2 = u_1 - \frac{1}{|\Omega|} \int_\Omega u_1, \quad \left.\frac{\partial v_2}{\partial \nu}\right|_{\partial\Omega} = 0, \quad \int_\Omega v_2 = 0 \qquad (7.130)$$

に変更して，スモルコフスキー部分 (7.104)-(7.105) と連立させることになるであろう．このモデルでは u_1 が v_1 を分泌して u_2 を誘引し，同時に u_2 が v_2 を分泌して u_1 を誘引することを表している．この系も競合系がもっている数理構造をすべてそなえている[22]．

実際，スケール極限で現れる全空間の系

$$\frac{\partial u_i}{\partial t} = d_i \Delta u_i - \chi_i \nabla \cdot u_i \nabla v_i, \quad i = 1, 2$$
$$-\Delta v_1 = u_2, \quad -\Delta v_2 = u_1, \quad \text{in } \mathbf{R}^2 \times (0, T)$$

は全質量保存 (7.109) に適合するスケール変換

$$u_i^\mu(x, t) = \mu^2 u_i(\mu x, \mu^2 t), \quad i = 1, 2$$
$$v_\mu(x, t) = v(\mu x, \mu^2 t) \qquad (7.131)$$

をもつ．また (7.125) を満たす試験関数 $\varphi(x)$ に対する弱形式は

$$\frac{d}{dt} \int_\Omega \left[\sum_{i=1}^{2} \chi_i^{-1} u_i \right] \varphi \, dx - \int_\Omega \left[\sum_{i=1}^{2} \xi_i u_i \right] \Delta\varphi \, dx$$

---

[22] 以下の結果は E. Espejo, M. Kurokiba, and T. Suzuki, Comm. Pure Appl. Anal., **12** (2013).

$$= \frac{1}{2} \int_\Omega \int_\Omega \rho_\varphi(x,x') u_1(x,t) \otimes u_2(x',t) \, dxdx' \qquad (7.132)$$

で，自由エネルギー減少は

$$\mathcal{F}_{\xi_1,\xi_2}(u_1,u_2) = \sum_{i=1}^{2} \int_\Omega \xi_i u_i (\log u_i - 1) dx - \frac{1}{2} \langle (-\Delta)^{-1} u_1, u_2 \rangle$$

に対する

$$\frac{d}{dt}\mathcal{F}_{\xi_1,\xi_2}(u_1,u_2) \le 0 \qquad (7.133)$$

によって実現される．これらのことから，(7.104)-(7.105), (7.130) に関しては，以下の定理が成り立つ．

定理 7.6 時刻 $T < +\infty$ で爆発する解に対し，(7.117) で定める爆発集合は有限で，$t \uparrow T$ においてコラプスの形成 (7.118) が $\mathcal{M}(\overline{\Omega}) = C(\overline{\Omega})'$ で起こる．コラプス質量 $m_i(x_0) \ge 0, i = 1, 2$ は各爆発点で (7.108) 及び

$$m_i(x_0) \ge \sum_{j=1}^{m} m_i^j$$

$$(m_1^j - m_2^j)^2 = m_*(x_0) \sum_{i=1}^{2} \xi_i m_i^j, \quad j = 1, \cdots, m \qquad (7.134)$$

を満たす．

問題 7.22 (7.113), (7.115) が両立することを示せ．

問題 7.23 定理 7.4 を用いて定理 7.5 を証明せよ．

問題 7.24 (7.104)-(7.105), (7.106)-(7.107) において，自由エネルギーの減少

$$\frac{d}{dt}\left\{ \int_\Omega \sum_{i=1}^{2} \xi_i u_i(\log u_i - 1) - \frac{1}{2}\langle(-\Delta)^{-1}u, u\rangle \right\}$$

$$= -\int_\Omega \sum_{i=1}^{2} \xi_i^{-1} u_i |\nabla(d_i \log u_i - \chi_i v)|^2 \le 0$$

が成り立つことを示せ.

問題 7.25 (7.126) において (7.127) であるとすると,形式的に (7.126) が導出されることを示せ.

問題 7.26 (7.104)-(7.105), (7.106)-(7.107) の弱形式は,(7.125) を満たす $\varphi = \varphi(x)$ に対して (7.129) であることを示せ.

問題 7.27 補完的走化性方程式系 (7.104), (7.105), (7.130) に対して,全質量保存 (7.109),スケール変換 (7.131),弱形式 (7.132),自由エネルギー減少 (7.133) が成り立つことを示せ.

問題 7.28 (7.134), $m_i(x_0) \geq 0$, $i = 1, 2$, (7.108) より

$$m_i(x_0) > m_*(x_0)\xi_i, \quad i = 1, 2$$

を示して,(7.104), (7.105), (7.130) では常に同位置での同時爆発が起こることを示せ.

7.6 場と粒子の双対性

スモルコフスキー・ポアソン系は放物型・楕円型の連立系であった.しかし従来,自己組織化トップダウンモデルとして**反応拡散系**がよく使われ,そこでは放物型・放物型の連立系が基本である.

スモルコフスキー・ポアソン系 (7.48) から一歩進め

$$\begin{aligned}
u_t &= \nabla \cdot (\nabla u - u\nabla v) \\
\tau v_t - \Delta v &= u - \frac{1}{|\Omega|}\int_\Omega u \quad \text{in } \Omega \times (0, T) \\
\left(\frac{\partial u}{\partial \nu} - u\frac{\partial v}{\partial \nu}, \frac{\partial v}{\partial \nu}\right)\bigg|_{\partial \Omega} &= 0, \quad \int_\Omega v = 0
\end{aligned} \qquad (7.135)$$

を考えよう.(7.135) は,もともと走化性モデリングでも導入され,**フルシステム**と呼ばれていたものである.わずかな拡張ではあるが,このときスモルコフスキー・ポアソン系の基本要素であった遠隔作用の原理が壊れ,より生物学的な要因が現れてくる.同時にこの系を分析することで,放物型・楕円型連立

7.6 場と粒子の双対性

粒子密度   **場のポテンシャル**

Smoluchowski   ⟷双対性⟷   **Poisson**

$u_t = \nabla \cdot (\nabla u - u\nabla v)$ in $\Omega \times (0,T)$

$\dfrac{\partial u}{\partial \nu} - u\dfrac{\partial v}{\partial \nu} = 0$ on $\partial\Omega \times (0,T)$

$-\Delta v = u - \dfrac{1}{|\Omega|}\int_\Omega u, \left.\dfrac{\partial v}{\partial \nu}\right|_{\partial\Omega} = 0$

$\int_\Omega v = 0$

$\Leftrightarrow v = G * u = \int_\Omega G(\cdot,\ x')u(x')dx'$

自由エネルギー   **場の汎関数**

$\mathcal{F}(u) = \displaystyle\int_\Omega u(\log u - 1) - \dfrac{1}{2}\langle(-\Delta)^{-1}u, u\rangle$

$u = u(x) > 0, \quad \|u\|_1 = \lambda$

$\mathcal{J}_\lambda(v) = \dfrac{1}{2}\|\nabla v\|_2^2 - \log\left(\displaystyle\int_\Omega e^v\right) + \lambda(\log\lambda - 1)$

$v = v(x) \in H^1(\Omega), \quad \displaystyle\int_\Omega v = 0$

半定常状態 ⇩ $v = (-\Delta)^{-1}u,\ u = \dfrac{\lambda e^v}{\int_\Omega e^v}$

図 **7.5** 場と粒子の双対性

系に埋もれていた，もう1つの構造を明確にすることができる．それが**場と粒子の双対性**である．非平衡熱力学，生態系，細胞動態などの他のモデルにも存在する構造で，新しい解析方法として非線形偏微分方程式研究で使われ始めている[23]（図 7.5）．

(7.135) でも全質量保存 (7.51) がスモルコフスキー部分から導出される．実際，解の正値性に注意し，この部分を (7.56) のように書けば (7.57) が得られる．

自由エネルギー減少については，今回はポアソン部分が放物型に変更になっているので，(7.57) の左辺を

$$\frac{d}{dt}\int_\Omega u(\log u - 1) - uv\ dx + \int_\Omega uv_t$$

のように書く．すると

$$\int_\Omega u = \lambda, \quad \int_\Omega v = 0 \tag{7.136}$$

より

$$\int_\Omega uv_t = \left\langle \tau v_t - \Delta v + \frac{1}{|\Omega|}\int_\Omega u, v_t\right\rangle = \tau\|v_t\|_2^2 + (\nabla v, \nabla v_t)$$

---

[23] 詳細は T. Suzuki [25].

$$= \tau \|v_t\|_2^2 + \frac{1}{2}\frac{d}{dt}\|\nabla v\|_2^2 \tag{7.137}$$

となる．まとめると

$$\frac{d}{dt}\int_\Omega u(\log u - 1) + \frac{1}{2}|\nabla v|^2 - uv \, dx$$
$$= -\tau\|v_t\|^2 - \int_\Omega u|\nabla(\log u - v)|^2 \le 0 \tag{7.138}$$

が得られる．

(7.135) の定常解には**トーランド双対**という双対性があり，そこでは

$$L(u,v) = \int_\Omega u(\log u - 1) + \frac{1}{2}\|\nabla v\|_2^2 - \langle v, u\rangle \tag{7.139}$$

はラグランジュアンと呼ばれている[24]．この双対性はゲーム理論の枠組みで提出されているが，非定常モデル (7.135) は汎関数 (7.139) を用いたモデル (B) - モデル (A) の連立系であることがわかる．

実際，$L(u,v)$ の定義域を

$$0 < u \in L^1(\Omega), \quad v \in H^1(\Omega), \int_\Omega v = 0 \tag{7.140}$$

と考えると，(7.135) は

$$u_t = \nabla \cdot u\nabla L_u(u,v), \quad \tau v_t = -L_v(u,v) \quad \text{in } \Omega \times (0, T)$$
$$u\frac{\partial}{\partial \nu}L_u(u,v)\Big|_{\partial\Omega} = 0 \tag{7.141}$$

と同値になる．(7.141) から，関係 (7.51), (7.138) が導出されるのは見やすい．

$$\frac{d}{dt}\int_\Omega u = \int_{\partial\Omega} \nu \cdot u\nabla L_u(u,v) = 0$$
$$\frac{d}{dt}L(u,v) = \int_\Omega L_u(u,v)u_t + L_v(u,v)v_t \, dx$$

---

[24] J.F. Toland, J. Math. Anal. Appl., **66** (1978), pp.399-415., Arch. Rational Mech. Anal., **71** (1979), pp.41-61.

7.6 場と粒子の双対性

$$= -\int_\Omega u|\nabla L_u(u,v)|^2 + \tau v_t^2 \, dx \le 0$$

一方,定常問題は (7.48) のそれと同等で,u, v それぞれで定式化できる.u については (7.60)-(7.61),すなわち

$$u > 0, \quad \log u - (-\Delta)^{-1} u = 定数, \quad \int_\Omega u = \lambda \qquad (7.142)$$

であり,v については (7.63) である.これらは点渦の平均場方程式と同等で,その由来からどちらにも自然な変分構造が入る.実際,(7.142) は汎関数

$$\mathcal{F}(u) = \int_\Omega u(\log u - 1) - \frac{1}{2}\langle (-\Delta)^{-1} u, u \rangle$$
$$u = u(x) > 0, \quad \|u\|_1 = \lambda \qquad (7.143)$$

また (7.63) は汎関数

$$\mathcal{J}_\lambda(v) = \frac{1}{2}\|\nabla v\|_2^2 - \lambda \log\left(\int_\Omega e^v\right) + \lambda(\log \lambda - 1)$$
$$v = v(x) \in H^1(\Omega), \quad \int_\Omega v = 0 \qquad (7.144)$$

のオイラー・ラグランジュ方程式である.

u(粒子)v(場)に関するこれらの汎関数と,ラグランジュアン $L(u,v)$ との関係を見るために,(7.135) の定常状態において成り立つ関係 (7.53), (7.62) を使う.すなわち u, v は定常状態においては次のようにリンクしている.

$$v = (-\Delta)^{-1} u, \quad u = \frac{\lambda e^v}{\int_\Omega e^v} \qquad (7.145)$$

(7.145) の第 1,第 2 式はそれぞれ (7.135) の第 2,第 1 式が定常状態にあることを示しているので,このような状態を**半定常状態**と呼ぶ.スモルコフスキー・ポアソン方程式 (7.48) は,フルシステム (7.135) において場の変数 v が定常的な半定常状態と見なすことができるのである.

(7.145) に注意し，ラグランジュ関数のそれぞれの成分を半定常状態に凍結すると，定義域 (7.140) に属する任意の (u,v) に対して次が得られる:

$$L(u,v) \geq L(u,v)|_{v=(-\Delta)^{-1}u} = \mathcal{F}(u)$$
$$L(u,v) \geq L(u,v)|_{u=\frac{\lambda e^v}{\int_\Omega e^v}} = \mathcal{J}_\lambda(v) \qquad (7.146)$$

(7.146) の2つの等式をアンフォールディング，2つの不等式をミニマリティという．非平衡熱力学のモデルでは，片側の成分についてのみ類似の等式，不等式が成立することも多く，その場合をまとめて**セミアンフォールディング・ミニマリティ**という[25]．

いくつかあるモデルのなかで，ここでは**質量保存反応拡散系**を取り上げる．この一般形は $f(u,v)$ を反応項として

$$u_t = D\Delta u + f(u,v), \quad \tau v_t = \Delta v - f(u,v) \qquad \text{in } \Omega \times (0,T) \qquad (7.147)$$

で表され，通常はノイマン境界条件

$$\left.\frac{\partial}{\partial \nu}(u,v)\right|_{\partial \Omega} = 0 \qquad (7.148)$$

を考え，それに初期条件を与える

$$(u,v)|_{t=0} = (u_0(x), v_0(x)) \geq 0 \quad \text{in } \Omega \qquad (7.149)$$

緩和時間 $\tau > 0$ と異なる拡散係数の下で，**全質量保存**

$$\frac{d}{dt}\int_\Omega u + \tau v \, dx = 0 \qquad (7.150)$$

が成り立っていることは (7.147)-(7.148) の著しい特徴である．

このモデルが使われた例として**細胞極性** (polarity) に関連する研究がある．そこでは細胞内分子が細胞膜に近いところに来ると反応性が活性化し，拡散が遅くなることに注目する[26]．もともとは細胞内の3種の分子，Rac, Cdc42,

---

[25] T. Suzuki [25].

[26] M. Otsuji et. al., PLos Comp. Biol., **3** (2007), e108.

7.6 場と粒子の双対性

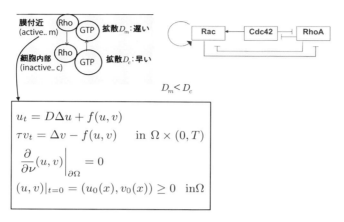

図 **7.6** 細胞極性

RhoA の相互作用を扱うもので，これらの相互作用は質量作用の法則とミカエリス・メンテンの式で記述される．通例に従ってここに拡散項を入れるのであるが，細胞内の環境によって拡散係数が異なるとして 6 連立の反応拡散方程式を導入する．(7.147)-(7.149) は，これを 1 種 2 相に縮約し，相互作用 $f(u,v)$ は，より概念的なものに変更したものとして導出されたものである．そこでは 3 種類のモデル

$$f(u,v) = -\frac{au}{u^2+b} + v$$

$$f(u,v) = -a_1\left[\frac{u+v}{\{a_2(u+v)+1\}^2} - v\right]$$

$$f(u,v) = a_1(u+v)[(\alpha u+v)(u+v) - a_2] \qquad (7.151)$$

が提案されている（図 7.6）．

本書では第 1 のモデルを取り上げる．また相転移に関する古典的な**フィックス・カジナルプモデル**との関係を論ずるため，一般化して

$$f(u,v) = h(u) + kv$$

を考える[27]．ただし $h = h(u)$ は滑らかな関数，k は正定数である．

---

[27] Y. Morita and T. Ogawa, Nonlinearity, **23** (2010), pp.1387-1411., Y. Morita, J. Appl. Anal. Comp., **2** (2012), pp.57-71 でも取り上げられている．

$$u_t = D\Delta u + h(u) + kv, \quad \left.\frac{\partial u}{\partial \nu}\right|_{\partial\Omega} = 0, \quad u|_{t=0} = u_0(x)$$

$$\tau v_t = \Delta v - h(u) - kv, \quad \left.\frac{\partial v}{\partial \nu}\right|_{\partial\Omega} = 0, \quad v|_{t=0} = v_0(x) \quad (7.152)$$

最初に変数

$$w = Du + v, \quad g(u) = h(u) - kDu, \quad \xi = 1 - \tau D$$

を用いて (7.152) を

$$u_t = D\Delta u + g(u) + kw, \quad \left.\frac{\partial u}{\partial \nu}\right|_{\partial\Omega} = 0, \quad u|_{t=0} = u_0(x) \geq 0$$

$$\tau w_t + \xi u_t = \Delta w, \quad \left.\frac{\partial w}{\partial \nu}\right|_{\partial\Omega} = 0, \quad w|_{t=0} = w_0(x) \quad (7.153)$$

のように書き直す.以下 $\xi = 1 - \tau D > 0$ の場合を考える.(7.153) で $g(u) = u - u^3$ の場合がフィックス・カジナルプモデルで,そこでは w が絶対温度,u が相の状態を表すオーダーパラメータの役割を果たしている.

全質量保存 (7.150) を (u, w) 変数で書くと

$$\frac{d}{dt}\int_\Omega \tau w + \xi u \, dx = 0$$

となるので,以下

$$\int_\Omega \tau w + \xi u \, dx = \lambda \quad (7.154)$$

とおく.(7.153) はリヤプノフ関数ももつ.実際第 1 式に u_t,第 2 式に w を掛けて積分すると

$$G(u) = \int_0^u g(u)du$$

と L^2 内積 $(\ ,\ )$ を用いて

$$\|u_t\|_2^2 + \frac{d}{dt}\int_\Omega \frac{D}{2}|\nabla u|^2 - G(u) \, dx = k(w, u_t)$$

$$\frac{\tau}{2}\frac{d}{dt}\|w\|_2^2 + \|\nabla w\|_2^2 + \xi(u_t, w) = 0$$

7.6 場と粒子の双対性

となり，これより

$$\xi \|u_t\|_2^2 + \xi \frac{d}{dt} \int_\Omega \frac{D}{2}|\nabla u|^2 - G(u) \ dx + \frac{\tau k}{2}\frac{d}{dt}\|w\|_2^2 + k\|\nabla w\|_2^2 = 0$$

が得られる．これは

$$L(u,w) = \int_\Omega \frac{D}{2}|\nabla u|^2 - G(u) + \frac{\tau k}{2\xi}w^2 \ dx \qquad (7.155)$$

に対して

$$\frac{d}{dt}L(u,w) = -\|u_t\|_2^2 - \frac{k}{\xi}\|\nabla w\|_2^2 \le 0 \qquad (7.156)$$

を意味する．

もとのモデル

$$h(u) = -\frac{au}{u^2+b}$$

は弱い非線形性で，リヤプノフ関数 (7.155) の $G(u)$ では $g(u)$ の 1 次の項 $-kDu$ が $h(u)$ に比べて支配的となり，解のアプリオリ評価が得られて軌道は時間大域的でコンパクトになる：

$$\sup_{t \ge 0} \|u(\cdot,t), v(\cdot,t)\|_\infty < +\infty$$

このとき一般論から軌道の ω **極限集合**

$$\omega(u_0, v_0) = \left\{ (u_*, v_*) \in C^2(\overline{\Omega})^2 \Big| \exists t_k \uparrow +\infty, \right.$$
$$\left. \lim_{k \to \infty} \|u(\cdot,t_k) - u_*, v(\cdot,t_k) - v_*\|_{C^2} = 0 \right\}$$

は空でない，コンパクト連結集合で (7.153) の定める力学系で不変で，$L(u,w)$ の値も一定である．

特に各 $(u_*, v_*) \in \omega(u_0, v_0)$ を初期値とした (7.153) の解においては (7.155) の右辺はゼロ，すなわち $u_t = 0$ かつ $w = \overline{w} \in \mathbf{R}$ とした方程式が成り立っている．この定数 $\overline{w}$ は (7.154) で決まるので

$$\overline{w} = \frac{1}{\tau|\Omega|}\left(\lambda - \xi \int_\Omega u\right) \qquad (7.157)$$

従って

$$-D\Delta u = g(u) + \frac{k}{\tau|\Omega|}\left(\lambda - \xi\int_\Omega u\right), \quad \left.\frac{\partial u}{\partial \nu}\right|_\Omega = 0 \qquad (7.158)$$

が得られる．

(7.158) は変分構造をもち，汎関数

$$J_\lambda(u) = \int_\Omega \frac{D}{2}|\nabla u|^2 - G(u) - \frac{k\lambda}{\tau|\Omega|}u\ dx + \frac{k\xi}{2\tau|\Omega|}\left(\int_\Omega u\right)^2$$
$$u \in H^1(\Omega) \qquad (7.159)$$

のオイラー・ラグランジュ方程式に他ならない．さらに (7.155), (7.157), (7.159) の間には次のセミアンフォールディング・ミニマリティが成立していることも確認できる．

$$L|_{w=\frac{1}{\tau|\Omega|}(\lambda-\xi\int_\Omega u)} = J_\lambda(u) + \frac{k\lambda^2}{2\xi|\Omega|\tau}$$
$$L(u,w) \geq L(u,\overline{w}), \quad \overline{w} = \frac{1}{|\Omega|\tau}\left(\lambda - \xi\int_\Omega u\right) \qquad (7.160)$$

半双対変分とでもいうべきこの構造は，定常解の力学的な役割を明確にする[28]．例えば $G(u)$ が実解析的であることを使うと，J_λ の極小関数 $u^* = u^*(x) \in H^1(\Omega)$ はすべて力学的に漸近安定であり，任意の $\varepsilon > 0$ に対して $\delta > 0$ が存在して

$$\|u_0 - u^*, v_0 - v^*\|_{H^1} < \delta, \quad \int_\Omega u_0 + \tau v_0\ dx = \lambda$$

であれば

$$\sup_{t\in[0,T)} \|u(\cdot,t) - u^*\|_{H^1} < \varepsilon.$$

を満たすことがわかる．この性質から $\overline{w}$ の漸近安定性も得られる．これらの結果は，大域的に安定なチューリングパターンが出現することを保証する．

---

[28] T. Suzuki and T. Tasaki, Nonlinearity, **23** (2010), pp.2623-2656.

反応拡散系の変分構造は最近になって注目されるようになった．発生に関するギーラー・マインハルト方程式のあるものや，神経信号伝達に関するフィッツフー・南雲方程式では**クーン・タッカー双対**があり，別のギーラー・マインハルト方程式や**ロッカ・ボルテラ方程式**では**ハミルトン双対**があることが知られている．3 成分以上についても研究が進んでいるが本書では触れない[29]．

問題 7.29 (7.136) を用いて (7.137) を導け．

問題 7.30 汎関数 (7.139) を (7.140) 上で考えてその第 1 変分 $L_u(u,v)$, $L_v(u,v)$ を計算し，(7.135) が (7.141) で表されることを示せ．

問題 7.31 (7.142), (7.63) はそれぞれ (7.143), (7.144) のオイラー・ラグランジュ方程式であることを示せ．

問題 7.32 アンフォールディング・ミニマリティ (7.146) を示せ．

問題 7.33 (7.151) の第 1, 第 2 の場合について，(7.147), (7.148), (7.149) の解の正値性が成り立っていることを示せ．

問題 7.34 (7.158) は汎関数 (7.159) のオイラー・ラグランジュ方程式であることを示せ．

問題 7.35 セミアンフォールディング・ミニマリティ (7.160) を示せ．

問題 7.36 $z = \tau w + \xi u$ とおいてリヤプノフ関数 (7.155) を (u,z) の汎関数と見ると，(7.153) は (u,w) のモデル (A)-モデル (B) 連立系

$$u_t = -L_u, \quad \frac{k}{\xi} z_t = \Delta L_z, \quad \left.\frac{\partial}{\partial \nu} L_z \right|_{\partial \Omega} = 0$$

であることを確認せよ．

---

[29] 鈴木貴・大塚浩史 [29].

参考文献

[1] W. Alt, M. Chaplain, M. Griebel, and J. Lenz (ed.), *"Polymer and Cell Dynamics - Multiscale Modeling and Numerical Simulations"*, Birkhäuser, Basel, 2003.

[2] H. Brezis, *"Analyse Fonctionnelle - Théory et Application"*, Masson, Paris, 1983.

[3] R. Courant and D. Hilbert, *"Methods of Mathematical Physics"*, Interscience Publishers, New York, 1961.

[4] G.B. Folland, *"Real Analysis - Modern Techniques and Their Applications"*, Wiley, New York, 1984.

[5] 藤田宏, 『関数解析』, 岩波書店, 東京, 2007.

[6] H. Fujita, N. Saito, and T. Suzuki, *"Operator Theory and Numerical Methods"*, Elsevier, Amsterdam, 2001.

[7] P.R. Garabedian, *"Partial Differential Equations"*, Chelsea, New York, 1964.

[8] D. Gilbarg and N.S. Trudinger, *"Elliptic Partial Differential Equations of Second Order"*, Springer, Berlin, 1983.

[9] V. Girault and P.-R. Raviart, *"Finite Element Approximation Methods for Navier Stokes Equations"*, Springer, Berlin, 1986.

[10] D. Henry, *"Geometric Theory of Semilinear Parabolic Equations"*, Lecture Notes in Math. **840** Springer-Verlag, Berlin, 1981.

[11] B. Hoffman, *"Ill-posedness and regularization of inverse problems - a review of mathematical methods"*, In; *"The Inverse Problem"* (H. Lübbig, ed.), Akademie Verlag, Berlin, 1995.

[12] C.E. Kenig, *"Harmonic Analysis Techniques for Second Order Elliptic Boundary Value Problems"*, Amer. Math. Soc. Rhode Island, 1994.

[13] O.A. Ladyženskaja, V.A. Solonikov, N.N. Ural'ceva, *"Linear and Quasilinear Equations of Parabolic Type"*, Amer. Math. Soc. Providence, R.I. 1968.

[14] J.L. Lions, *"Quelques Méthods de Résolution de Problémes aux Limites Non Linéaires"*, Dunot Gauthier Villars, Paris, 1969.

[15] 溝畑茂, 『偏微分方程式』, 岩波書店, 東京, 1965.

[16] A. Okubo and S.A. Levin, *"Diffusion and Ecological Problems: Modern Per-*

- [ ] *spectives"*, second edition, Springer Verlag, New York, 2001.
- [17] L. Preziosi (ed.), *"Cancer Modeling and Simulation"*, Chapmann and Hall/CRC, Boca Raton, 2003.
- [18] M.H. Protter and H.F. Weinberger, *"Maximum Principles in Differential Equations"*, Springer Verlag, New York, 1984.
- [19] F. Rothe, *"Global Solutions of Reaction-Diffusion Systems"*, Lecture Notes in Math. **1072** Springer-Verlag, Berlin 1984.
- [20] W. Rudin, *"Real and Complex Analysis"*, third edition, McGraw-Hill, New York, 1987.
- [21] S.O. Silvey, *"Statistical Inference"*, Chapman and Hall, London, 1978.
- [22] B.I. スミルノフ,『スミルノフ高等数学教程』, IV巻第4章2節, 共立出版, 東京, 1962.
- [23] G. ストラング,『線形代数とその応用』, 産業図書, 東京, 1978.
- [24] T. Suzuki, *"Free Energy and Self-Interacting Particles"*, Birkhäuser, Boston, 2005.
- [25] T. Suzuki, *"Mean Field Theories and Dual Variation"*, Atlantis Press, Amsterdam-Paris, 2008.
- [26] T. Suzuki, *"Methods of Mathematical Cell Biology"*, preprint.
- [27] T. Suzuki and T. Senba, *"Applied Analysis - Mathematical Methods in Natural Science"*, 2nd edition, Imperial College Press, London, 2011.
- [28] 鈴木貴, 上岡友紀,『偏微分方程式講義 - 半線形楕円型方程式入門』, 培風館, 東京, 2005.
- [29] 鈴木貴, 大塚浩史,『楕円型方程式と近平衡力学系』, 上「循環するハミルトニアン」下「自己組織化のポテンシャル」, 朝倉書店, 東京, 近刊.
- [30] H. Tanabe, *"Functional Analytic Methods for Differential Equations"*, Dekker, New York, 1997.
- [31] 田中博(編著),『先制医療と創薬のための疾患システムバイオロジー, オミックス医療からシステム分子医学へ』, 培風館, 東京, 2012.
- [32] 田中博, 岡部政之, 鈴木貴,『逆問題』, 岩波書店, 東京, 1993.
- [33] 堤正義,『逆問題 - 理論および数理科学への応用』, 朝倉書店, 東京, 2012.
- [34] 八木厚志,『放物型発展方程式とその応用』, 岩波書店, 東京, 2011.

参考論文

【第 1 章】

2) P. D. Lax and P. S. Phillips,*"The Paley-Wiener theorem for the Radon tranceform"*, Comm. Pure Appl. Math., **23** (1970), pp.409-424.
4) 清水英男," 正常肝と肝細胞癌の類洞の立体構造", Medical Imaging Technology, **15** (1997), pp.597-602.
5) Auto-Patho, 中根和昭他," 位相幾何学的手法に基づくアルゴリズムによる癌病変細組織部抽出法の開発", 日本応用数理学会誌, **22** (2012), pp.97-108.

【第 2 章】

1) J. Clarke," 超高感度, 超伝導量子干渉計—脳の微弱磁場と重力波をも捉える", パリティ, **1**–09 (1986), pp.16-29.
2) ・D. B. Geselowitz,*"On Bioelectric Potentials in an Inhomogeneous Volume Conductor"*, Biophys. J., **7** (1967), pp.1-11.
   ・D. B. Geselowitz,*"On the magnetic field generated outside an inhomogeneous volume conductior by internal current sources"*, IEEE Trans. Magn. MAG, **6** (1970), pp.346-347.
7) A. Kubo and T. Suzuki, *"Study on the integral equation arising in electroencephalography"*, Adv. Math. Sci. Appl., **13** (2003), pp.273-285.
23) H. Okamoto,*"Applications of the Fourier transform to the boundary element method"*, J. Fac. Sci. Univ. Tokyo, Sec. IA, **35** (1988), pp.345-362.
32) A. Kubo and T. Suzuki,*"Math normalization of collapses in the theory of self-interacting particles"*, Adv. Math. Sci. Appl., **13** (2003), pp.611-623.
40) T. Kobayashi,T. Suzuki,and K. Watanabe,*"Interface regularity for Maxwell and Stokes systems"*, Osaka J. Math., **40** (2003), pp.925-943.
   ・T. Kobayashi,T. Suzuki,and K. Watanabe,*"Interface vanishing for solutions to Maxwell and Stokes systems"*, J. Math. Fluid Mech., **8** (2006), pp.382-397.
41) F. Grynszpan and D. B. Geselowitz,*"Model studies of the magnetocardiogram"*, Biophys. J., **13** (1973), pp.911-925.

【第3章】

2) J. Sarvas,*"Basic mathematical and electromagnetic concepts of the biomagnetic inverse problem"*, Phys. Med. Biol., **32** (1987), pp.11-22.

3) J. C. Mosher and R. M. Leahy,*"Recursive MUSIC: a framework for EEG and MEG source localization"*, IEEE Trans. Biomed. Eng., **45** (1998), pp.1342-1354.

4) H. Kato et. al.,*"The Imageing of a Magnetic Source"*, Biological Imaging and Sensing, Springer, Berlin, 2004, pp.117-204.

8) T. Iga and T. Suzuki,*"Clustering applied to the acoustic source localization"*, Comp. Math. Appl., **52** (2006), pp.671-676.

12) T. Suzuki,*"Parallel optimization applied to magenetoencephalograpy"*, J. Comp. Appl. Math., **183** (2005), pp.177-190.

13) 佐藤真," 脊髄誘発磁場分析における磁場源の考察 (応用)", 日本応用数理学会論文誌, **20** (2010), pp.265-288.

【第4章】

2) H. Sato et. al.,*"A matrix metalloproteinase expressed on the surface of invasive tumour cells"*, Nature, **370** (1994), pp.61-65.

3) D. Hoshino et. al.,*"Establishment and validation of computational model for MT1-MMP dependent ECM degradation and intervention strategies"*, PLoS Comp. Biol., **8**(4) (2012), e1002479.

4) · A. Watanabe et. al,*"Critical Role of transient Activity of MT1-MMP for ECM Degradation in Invadopodia"*, PLoS Comp. Biol., **9** (5) (2013), e1003086.

· T. Saitou et. al.,*"Control and inhibition analysis of complex formation processes. Theor Biol Med Model "*, Theo. Biol. Medical Model., **9**:33 (2012).

【第5章】

1) T. Saitou et. al.,*"Mathematical modeling of invadopodia formation"*, J. Theor. Biol., **298** (2012), pp.138-146.

2) E. F. Keller and L. A. Segel,*"Initiation of Slime Mold Aggregation Viewed as an Instability"*, J. Theor. Biol.,**26** (1970), pp.399-415.

3) H. G. Othmer and A. Stevens,*"Aggregation, blowup, and collapse: the ABC's of taxis in reinforced random walks"*, SIAM J. Appl. Math.,**57** (1997), pp.1044-1081.

8) T. Suzuki and R. Takahashi,*"Global in time solution to a class of tumor growth systems"*, Adv. Math. Sci. Appl., **19** (2009), pp.503-524.

10) Y. Yang, H. Chen, and W. Liu,*"On existence of global solutions and blow-up to a system of reaction-diffusion equations modelling chemotaxis"*, SIAM J.

Math. Anal., **33** (1997), pp.763-785.

11) A. R. A. Anderson and M. A. J. Chaplain,*"Continuous and discrete mathematical models of tumor-induced angiogenesis"*, Bull. Math. Biol., **60** (1998), pp.857-899.

14) · H. A. Levine and B. D. Sleeman,*"A system of reaction diffusion equations arising in the theory of reinforced random walks"*, SIAM J. Appl. Math., **57** (1997), pp.683-730.

· A. Friedman and J. I. Tello,*"Stability of solutions of chemotaxis equations in reinforced random walks"*, J. Math. Anal. Appl.,**272** (2002), pp.138-163.

· A. Kubo and T. Suzuki,*"Asymptotic behavior of the solution to a parabolic-ODE system modeling tumour growth"*, Differential Integral Equatioins, **17** (2004), pp.721-736.

【第6章】

3) K. Ichikawa, M. Rouzimaimaiti, and T.Suzuki,*"Reaction diffusion equation with non-local term arises as a mean field limit of the master equation"*, Discrete and Continuous Dynamical Systems, **S5**-1 (2012), pp.105-126.

5) H. G. Othmer, S. R. Dumber, and W. Alt,*"Models of dispersal in biological systems"*, J. Math. Biol., **26** (1988), pp.263-298.

9) K. Ichikawa,T. Suzuki, and N. Murata,*"Stochastic simulation of biological reactions, and its applications for studying actin polymerization"*, Phys. Biol., **7** (2010), 046010.

10) N. I. Kavallaris, and T. Suzuki,*"Non-local reaction-diffusion system involved by reaction radius "*, IMA J. Appl. Math., 2012.

14) ·H. Hoshino and Y. Yamada,*"Asymptotic behavior of global solutions for some reaction-diffusion systems"*, Nonlinear Anal., **23** (1994), pp.639-650.

·H. Hoshino and S. Kawashima,*"Asymptotic equivalence of a reaction-diffusion system to the corresponding system of ordinary differential equations"*, Math. Model. Meth. Appl. Sci., **5**(1995), pp.813-834.

· H. Hoshino and S. Kawashima,*"Exponentially decaying component of a global solution to a reaction-diffusion system"*, Math. Model. Meth. Appl. Sci., **8**(1998), pp.897-904.

15) L. C. Evans,*"A convergence theorem for a chemical diffusion-reaction system"*, Houston J. Math.,**6** (1980), pp.259-267.

16) J. R. Cannon and C. D. Hill,*"On the movement of a chemical reaction interface"*, Indiana Univ. Math. J.,**20** (1970), pp.429-454.

17) Y. Tonegawa,*"On the regularity of a chemical reaction interface"*, Partial Differential Equations, **23** (1998), pp.1181-1207.

18) N. Kavallaris and T. Suzuki,"*Non-local reactiondiffusion system involving reaction radius II:rate of convergence*", IMA J. Appl. Math., 2012, pp.1-19.
20) ・H. Hoshino and Y. Yamada,"*Solvability and Smoothing Effect for Semilinear Parabolic Equations*", Funkcialaj Ekvacioj, **34** (1991), pp.475-494.
・K. Masuda,"*On the global existence and asymptotic behavior of solutions of reaction-diffusion equations*", Hokkaido Math. J., **12** (1983), pp.360-370. 補題 8.

【第7章】

2) V. Nanjundiah,"*Chemotaxis,signal relaying and aggregation morphology*", J. Theor. Biol., **42** (1973), pp.63-105.
3) ・S. Childress and J. K. Percus,"*Nonlinear aspects of chemotaxis*", Math. Biosci., **56** (1981), pp.217-237.
・T. Nagai,"*Blow-up of radially symmetric solutions to a chemotaxis system*", Adv. Math.Sci. Appl.,**5**(1995), pp.581-601.
4) W. Jäger and S. Luckhaus,"*On explosions of solutions to a system of partial differential equations modelling chemotaxis*", Trans. Amer. Math. Soc., **329** (1992), pp.819-824.
5) ・E. Caglioti, P. -L. Lions, C. Marchioro, and M. Pulvirenti,"*A Special Class of Stationary Flows for Two-Dimensional Euler Equations:A Statistical Mechanics Description*", Comm. Math. Phys., **143**(1992), pp.501-525.
・E. Caglioti,P. -L. Lions, C. Marchioro, and M. Pulvirenti,"*A Special Class of Stationary Flows for Two-Dimensional Euler Equations:A Statistical Mechanics Description.Part* ", Comm. Math. Phys., **174**(1995), pp.229-260.
6) ・B. I. halperin, P. C. Hohenberg, and S. -k. Ma,"*Renormalization-group methods for critical dynamics:I. Recursion relations and effects of energy conservation*", Phys. Rev., B **10**(1974), pp.139-153.
・P. C. Hohenberg and B. I. Halperin,"*Theory of dynamic critical phenomena*", Rev. Mod. Phys., **49** (1977) , pp.435-479.
7) C. Sire and P. -H. Chavanis,"*Thermodynamics and collapse of self-gravitating Brownian particles in D dimensions*", Phys. Rev., E **66** (2002), 046133.
11) T. Senba and T. Suzuki,"*Chemotactic collapse in a parabolic - elliptic system of mathematical biology*", Adv. Differential Equations, **6** (2001), pp.21-50.
12) ・T. Suzuki,"*Exclusion of boundary blowup for 2D chemotaxis system provided with Dirichlet boundary condition for the Poisson part*", J. Math. Pure Appl., **100** (2013), pp.347-367.
・T. Suzuki,"*Almost collapse mass quantization in 2D Smoluchowski-Poisson equation*", arXiv:1311.5679.

13) M. A. Herrero and J. J. L. Velázquez,*"Singularity patterns in a chemotaxis model"*, Math. Ann., **306** (1996), pp.583-623.

15) K. Nagasaki and T. Suzuki,*"Asymptotic analysis for two-dimensional elliptic eigenvalue problems with exponentially-dominated nonlinearities"*, Asymptotic Analysis, **3** (1990), pp.173-188.

18) E. E. Espejo, A. Stevens and J. J. L. Velázquez,*"Simultaneous finite time blow-up in a two-species model for chemotaxis"*, Analysis, **29** (2009), pp.317-338.

19) E. E. Espejo, A. Stevens and T. Suzuki,*"Simultaneous blowup and mass separation during collapse in an interacting system of chemotactic species"*, Differential and Integral Equations, **23** (2012), pp.251-288.

20) G. Wolansky,*"Multi-components chemotactic system in the absence of conflicts"*, Euro. J. Appl. Math., **13** (2002), pp.641-661.

22) E. Espejo, M. Kurokiba and T. Suzuki,*"Blowup threshold and collapse Mass Separation for a Drift-diffusion system in space-dimension two"*,Comm. Pure Appl. Anal., **12**(6) (2013), pp.2627-2644.

24) ・J. F. Toland,*"Duality in non-convex optimization"*, J. Math. Anal. Appl.,**66** (1978) , pp.399-415.

・J. F. Toland,*"A duality principle for non-convex optimiation and the calculus of variations"*, Rational Mech. Anal.,**71**(1979), pp.41-61.

26) M. Otsuji et. al.,*"A Mass Conserved Reaction–Diffusion System Captures Properties of Cell Polarity"*, PLos Comp. Biol., **3** (2007), e108.

27) ・Y. Morita and T. Ogawa,*"Stability and bifurcation of nonconstant solutions to a reaction-diffusion system with conservation of a mass Nonlinearity"*, Nonlinearity, **23** (2010), pp.1387-1411.

・Y. Morita,*"Spectrum comparison for a conserved reaction-diffusion system with a variational property"*, J. Appl. Anal. Comp., **2** (2012), pp.57-71.

28) T. Suzuki and T. Tasaki,*"Stationary solutions to a thermoelastic system on shape memory materials"*, Nonlinearity,**23** (2010), pp.2623-2656.

後書き

　日本応用数理学会に数理医学研究部会が設立されたのは 2004 年のことである．「数理医学」という言葉は，数学と医学を結んで継続してきた筆者らのささやかな研究に注目し，研究部会の設立を勧めていただいた大春慎之助先生による．従って，数理医学は我が国が発信する新しい学問分野のメッセージであり，その状況は今日も変わらない．

　数学と医学が結びつくためには，その間を結び翻訳する学問が必要である．診断や治療に関しては電気系・機械系の工学がある．理論生物学は感染症や免疫に関する予測で大きな役割を果たしてきた．データ科学と協働し，生化学・生物物理学が扱う生命機能の根幹に関わる数学が発展するのはこれからである．

　数理医学研究部会では毎年秋の応用数理学会年会，春の研究部会連合発表会で小さなセッションを組み，研究の進展と人材の育成を図ってきた．流体，弾性体，レーザーなど研究領域は少しずつ広がり，微分方程式に傾きがちな本書では紹介できなかった注目すべき研究も多数発表されている．

　筆者による講義録 [26] は数学寄りであるが，本書と題材が重なっているものが多く，読み比べて頂ければ理解が深まるであろう．また

日本応用数理学会 監修，『応用数理ハンドブック』，朝倉書店，東京，2013.

には「数理医学」の項があり，最新の研究成果が収録されている．

　本書では，これまで著者が著してきたいくつかの雑誌記事や論文も参考にした．それらは以下の通りである．

1. "病院で CT スキャンを受ける"，数学セミナー，日本評論社，東京，2000.05, pp.32-35.

2. "脳磁図分析-医学における逆問題", 数学の楽しみ, 日本評論社, 東京, 2007, pp.68-103.
3. "腫瘍形成に関わる細胞分子と数理：トップダウンモデリングとキーパスサーチ", 応用数理, **21** (2011), pp.50-54
4. "数理モデルの座標", 数理科学, サイエンス社, 東京, 2013.01, pp.75-79.

　数学は単なるツールではなく思想でもある．数理医学とは，医学に見合った数学を創始することに他ならない．そのためには最初から最後まですべてを自分で考え，その上で他者と共感しなければならない．

　例えば，ユークリッドの言う三角形はそこら辺にころがっている「三角形」ではない．この三角形が形而上的な三角形であるからこそ，平行線の公理からその内角の和が180°であることが導かれるのである．その意味合いは，現実の三角形を何億と調べてみても「そうらしい」としか言えないことと比較すれば明らかである．

　平行線の公理に動機付けられて，実際に現実の三角形を調べたのがガウスで，相対性理論に先立つ百年程前のことである．このとき創始したのが誤差論であることも良く知られている．何事も納得いくまで考え，思索だけには飽き足らず，その実証にも心を砕くスタイルは後世に大きな影響を与えた．

　数理科学は予測であり，純粋数学は証明である．応用数学の目的は，役に立つシステムを構築することである．

　医学は数学の対極にある．経験が重んじられ，何よりも事実を受け入れなければならない．果たして数理科学の予測は的中するであろうか．純粋数学は，安心で安全な医療の基礎になりうるであろうか．そして数理医学は応用数学となり得るであろうか．

　運命を見据えて，今本書を問う．

索　引

―――――― 英字 ――――――

CT（医学）　2, 3

DD モデル（生物学）　213

ECM　76, 78, 116
　――フラグメント（生物学）　118, 121
　――分解（生物学）　78, 107, 108, 117–122

EEG（医学）　14

EGF（生物学）　108, 118, 121, 128

EGFR（生物学）　108, 114, 121

EIT（医学）　2, 3

ENIDM　75

MEG（医学）　2, 14

MMP（生物学）　78, 108, 116

MMP2（生物学）　78–80

MRE（医学）　2, 3

MRI（医学）　2

MRI 画像（医学）　54, 55

MT1-MMP（生物学）　78, 79, 107

PET（医学）　2, 3

SPECT（医学）　3

SQUID（医学）　14, 15, 53, 55

TIMP2（生物学）　79

VEGF（生物学）　76

X 線 CT（医学）　2

―――――― あ行 ――――――

アインシュタインの公式（物理）　142, 144, 146, 151, 152, 158, 167

アクチン（生物学）　78, 107, 108, 123

アスコリ・アルツェラの定理（数学）　28, 171

アボガドロ数（化学）　164, 196

アレン・カーン方程式（物理学）　211

アンフォールディング（数学）　236

アンペールの法則（物理学）　16, 57

異常拡散（物理学）　158

位相幾何（数学）　9

1 重層ポテンシャル（数学）　17, 19, 32, 33, 39, 40, 48

運動量（物理学）　197

エネルギー法（数学）　130

エルゴード仮説（物理学）　199

エンタルピー（物理学）　193

エントロピー　130, 190–196, 201
　ボルツマン――（物理学）　197, 207

オイラー
　――数（数学）　10
　――の公式（数学）　10

オイラー・ラグランジュ方程式（数学）　60, 202, 235, 240, 241

応用的逆問題（数学）　2, 16

オーダーパラメータ（物理学）　209, 238

─────── か行 ───────

カーン・ヒリアード方程式（物理学）　211, 212
解析半群（数学）　185
開放系（物理学）　198
化学ポテンシャル（物理学）　194, 198, 209, 211, 212
拡散（物理学）　110, 112, 204
拡散方程式（数学）　139, 140, 142, 143, 157, 158
過剰決定系（数学）　58, 59, 61
カルノーサイクル（物理学）　191

キーパス（化学）　102, 103, 105, 106
キー分子（化学）　103, 105
ギーラー・マインハルト方程式（数学）　241
擬解（数学）　65
擬似可同定（数学）　61, 65
擬似逆元（数学）　66
基底膜（生物学）　76, 78
ギブス測度（物理学）　199, 200, 208
逆温度（物理学）　201
逆源探索（数学）　53, 59
逆問題（数学）　1, 16
境界要素法（数学）　18, 36, 55
局所コンパクト空間（数学）　217
局所最小（数学）　65

クーロン力（物理）　204
クラウジウス・デューヘムの不等式（数学）　192
グリーン関数（数学）　205, 206, 215, 228
グリーンの公式（数学）　9, 21–23, 35, 38, 43

ゲセロウィッツ
　─方程式（数学）　15, 17, 19, 21, 48, 50
　─理論（数学）　18
血管新生（生物学）　76, 128, 129, 131
血管内皮細胞増殖因子（生物学）　76
ケラー・シーゲルモデル（生物学）　111, 202
現象論的関係式（物理学）　203

勾配　110, 120, 121, 203, 204, 209
　─作用素（数学）　110
コーシー・アダマールの公式（数学）　36
コラプス（数学）　217–219, 222, 225, 226, 228–231
孤立系（物理学）　193, 198, 200, 207
コンパクト
　─空間（数学）　216
　─作用素（数学）　27, 29, 31, 36
　─性（数学）　27

─────── さ行 ───────

最小二乗
　─解（数学）　60, 63
　─近似（数学）　57
　─推定（数学）　54
　─問題（数学）　60
細胞外マトリックス（生物学）　76, 78
細胞診（医学）　8
細胞変形（生物学）　78, 107
作用反作用の法則（物理学）　179
散逸則（数学）　205
産生（生物学）　109
散乱理論（数学）　1

シグナル伝達（生物学）　107, 108
自己共役（数学）　205, 206
自己相似変換（数学）　217, 218, 229
二乗推定誤差（数学）　70
質量作用2倍則（化学）　82, 83, 85, 86, 90
質量作用の法則（化学）　81, 91, 165, 166
質量分離（数学）　222, 226, 227
質量保存則（化学）　81, 82, 109, 114, 122, 123
磁場源推定（物理学）　56
弱極限（数学）　221
自由エネルギー　190, 208, 209, 220, 228, 231, 232
　ギブスの─（物理学）　193
　ギンツブルグ・ランダウの─（物理学）　211
　─減衰（物理学）　219
　─散逸（物理学）　210

ヘルムホルツの—（物理学）　193, 194,
　　　205, 207, 210, 212
自由境界問題（数学）　175
重率因子（物理学）　199
受容体（生物学）　108, 114
腫瘍微小環境（生物学）　222
順問題（数学）　1, 3, 16–18, 54
小正準
　　—集団（物理学）　190, 198
　　—統計（物理学）　198, 199
状態方程式（物理学）　191, 194
状態量（物理学）　190, 191, 194, 208, 209
ジョセフソントンネリング（物理学）　15
浸潤　76, 107, 115–118
　　—初期浸潤過程（生物学）　76
　　—突起（生物学）　78, 107, 118, 163
　　—能（生物学）　76, 107

推定磁場源（数学）　54
スケール不変性（数学）　172, 215, 217, 218,
　　220
スターリングの公式（数学）　196
ストークスの積分公式（数学）　9
スペクトル理論（数学）　1
スモルコフスキー・ODE 系（化学）　113,
　　125, 204
スモルコフスキー・ポアソン
　　—系（物理学）　204, 205, 212, 217, 221,
　　232
　　—方程式（物理学）　202, 210, 215, 222,
　　235
スモルコフスキー方程式（数学）　139, 151
正準
　　—集団（物理学）　190, 198, 200, 205, 210
　　—測度（物理学）　200–202, 207, 208
セカンダリー流（生物学）　17, 55, 57
接着剝離（生物学）　78, 107
セミアンフォールディング・ミニマリティ
　　（数学）　236, 240
ゼロ流束条件（物理学）　112, 114, 117, 129
遷移確率（数学）　139
線形化安定性（数学）　209, 210, 212

走化性（生物学）　110–112, 116, 119, 203,
　　205, 215, 217, 222, 223, 230, 232
双極子（物理学）　54–57, 63
増殖（生物学）　109
増殖因子（生物学）　108
走触性（化学）　117, 118, 123
走性（物理学）　110
双対
　　—空間（数学）　20, 217
　　—作用素（数学）　32
　　性（数学）　232–234
　　トーランド—（数学）　234
　　ハミルトン—（数学）　241
　　—問題（数学）　29
相転移（物理学）　194, 209, 211, 237
相分離（物理学）　169, 174, 176, 194, 209,
　　211
相平面（数学）　197
相変数（数学）　197
層ポテンシャル（数学）　24
阻害剤（医学）　105
素過程（生物学）　81, 93, 95, 103, 164
粗視化（数学）　163
組織診断（医学）　8
ソボレフ空間（数学）　20

──────── た行 ────────

ターンオーバー（生物学）　105, 106
大正準
　　—集団（物理学）　190, 198
体積電流（生物学）　17
楕円型境界値問題（数学）　205
楕円型正則性定理（数学）　22
畳み込み（数学）　30, 219
断熱膨張（化学）　195, 196

知覚　204
　　—関数（生物学）　114, 117, 125, 203, 205
　　—係数（生物学）　117
　　—性（生物学）　113
　　—度（生物学）　114, 128

チャプラン・アンダーソンモデル（物理学）
　　115, 117, 118
超関数（数学）　20, 40, 42, 43
ティーチェの拡張定理（数学）　30
定常
　―解（物理学）　214, 220, 234, 240
　―状態（物理学）　190, 202, 207, 208, 210,
　　214, 220, 221, 235
　―問題（物理学）　235
ディリクレ
　―条件（数学）　212, 214, 229
　―問題（数学）　40
テーラー展開（数学）　146
デルタ関数（数学）　53, 215–218
転移（生物学）　76, 107
点過系（物理学）　208
転写（生物学）　108
電流双極子（物理学）　53, 54
電流素片分布法（物理学）　57, 58, 66, 71,
　　73, 74
統計的測度（物理学）　158, 198
等重率（物理学）　196, 198–200
同定問題（数学）　2
特異値分解（数学）　69
閉じた系（物理学）　198, 207
トップダウンモデリング（数学）　108, 109,
　　163, 164, 190
トップダウンモデル（数学）　232
トモグラフィー（医学）　2, 3

──────── な 行 ────────

内皮細胞（生物学）　76
内部エネルギー（物理学）　191, 193–195,
　　201
ナビエ・ストークス方程式（物理学）　215
2重層ポテンシャル（数学）　17, 21, 31, 33,
　　39, 40
ニュートン・ポテンシャル（数学）　5–8, 18,
　　22
ニュートン法（数学）　64, 66
ニューロン電流（生物学）　17

熱的重率因子（化学）　196
熱平衡（物理学）　194, 198, 200, 201
熱浴（物理学）　200
熱力学の第1法則（物理学）　191
ノイマン
　―級数（数学）　36
　―境界（数学）　236
　―条件（数学）　211, 226
　条件（数学）　214
　―問題（数学）　40
ノイマン境界条件（数学）　173
脳機能イメージング（医学）　13
脳磁図分析（医学）　13, 15, 53, 54, 56, 58,
　　59, 63, 65, 66, 69–71

──────── は 行 ────────

ハイパーパラボラ（数学）　219, 229
ハイブリッドシミュレーション（物理学）
　　163, 164
ハウスドルフ測度（数学）　70
爆発（数学）　213–216, 218–222, 224–227,
　　229, 231
バナッハ空間（数学）　217
ハミルトニアン（物理学）　198, 200, 201,
　　220
半群評価（数学）　185
半線形放物型方程式（数学）　214
半定常
　―状態（物理学）　235, 236
反応
　―確率（化学）　164, 166–168, 177
　―距離（化学）　164, 166–169, 172, 177
反応拡散方程式（数学）　169, 170, 172, 176
反応速度2倍則（化学）　85, 86, 90, 94
ビオ・サバールの公式（物理学）　40, 57
非線形スペクトル理論（数学）　220, 221
非退化極小点（数学）　62, 63
比熱（物理学）　195
微分同相写像（数学）　28
非平衡熱力学（物理学）　194, 205, 207, 208,
　　233, 236

病理診断（医学）　8
ヒルベルト空間（数学）　20
フィックス・カジルプモデル（数学）　237, 238
フーリエ変換（数学）　5, 6, 8, 20, 25, 31, 155, 161
フェンシェル・モローの定理（数学）　194
不確定性原理（数学）　197
不足決定系（数学）　59, 65, 66
フビニの定理（数学）　7, 35, 52, 184
プライマリー流（生物学）　17, 19, 21, 22, 53, 57, 58, 69
フラックス（物理）　103, 105
プランク定数（物理学）　197
プロパゲータ（数学）　123

平均場
　—極限（数学）　139–141, 144, 145, 152, 153, 158, 167–169, 172, 204, 205, 210, 213
　—理論（数学）　139
平均待ち時間（数学）　142–145, 152, 153, 157
平衡
　—状態（物理学）　190, 191, 194, 202, 207, 209
平行最適化　65, 68, 69, 74
　—approaching（数学）　69, 71, 73, 74
　—binding（数学）　70, 71, 73, 74
　—biting（数学）　71, 73
　—covering（数学）　71
　—freezing（数学）　70
　—freezing zone（数学）　71, 74, 75
　—melting（数学）　69–71, 73, 74
　—sparking（数学）　74
　—under-determined quantization（数学）　73, 74
　—クラスタ度（数学）　71
　—クラスタリング（数学）　69, 70, 74, 75
　—理論（数学）　67
平衡統計力学（物理学）　198
ベッチ数（数学）　10, 11

ヘルダー連続（数学）　22, 24, 26, 30, 32, 37, 46–48, 187
ヘルムホルツの分解定理（数学）　42, 51
ポアソン分布（数学）　156, 158, 166, 167
ポアソン方程式（数学）　204, 205, 207, 211
ポアンカレ・ワーティンガーの不等式（数学）　187
ボイル・シャルルの法則（化学）　194
ポテンシャル論（数学）　1
ボトムアップモデリング（数学）　190
ホモロジー（数学）　9
ボルツマン　196
　—エントロピー　197, 207
　—定数（化学）　196
　—定数（物理学）　207
　—の関係式（物理学）　201

——————— ま行 ———————

マクスウェル方程式（物理学）　16, 48, 50
マクロファージ（生物学）　222, 230
マスター方程式（数学）　139–146, 152, 153, 156, 158, 166, 167
マルチスケールモデル（物理学）　113
ミカエリス・メンテンの式（化学）　114, 202
ミッタグ・レフラー関数（数学）　159
ミニマリティ（数学）　236

無侵襲（医学）　13

メゾスケールモデリング（数学）　190

モリーの定理（数学）　185

——————— や行 ———————

ヤコビアン（数学）　28, 60, 66
優拡散方程式（数学）　161, 162
有限次元爆発（数学）　213

——————— ら行 ———————

ラグランジュアン（数学）　234, 235
ラグランジュ乗数原理（数学）　66

ラドン
　—測度（数学）　217
　—変換（数学）　2, 4, 5, 8
ラプラス変換（数学）　155
ランダムウォーク（物理学）　114

リース・シャウダーの定理（数学）　31, 34, 36, 37
リースの表現定理（数学）　25, 46
リーマン・リュービルの分数積分（数学）　159, 160
リガンド（生物学）　108, 114
理想気体（化学）　190, 191, 196, 197
リゾルベント評価（数学）　185
リプシッツ
　—領域（数学）　21, 22, 25, 43, 45, 47, 50
　—連続（数学）　25, 32, 39, 47
リャプノフ関数（数学）　129, 130, 209, 215, 238, 239, 241
流速（物理学）　109
臨界指数（数学）　214

ルジャンドル変換（数学）　194

劣拡散方程式（数学）　160

ロッカ・ボルテラ方程式（生物学）　241

著者略歴

鈴木 貴(すずき たかし)

1953年　長野県生まれ
1977年　東京大学大学院理学系研究科数学専攻修士課程修了
現　在　大阪大学大学院基礎工学研究科教授，理学博士

共立講座 数学の輝き1
数理医学入門
(*Introduction to Mathematical Medicine*)

2015年5月25日　初版1刷発行

検印廃止
NDC 410, 490
ISBN 978-4-320-11195-0

著　者　鈴木　　貴　© 2015
発行者　南條　光章
発行所　共立出版株式会社
　　　　〒112-0006
　　　　東京都文京区小日向4-6-19
　　　　電話番号　03-3947-2511（代表）
　　　　振替口座　00110-2-57035

共立出版㈱ホームページ
http://www.kyoritsu-pub.co.jp/

印　刷　啓文堂
製　本　ブロケード

一般社団法人
自然科学書協会
会員
Printed in Japan

JCOPY ＜出版者著作権管理機構委託出版物＞
本書の無断複製は著作権法上での例外を除き禁じられています．複製される場合は，そのつど事前に，出版者著作権管理機構（TEL：03-3513-6969，FAX：03-3513-6979，e-mail：info@jcopy.or.jp）の許諾を得てください．

「数学探検」「数学の魅力」「数学の輝き」の3部からなる数学講座

共立講座 数学探検 全18巻

新井仁之・小林俊行・斎藤 毅・吉田朋広 編

数学に興味はあっても基礎知識を積み上げていくのは重荷に感じられるでしょうか? この「数学探検」では、そんな方にも数学の世界を発見できるよう、大学での数学の従来のカリキュラムにはとらわれず予備知識が少なくても到達できる数学のおもしろいテーマを沢山とりあげました。本格的に数学を勉強したい方には、基礎知識をしっかりと学ぶための本も用意しました。本格的な数学特有の考え方、ことばの使い方にもなじめるように高校数学から大学数学への橋渡しを重視してあります。興味と目的に応じて数学の世界を探検してください。

⑥ 初等整数論 数論幾何への誘い
山崎隆雄著 整数/多項式/合同式/代数系の基礎/$\mathbb{F}_p$ 上の方程式/平方剰余の相互法則/他‥‥256頁・本体2500円

⑧ 曲線・曲面の微分幾何
田崎博之著 準備(内積とベクトル積/二変数関数の微分/他)/曲線/曲面/地図投映法/他‥‥2015年7月発売予定

⑦ 結晶群
河野俊丈著 図形の対称性/平面結晶群/結晶群と幾何構造/空間結晶群/エピローグ/他‥‥‥‥2015年6月発売予定

⑩ 結び目の理論
河内明夫著 結び目の表示/結び目の標準的な例/結び目の多項式不変量:スケイン多項式族/他‥2015年8月発売予定

① 微分積分
吉田伸生著‥‥‥‥‥‥‥‥‥‥続刊

② 線形代数
戸瀬信之著‥‥‥‥‥‥‥‥‥‥続刊

③ 論理・集合・数学語
石川剛郎著‥‥‥‥‥‥‥‥‥‥続刊

④ 複素数入門
野口潤次郎著‥‥‥‥‥‥‥‥‥続刊

⑤ 代数入門
梶原 健著‥‥‥‥‥‥‥‥‥‥続刊

⑨ 連続群と対称空間
河添 健著‥‥‥‥‥‥‥‥‥‥続刊

⑪ 曲面のトポロジー
橋本義武著‥‥‥‥‥‥‥‥‥‥続刊

⑫ ベクトル解析
加須榮篤著‥‥‥‥‥‥‥‥‥‥続刊

⑬ 複素関数入門
相川弘明著‥‥‥‥‥‥‥‥‥‥続刊

⑭ 位相空間
松尾 厚著‥‥‥‥‥‥‥‥‥‥続刊

⑮ 常微分方程式の解法
荒井 迅著‥‥‥‥‥‥‥‥‥‥続刊

⑯ 偏微分方程式の解法
石村直之著‥‥‥‥‥‥‥‥‥‥続刊

⑰ 数値解析
齊藤宣一著‥‥‥‥‥‥‥‥‥‥続刊

⑱ データの科学
山口和範・渡辺美智子著‥‥‥‥続刊

【各巻】 A5判・並製本・税別本体価格
≪読者対象:学部1・2年次≫

※続刊のテーマ、執筆者、発売予定等は予告なく変更する場合がございます

共立出版

http://www.kyoritsu-pub.co.jp/
https://www.facebook.com/kyoritsu.pub

「数学探検」「数学の魅力」「数学の輝き」の3部からなる数学講座

共立講座 数学の魅力 全14巻 別巻1

新井仁之・小林俊行・斎藤 毅・吉田朋広 編

大学の数学科で学ぶ本格的な数学はどのようなものなのでしょうか？
この「数学の魅力」では、数学科の学部3年生から4年生、修士1年で学ぶ水準の数学を独習できる本を揃えました。代数、幾何、解析、確率・統計といった数学科での講義の各定番科目について、必修の内容をしっかりと学んでください。ここで身につけたものは、ほんものの数学の力としてあなたを支えてくれることでしょう。さらに大学院レベルの数学をめざしたいという人にも、その先へと進む確かな準備ができるはずです。

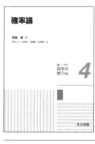

④ 確 率 論

髙信 敏著　本書はコルモゴロフにより始められた、測度論に基づく確率論について、計算や証明を丁寧に与えた解説書である。
【主要目次】　確率論の基礎概念／ユークリッド空間上の確率測度／大数の強法則／中心極限定理／付録（d次元ボレル集合族／π-λ定理／Pに関する積分／$C_0(\mathbb{R}^d)$の可分性／ガンマ関数／独立な実確率変数列の存在）／参考文献／他・・・・・・・・・・・・・・・320頁・本体3200円

---

① **代数の基礎**
　清水勇二著・・・・・・・・・・・・・・・・・・・・続刊

② **多様体入門**
　森田茂之著・・・・・・・・・・・・・・・・・・・・続刊

③ **現代解析学の基礎**
　杉本 充著・・・・・・・・・・・・・・・・・・・・続刊

⑤ **層とホモロジー代数**
　志甫 淳著・・・・・・・・・・・・・・・・・・・・続刊

⑥ **リーマン幾何入門**
　塚田和美著・・・・・・・・・・・・・・・・・・・・続刊

⑦ **位相幾何**
　逆井卓也著・・・・・・・・・・・・・・・・・・・・続刊

⑧ **リー群とさまざまな幾何**
　宮岡礼子著・・・・・・・・・・・・・・・・・・・・続刊

⑨ **関数解析とその応用**
　新井仁之著・・・・・・・・・・・・・・・・・・・・続刊

⑩ **マルチンゲール**
　高岡浩一郎著・・・・・・・・・・・・・・・・・・続刊

⑪ **現代数理統計学の基礎**
　久保川達也著・・・・・・・・・・・・・・・・・・続刊

⑫ **線形代数による多変量解析**
　栁原宏和・山村麻理子・藤越康祝著・・続刊

⑬ **数理論理学と計算可能性理論**
　田中一之著・・・・・・・・・・・・・・・・・・・・続刊

⑭ **中等教育の数学**
　岡本和夫著・・・・・・・・・・・・・・・・・・・・続刊

別巻 **「激動の20世紀数学」を語る**
　猪狩 惺・小野 孝・河合隆裕・高橋礼司・竹崎正道・服部晶夫・藤田 宏著・・・・続刊

【各巻】　A5判・上製本・税別本体価格
≪読者対象：学部3年次以降≫

※続刊のテーマ、執筆者、発売予定等は予告なく変更される場合がございます。

共立出版

http://www.kyoritsu-pub.co.jp/
https://www.facebook.com/kyoritsu.pub

「数学探検」「数学の魅力」「数学の輝き」の3部からなる数学講座

共立講座 数学の輝き 全40巻予定

新井仁之・小林俊行・斎藤 毅・吉田朋広 編

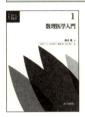

数学の最前線ではどのような研究が行われているのでしょうか？大学院に入ってもすぐに最先端の研究をはじめられるわけではありません。この「数学の輝き」では、「数学の魅力」で身につけた数学力で、それぞれの専門分野の基礎概念を学んでください。一歩一歩読み進めていけばいつのまにか視界が開け、数学の世界の広がりと奥深さに目を奪われることでしょう。現在活発に研究が進みまだ定番となる教科書がないような分野も多数とりあげ、初学者が無理なく理解できるように基本的な概念や方法を紹介し、最先端の研究へと導きます。

1 数理医学入門
鈴木 貴著　画像処理／生体磁気／逆源探索／細胞分子／細胞変形／粒子運動／熱動力学／他 ······ 272頁・本体4000円

2 リーマン面と代数曲線
今野一宏著　リーマン面と正則写像／リーマン面上の積分／有理型関数の存在／アーベル積分の周期他　2015年6月発売予定

3 スペクトル幾何
浦川 肇著　リーマン計量の空間と固有値の連続性／最小正固有値のチーガーとヤウの評価／他 ····· 2015年6月発売予定

4 結び目の不変量
大槻知忠著　絡み目のジョーンズ多項式／組みひも群とその表現／絡み目のコンセビッチ不変量／他　2015年7月発売予定

■ 主な続刊テーマ ■

岩澤理論 ················· 尾崎 学著	シンプレクティック幾何入門 ····· 高倉 樹著
楕円曲線の数論 ············ 小林真一著	グロモフ-ウィッテン不変量と量子コホモロジー ················ 前野俊昭著
ディオファントス問題 ········ 平田典子著	3次元リッチフローと幾何学的トポロジー ··············· 戸田正人著
素数とゼータ関数 ·········· 小山信也著	力学系 ················ 林 修平著
保型関数 ················ 志賀弘典著	多変数複素解析 ············ 辻 元著
保型形式と保型表現 ····· 池田 保・今野拓也著	反応拡散系の数理 ······· 長山雅晴・栄伸一郎著
K3曲面 ················ 金銅誠之著	粘性解 ··············· 小池茂昭著
可換環とスキーム ·········· 小林正典著	確率微分方程式 ············ 谷口説男著
有限単純群 ·············· 北詰正顕著	確率論と物理学 ············ 香取眞理著
代数群 ················· 庄司俊明著	ノンパラメトリック統計 ········ 前園宜彦著
D加群 ················· 竹内 潔著	機械学習の数理 ············ 金森敬文著
カッツ・ムーディ代数とその表現 ··· 山田裕史著	超離散系 ··············· 時弘哲治著
リー環の表現論とヘッケ環 加藤 周・榎本直也著	
リー群のユニタリ表現論 ········ 平井 武著	【各巻】A5判・上製本・税別本体価格
対称空間の幾何学 ····· 田中真紀子・田丸博士著	≪読者対象：学部4年次・大学院生≫
非可換微分幾何学の基礎 前田吉昭・佐古彰史著	
リー群の格子部分群 ·········· 木田良才著	

※続刊のテーマ、執筆者、発売予定等は予告なく変更される場合がございます。

共立出版

http://www.kyoritsu-pub.co.jp/
https://www.facebook.com/kyoritsu.pub